KB058441

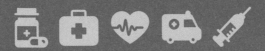

닥터딩요의 백년 건강

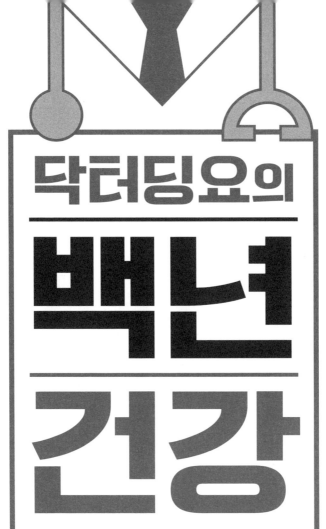

닥터딩요의 백년 건강

김태균(닥터딩요) 지음

21세기북스

내과 전문의가 알려주는
성인병의 오해와 진실

내과 의사로 환자들을 진료하다 보면 고혈압, 당뇨병, 고지혈증 등 흔히 성인병이라고 부르는 생활습관병으로 고생하는 환자들을 매일 만난다. 그런데 환자들을 매일 보며 느낀 점은 의사가 약을 먹으라고 하니 먹긴 먹는데 왜 그 약을 먹는지 잘 모르는 사람이 많다는 것이다. 의사와 병원, 더 나아가서는 의학 자체에 불신을 가진 경우를 많이 봤다. 근거를 알 수 없는 뜬소문에 치료법과 약에 대한 오해를 가진 사람들도 꽤 있었다.

그중 진료실에서 가장 많이 접한 오해가 '혈압약 한 번 먹으면 계속 먹어야 한다'는 잘못된 믿음이었다. 나는 직업상 이 오해에 대한 해명을 수없이 반복해야 했고, 거듭 반복하다 보니 차라리 이것을 영상으로 만들면 어떨까 생각하게 됐다. 그것이 지금 '닥터딩요' 유튜브를 시작하게 된 계기였다. 이렇게 사소한 계기로 출발했는데도 정말 많은 구독자들이 영상을 봐주고, 또 실제로 병을 고치는 데 도움이 되는 모습을 보면서 여러 의학 정보에 관해 좀 더 쉽게, 더 많이 설명해봐야겠다고 마음먹게 되었다.

　사실 의학이라는 것은 우리가 실생활에서 아주 흔하게 접하는 한 부분이지만, 공급자(의사)와 소비자(환자) 간의 지식 격차가 그 어떤 분야보다 매우 크다. 그래서 환자들은 진료실 밖에서 여러 정보를 찾아보면서 지식 격차를 줄이려고 한다. 의사들 역시 환자들에게 질병에 대한 정보를 최대한 많이 전달하려고 노력한다. 사실 의사들이 환자들에게 '어차피 설명해도 못 알아들으니 그냥 의사 말만 잘 듣고 따라오라'고 하는 시대는 지났다. 실제로 미국에서도 과거 의사의 역할론이 '아버지'의 입장이었다면, 지금은 '친구이자 조력자'의 입장으로 변하는 시대라고 한다. 의사들은 어떻게든 환자가 이해하도록 설명할 의무가 있다. 최대한 쉽게, 최대한 환자들이 이해할 만한 비유를 들어보자고 생각했다.

　그렇게 비유를 들어 최대한 정확한 의학 정보를 쉽게 설명하려고 했지만, 여기엔 또 하나의 큰 난관이 있었다. 너무 많은 유사의학이 인터넷에 퍼져 있는 것이 문제였다. 이런 잘못된 의학 정보는 제대로 된

의사나 전문가들이 아닌 유사 의학자에 의해 퍼진 것이 대부분이었다. 그래서 나는 아이러니하게도 인터넷을 이용해 인터넷에 퍼져 있는 음모론을 반박해 나가기 시작했다. 그러다 보니 더 구독자가 늘고 더 많은 사람들이 내 유튜브를 보게 되었다고 생각한다.

제대로 알고 제대로 치료하자

유튜브를 시작할 때 처음에는 1, 2명 봐주는 것도 참 신기했는데, 이제는 주위에서 내 유튜브를 보고 '당뇨병은 내장지방이 원인'이라거나, '혈압약 한 번 먹어도 평생 먹는 건 아니래'라고 말하는 걸 듣기도 한다. 나에게 이런 영향력이 있다면 그 좋은 힘을 더 좋은 데 쓰고 싶다. 그런 생각에서 쓴 것이 바로 이 책이다.

성인병 환자는 정말 많다. 현재 우리는 고혈압 1,100만 명, 당뇨병 500만 명, 고콜레스테롤혈증 800만 명 시대에 살고 있다. 그중에서도 40~60대가 가장 많다. 내 채널의 주 시청자들이기도 하지만, 이들에게는 영상만으로 부족하다는 생각이 들었다. 아무리 쉽게 설명하더라도 의학은 역시 어려운 것이다. 의사에게도 어려운데 환자들은 오죽할까. 성인병의 오해와 진실을 꼭 알아야 하는 50대 이상의 환자들은 모바일 영상보다 책이 좀 더 익숙한 세대다. 또한 그때그때 떠오르는 질병의 내용을 매순간 쉽게 찾아볼 수 있는 것은 젊은 세대에게도 분명 도움이 되는 책의 장점임이 틀림없다. 이 책은 전체적인 병에 대한 큰 그림을 이해하는 데 도움이 될 것이다.

병을 제대로 치료하기 위해서는 제대로 그 질병을 알고 올바른 방법으로 접근해야 한다. 아무쪼록 많은 성인병 환자들이 이 책을 보며 고혈압, 당뇨병, 고지혈증에 대해 조금이라도 정확하게 알아갔으면 한다. 무엇보다 병에 대해 경각심을 갖고, 적절한 치료법과 생활 습관 교정 방법을 이해하게 된다면 더 바랄 게 없을 것이다.

닥터딩요 김태균

차례

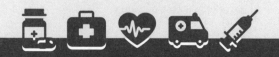

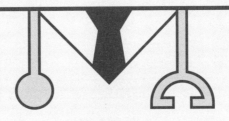

1장

중년 건강의
적신호

고혈압, 당뇨병, 고지혈증, 나는 예외일까

인간은 대개 신체 나이가 정신연령보다 빨리 늙는다. 그래서인지 나이는 40대가 되었지만 마음은 아직 2, 30대인 경우가 많다. 그런 분들이 갑자기 고혈압이나 당뇨병을 판정받으면 화들짝 놀란다. 남의 일인 줄로만 알았기 때문이다.

고혈압, 당뇨병, 고지혈증(이상지질혈증)을 일컬어 3대 만성질환이라 한다. 과거에는 '성인병'으로 불렸으나 최근 '생활습관병'으로 정식 개정되었다. 3대 만성질환의 원인은 딱 잘라 말해 유전, 노화, 생활습관 세 가지로 볼 수 있는데, 예전처럼 '노화'에 더 큰 의미를 두면 성인병, 요즘처럼 '생활습관'에 더 큰 의미를 두면 생활습관병으로 명명한다. 물론 유전, 노화, 생활습관 모두 정도의 차이일 뿐, 어느 하나 주요 원인이 아닌 것은 없다.

생활습관병은 각종 중증 질환(심뇌혈관 질환, 말기신부전 등)의 원인이 되며, 사망까지 이를 수 있는 심각한 질환이다. 게다가 많은 사람이 두

가지 이상의 생활습관병을 동시에 앓고 있다. 현재 대한민국의 생활습
관병 환자 수는 얼마나 될까? 나는 거기서 예외일까?

✚ 가장 흔하고 위험한 고혈압

고혈압, 당뇨병, 고지혈증. 이 셋 중에 뭐가 제일 흔할까? 단연 고혈압
이다. 흔히 뒷목 잡는 병으로 알고 있는 고혈압의 환자 수는 과연 얼마
나 될까? 2019년 국민건강통계에 따르면[1] 30세 이상 고혈압 유병률이
27.2%로 나타났다. 이 수치는 곧 우리나라에서만 1,100만 명가량이 고
혈압으로 추정된다는 뜻이다.

　고혈압은 위험도에서도 다른 생활습관병을 압도한다. 2009년
WHO(세계보건기구)의 발표에 따르면 수명에 영향을 주는 여러 위험 요인
중 고혈압이 흡연, 당뇨병, 운동 부족을 제치고 압도적 1위를 차지했다.

　시간에 따른 변화 역시 그다지 희망적이지 않다. 최근 들어 조금 줄
고는 있으나 2007년 24.5%였던 유병률이 10년 이상 정체된 상태다.
또 1,100만 명의 고혈압 환자 중 무려 590만 명이 혈압 조절이 안 되고
있다. 약을 먹든 안 먹든 고혈압 환자의 절반 정도가 혈압이 조절되지
않아 높은 채로 살고 있다는 뜻이다.

✚ 치료가 어려운 당뇨병

세 가지 생활습관병 중 우리나라 사람들이 가장 두려워하는 당뇨병은
환자 수가 얼마나 될까? 역시 2019년 국민건강통계에 따르면 우리나
라 30세 이상 당뇨병 유병률은 11.8%이며, 이는 400만 명 이상이 당뇨

병으로 추정된다는 뜻이다. 다행히도 당뇨병은 세 가지 생활습관병 중 그 수가 가장 적고, 해가 갈수록 다른 질환에 비해 감소하는 추세다. 하지만 대한당뇨병협회가 발표한 '당뇨병 팩트 시트(Diabetes Fact Sheet in Korea 2020)'에 따르면 우리나라 당뇨병 환자는 성인 7명 중 1명으로 높은 유병률을 보이며, 공복혈당장애(일종의 당뇨병 전단계)를 포함한 인구는 1,440만 명에 이른다.

당뇨병은 그 실제 위험도보다 환자들이 훨씬 더 무서워하는 질병이다. 물론 당뇨병이 위험한 질환인 것은 맞다. 하지만 평생 식이조절을 해야 한다는 스트레스와 여러 가지 심각한 합병증(실명, 하지 절단, 혈액투석), 그리고 몸에 인슐린을 주사해야 할지도 모른다는 불안감 등이 질병에 대한 공포감을 더욱 증폭시킨다.

사실 진짜 심각한 문제는 당뇨병은 치료가 잘 안 된다는 점이다. 높은 혈압 수치는 그래도 혈당보다 낮추기가 쉽고 환자들도 치료에 대한 거부감이 크지 않다. 그에 비해, 당뇨병은 의사가 작정하고 치료해도 조절이 쉽지 않을뿐더러 환자들도 치료에 대한 거부감이 아주 심하다. 당뇨약을 먹는 것을 극도로 꺼리고, 인슐린은 거의 기겁할 정도다.

그렇다 보니 고혈압 조절률이 44%인데 비해(사실은 이것도 충격적), 당뇨병은 당화혈색소 6.5% 미만으로 혈당이 잘 조절되는 환자가 28.3%밖에 안 된다. 당뇨병 환자 수가 400~500만 명인데 그중 혈당 조절이 잘되는 사람이 100만 명가량밖에 안 되고, 300만 명 이상이 치료를 안 하거나 열심히 치료하는데도 조절이 잘 안 되고 있다는 뜻이다. 그래서 당뇨병은 그 수가 많지 않아도 위험도는 매우 높다.

당뇨병은 과거에 소득과 유병률이 비례해 '부자병'으로 불렸으나 2000년대 초반을 기점으로 반비례로 전환되는 양상이 나타났다. 가뜩이나 돈이 없어 의료비에 취약한 저소득층이 당뇨병에도 잘 걸려 치료를 더 어렵게 만드는 것이다.

✚ 급격히 늘어나는 이상지질혈증

고지혈증(엄밀히 따지면 이상지질혈증 중 고콜레스테롤혈증을 말하며, 자세한 것은 4장 참고)은 세 가지 생활습관병 중 성장세가 가장 가파르다. 심지어 연령, 성별, 소득수준에 상관없이 모든 세부 그룹에서 급격히 늘고 있다. 2005년 8%를 시작으로 2018년에는 21.4%로 13년간 무려 2.7배 상승했으며, 거의 매년 꾸준히 상승하고 있다. 2005년만 해도 생활습관병 세 가지 중 가장 수가 적었으나 현재는 당뇨병을 추월했고, 그 성장세는 곧 고혈압을 추월할 것으로 보인다. 그 결과 현재 50세 이상 (주로 폐경) 여성 중 무려 3분의 1이 고콜레스테롤혈증에 해당한다.

이상지질혈증은 통계를 내기가 굉장히 복잡하다. 고지혈증을 진단하는 기준이 고밀도-콜레스테롤(HDL), 중성지방(TG), 저밀도-콜레스테롤(LDL) 등 세 가지나 있고, 각각 위험도가 모두 다르며, 약을 먹는 기준도 제각각이기 때문이다. 만약 이 세 수치 전체를 모두 포함하면 2016년 기준으로 1,080만 명이 이상지질혈증에 해당하며, 이는 고혈압 유병률에 육박한다. 고지혈증약을 복용하는 사람 기준으로 하면 660만 명 정도로 추산되며, 이는 최소한 고지혈증 환자가 660만 명은 된다는 뜻이다. 이상지질혈증 세 가지 중 가장 핵심인 고콜레스테롤혈증은 대략 800만 명 정도로 추산된다.

이렇게 가파르게 고지혈증(특히 고LDL-콜레스테롤혈증) 환자가 급증한 것은 서구적 식습관으로 인해 과거보다 고기와 달걀의 섭취량이 증가하고, 채소나 과일의 섭취량은 감소한 게 주요 원인이랄 수 있다(4장 참고). 게다가 고지혈증 치료제인 '스타틴'에 대한 오해나 '저탄고지(저탄수화물·고지방)' 같은 잘못된 식이 행태가 고지혈증 급증에 기름을 붓고 있다.

세 줄 요약

❶ 현재 우리는 고혈압 1,100만 명, 당뇨병 500만 명, 고콜레스테롤혈증 800만 명 시대에 살고 있다.

❷ 고혈압은 수가 너무 많고, 가장 위험하다. 당뇨병은 가장 병에 대한 불안이 크고, 치료가 쉽지 않다. 고지혈증은 가장 가파르게 상승 중이고, 잘못된 인식이 불안을 더한다.

❸ 식생활은 서구화되고 운동량은 점점 더 줄어 비만해지고 있다. 게다가 한국 사회는 빠르게 고령화되고 있어 고혈압, 당뇨병, 이상지질혈증은 더 이상 남의 일이 아니다.

의사가 알려주는
성인병의 끝

"고혈압, 당뇨병으로 진단되었습니다. 약을 드셔야 합니다."

혈압이나 혈당 수치가 높은 환자에게 이렇게 말하면 대부분 날벼락을 맞은 듯한 표정을 짓는다. 앞에서도 말했듯이 남의 일인 줄로만 알고 전혀 예상하지 못했기 때문이다.

주변에서 고혈압 관리 안 하면 갑자기 쓰러진다더라, 빨리 죽는다더라, 불구가 된다더라 등등 무시무시한 말들을 늘어놓으니 그제야 겁이 나서 다시 병원을 찾아와 약을 받아가는 경우가 대부분이다. 그렇더라도 당장 아픈 데도 없고 불편하지도 않으니 자신이 정말 병에 걸린 건지 믿지 못하는 사람들이 많다.

아프지도 않은데 고혈압, 당뇨병, 고지혈증은 도대체 왜 치료해야 할까? 왜 혈압, 혈당, 콜레스테롤 수치를 정상으로 유지해야 하는 걸까? 그 정상이라는 수치는 도대체 누가 무슨 기준으로 만들어놓은 것일까?

✚ 생활습관병에 걸리면 쫓아오는 좀비들

고혈압, 당뇨병, 고지혈증(이상지질혈증) 모두 증상이 거의 없다. 그래서 '중풍이나 심근경색에 걸릴 확률이 높아지니까 잘 관리해야 한다'고 의사가 설명해도 잘 실감하지 못한다. 생활습관병을 '좀비가 쫓아오는 상황'에 비유해보자. 그러면 좀 더 와닿을 것이다.

예를 들어 고혈압은 걸리는 순간부터 뇌출혈, 뇌경색, 심근경색, 심부전, 신부전, 이렇게 다섯 마리 좀비가 쫓아오는 상황이라고 보면 된다. 물론 고혈압에 이 다섯 가지 합병증만 있는 것은 아니며 훨씬 더 많은 문제가 생기지만, 주로 많이 걸리고 좀 더 위험한 질환 순으로 다섯 가지를 꼽았다.

이 좀비들이 어느 정도 속도로 나를 쫓아오는지도 모르고, 언제 물릴지도 알 수 없으니 열심히 혈압을 관리하면서 도망치는 것만이 최선의 방법이다. 물론 아무리 치료를 잘한다고 해도 100% 물리지 않는다는 보장은 없다. 하지만 혈압을 잘 관리하면 좀비들로부터 빨리 도망쳐 물리지 않을 가능성이 커지고, 혈압을 높게 내버려두면 물릴 가능성이 커지는 것은 분명하다.

같은 원리로 당뇨병은 뇌경색, 심근경색, 신부전, 실명, 하지 절단, 이렇게 다섯 마리 좀비가 쫓아온다고 이해하면 되고, 고지혈증은 뇌경색, 심근경색 딱 두 마리의 좀비가 쫓아온다고 생각하면 된다. 그런데 여러분도 눈치챘겠지만 세 경우에 공통으로 포함되는 좀비들이 있다. 바로 뇌경색과 심근경색이다. 결국 고혈압, 당뇨병, 고지혈증의 공통 합병증은 뇌경색과 심근경색이라는 말이다.

뇌경색과 심근경색은 '죽상동맥경화'에 의해 발생하는 질환이다. 고혈압, 당뇨병, 고지혈증은 공통으로 죽상동맥경화라는 방식을 통해 혈관을 손상시키고, 이 죽상동맥경화가 결국 뇌경색과 심근경색을 일으켜 환자를 죽음으로 내몬다.

✚ 죽상동맥경화의 위험성

죽상동맥경화는 대체 어떤 질환일까? 우리 몸의 혈관 중 각 장기로 산소를 운반하는 혈관을 동맥이라고 하는데, 수도 파이프처럼 생겼다고 이해하면 된다. 이 수도 파이프를 이루는 동맥벽 1층과 2층 사이에 죽처럼 퇴적물(플라크)이 쌓이는 것, 즉 수도 파이프가 녹슬어 두꺼워지는 것을 죽상동맥경화라고 한다. 여기서 '죽상(粥狀)'의 죽(粥)은 전복죽, 호박죽 할 때 그 죽이 맞다. 쉽게 말해 고혈압, 당뇨병, 고지혈증 등으로 인해 혈관 벽에 죽의 형태로 플라크가 달라붙어 녹슬게 만드는 것이 죽상동맥경화다.

죽상동맥경화가 특히 무서운 이유를 네 가지 정도로 요약할 수 있다.

첫째, 그 수가 엄청나게 많다. WHO 사망원인 통계[2]에 따르면 (심근경색으로 대표되는) 허혈성 심장병과 (뇌경색으로 대표되는) 뇌졸중으로 사망한 사람은 2016년 총 1,520만 명으로 세계 최대다. 심지어 이 두 질병은 2000년대부터 16년 이상 사망원인 1, 2위 자리를 지키고 있다.

우리나라 통계청에서 발표한 2019년 사망원인 통계 결과[3] 역시 심장 질환이 2위, 뇌혈관 질환이 4위를 차지한다. 다만 국내는 폐암, 위암, 간암 등 모든 암을 합쳐 통계를 내다 보니 사망원인 1위가 암이지만,

각각의 암을 따로 통계하면 국내에서도 단일 질환 사망원인 1위는 단연 심근경색이다. 또한 죽상동맥경화로 인해 발생하는 심근경색과 뇌경색 사망자 수를 합치면 모든 암 사망자의 3분의 2에 이르므로 죽상동맥경화로 인한 심뇌혈관 사망자 수가 엄청나다는 것을 알 수 있다.

혹여 '정말로 우리나라에 심근경색이 그렇게 많아? 내 주위에서는 한 번도 못 봤는데'라고 생각하는 분이 있을 수도 있다. 하지만 국내 대학병원 어디든 심혈관 중환자실에 딱 하루만 있어본다면 그런 의심은 바로 사라질 것이다. 그 수가 정말 질릴 정도로 많다. 심근경색은 국내 최고의 재벌 회장님도 피할 수 없고, 뇌경색은 무소불위의 권력을 가진 북한의 독재자에게도 차별 없이 찾아온다. 두 질환 모두 피하기 어려운 병이라는 증거다.

둘째, 죽기 전까지 증상이 전혀 없거나 거의 없다. 그나마 심근경색은 협심증이라는 중간 단계의 증상이 있어서 가슴이 아파 병원에 갔다가 협심증 진단을 받고 중간부터 관리할 수도 있다. 하지만 이조차도 일부에 지나지 않으며 많은 수가 거의 증상이 없다가 갑자기 심근경색으로 사망에 이른다. 뇌경색은 보통 이런 중간 단계에 해당하는 병도 없이 갑자기 죽거나 하루아침에 반신불수가 되기도 한다.

셋째, 운 좋게 살더라도 후유증이 남고, 재발할 우려가 매우 커서 결국 사망에 이르는 경우가 많다.

넷째, 죽상동맥경화는 일종의 노화 현상이기 때문에 보통 점점 더 나빠진다. 피부 주름과 같다고 이해하면 된다. 한번 망가진 혈관은 (유사의학에서 주장하는) 혈관 청소를 한다고 해서 깨끗한 새 혈관으로 되돌릴 수 없다. 물론 죽상동맥경화 초기에 '스타틴'이라는 약물을 고용량으로 사용하면 깨끗한 혈관으로 되돌릴 수 있다는 연구도 있지만, 이런 특수한 경우를 제외하면 보통은 점점 더 나빠진다고 보는 게 맞다. 따라서 죽상동맥경화의 진행을 늦춰 죽을 때까지 뇌경색과 심근경색에 안 걸리는 것을 목표로 하는 것이 현실적인 방법이다.

　고혈압, 당뇨병, 고지혈증은 왜 죽상동맥경화를 일으킬까? 고혈압의 압력(전단 응력)과 당뇨병으로 발생하는 당독성(최종 당 산화물, 3장 참고)이 혈관의 1층(내피세포)을 파괴해 틈이 벌어지면, 그 사이로 저밀도 콜레스테롤(LDL)이 침투해 혈관 벽 1층과 2층 사이에 자리 잡게 된다. 그 콜레스테롤이 산화된 후 '산화된 콜레스테롤을 잡아먹은 대식 세포'인 거품 세포와 칼슘, 그리고 2층에 해당하는 혈관근육 세포 등이 뭉쳐 플라크를 형성한다. 이 과정이 수십 년간 반복되면 뇌혈관이나 관상동맥을 완전히 막아 뇌경색이나 심근경색이 발생한다.

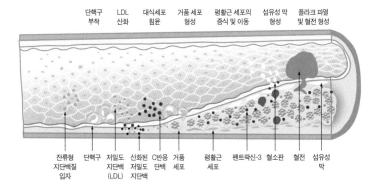

죽상동맥경화가 발생하는 원리

물론 고혈압, 당뇨병, 고지혈증과 더불어 흡연, 원인 모를 염증, 산화도 죽상동맥경화의 원인으로 지목된다. 특히 '원인 모를 염증'에 대해서는 스테로이드, 메토트렉세이트 등 여러 약품이 연구되어왔다. 그리고 마침내 '카나키누맙'이라는 약이 심혈관 질환을 줄인다는 논문이 발표되었지만, 아직 가격이나 안전성의 문제로 FDA(미국식품의약국)를 통과하지 못한 상태다.

또한 LDL-콜레스테롤의 산화를 막으면 죽상동맥경화를 예방할 수 있지 않을까 하는 발상에서 여러 항산화제도 시도되었으나, (유사의학자들의 바람과는 달리) 현재까지는 그중 단 한 가지의 물질도 죽상동맥경화를 예방하지 못한 것으로 알려져 있다. 결론적으로 죽상동맥경화를 예방하는 방법은 다음의 다섯 가지밖에 없다.

1. 식습관, 체중 관리, 운동 등의 생활습관 교정
2. 혈압을 정상 수준으로 관리
3. 혈당을 정상 수준으로 관리
4. LDL-콜레스테롤을 낮게 유지
5. 금연

따라서 우리가 고혈압, 당뇨병, 고지혈증이라는 병을 정의하고 관리하는 이유는 혈압, 혈당, 콜레스테롤을 정상으로 유지해 죽상동맥경화를 미리미리 예방하기 위해서라고 결론 내릴 수 있다.

❶ 세계 사망원인 1위인 심뇌혈관 질환(뇌경색, 심근경색)을 일으키는 죽상동맥경화는 고혈압, 당뇨병, 고지혈증, 흡연, 노화, 유전, 원인 모를 염증 등이 원인이다.

❷ 죽상동맥경화를 예방하는 증명된 방법은 생활습관 교정(체중감량/운동/식습관), 금연, 혈압 조절, 혈당 조절, 콜레스테롤 조절이다.

❸ 죽상동맥경화의 1차 예방에 증명된 약은 스타틴과 아스피린 단 두 가지이며, 아스피린은 최근 그 유효성의 근거가 약해 권고사항에서 빠지는 추세다. 두 가지 약 모두 심혈관 위험도가 높은 사람에게 우선 처방된다.

나이가 들수록
왜 살을 빼야 하는가

고혈압, 당뇨병, 고지혈증이라는 단어를 모르는 사람은 거의 없지만 '대사증후군'은 여전히 낯선 병이다. 대사증후군이 그만큼 드물고 희소한 질병이어서 그럴까?

2005년 기준 국내 대사증후군 환자는 1,050만 명으로 집계[4]되었다. 이미 16년 전에 1,000만 명을 돌파했다는 말이며, 심지어 계속 증가하는 추세다. 현재 국내 고혈압 인구가 1,100만 명 정도인 것과 비교하면 대사증후군은 고혈압만큼이나 흔한 병이다. 국내 30대 이상 성인 3명 중 1명이 대사증후군일 정도다.

그럼 대사증후군이 고혈압이나 당뇨병보다 덜 위험해서 잘 알려지지 않은 것일까? 그것 역시 아니다. 대사증후군을 앓는 사람은 대사증후군이 없는 사람에 비해 심근경색에 걸릴 확률이 두 배, 당뇨병은 다섯 배, 중풍은 두 배 높고, 각종 암(대장암, 간암, 유방암, 전립선암, 췌장암, 담도암, 자궁내막암 등) 발병률도 더 높다. 사망에 이르게 하는 병뿐만 아니라 통풍, 지방간, 담석, 청력장애, 폐기능장애, 치주염 등의 다양한 질환들도 대사증후군이 있으면 더 잘 발생하는 것으로 알려져 있다. 그만큼 위험한 병이다.

이렇게 발병률도 높고, 위험하기도 한 질병인데 왜 우리에게 잘 알려져 있지 않을까? 이 질병의 정의 자체가 비교적 최근인 1998년 스탠퍼드대학교 제럴드 리븐(Gerald Reaven) 교수에 의해 처음 제시되었다. 그렇다 보니 그 중요도에 비해 아직 널리 알려지지 않은 것뿐이다.

✚ 대사증후군 진단 기준

대사증후군의 진단 기준은 다음 페이지의 표에 나타나 있듯이 복부비만, 상승한 혈압, 상승한 혈당, 저하한 고밀도지질단백질 콜레스테롤(이하 HDL), 상승한 중성지방이라는 다섯 가지 구성요소로 이루어진다. 이 구성요소마다 각각의 기준이 있으며, 이 다섯 가지 기준 중 어느 것이든 세 가지 이상에 해당하면 대사증후군으로 진단한다.

예를 들어 '허리둘레 $92cm$ + 혈압 $135/80mmHg$ + 공복혈당 $108mg/dl$'이면 대사증후군이다. 복부비만이 없더라도 '혈압 $140/90mmHg$ + 공복혈당 $112mg/dl$ + 중성지방 $170mg/dl$'의 세 가지를 가지고 있다면 대사증후군으로 진단한다.

왜 이렇게 복잡하고 희한한 개념의 질병이 생겼을까? 대사증후군은 서양의 수많은 심근경색 사망 환자들을 대상으로 연구하던 중 발견한 개념이다. 앞에서도 설명했듯이 심근경색은 전 세계적으로 단일 사망원인 1위이며, 특히 서양이 훨씬 더 많다. 심지어 과거에는 서양인의 사

대사증후군 임상진단 기준 [5]

구성요소	범주별 절단점
복부비만	남성 ≥ 90cm, 여성 ≥ 85cm*
상승한 혈압	수축기 ≥ 130mmHg 또는 이완기 ≥ 85mmHg 또는 고혈압 치료를 위해 약물 투여 중인 상태
상승한 혈당	≥ 100mg/dℓ 또는 혈당 조절을 위해 약물 투여 중인 상태
저하한 고밀도지질단백질 콜레스테롤	남성 < 40mg/dℓ 여성 < 50mg/dℓ 또는 저-고밀도지질단백질 콜레스테롤혈증을 치료하기 위해 약물 투여 중인 상태
상승한 중성지방	≥ 150mg/dℓ 또는 고중성지질혈증을 치료하기 위해 약물 투여 중인 상태

*복부비만의 절단점은 대한비만학회 기준을 따름.

망원인 하면 거의 심근경색으로 여겨질 정도였다. 따라서 심근경색을 줄이려는 연구가 활발히 이루어졌는데, 이 과정에서 발견된 중간 단계의 질환이 바로 고혈압, 당뇨병, 고지혈증이다.

그런데 비만하긴 하지만 고혈압도 없고, 당뇨병도 없고, 고지혈증도 없는 부류의 사람도 심근경색으로 사망하는 경우가 다수 관찰되었다. 의학계에서 이런 사람들을 X 증후군(syndrome X)으로 정의한 뒤 연구를 거듭해 '대사증후군'이라는 병으로 재정의하게 되었다.

✚ 뱃살이 대사증후군으로 가는 과정

도대체 대사증후군의 정체가 무엇일까? 고혈압은 혈압이 높은 병이고, 당뇨병은 혈당이 높은 병이다. 그럼 대사증후군은? 바로 '살찐 병'이다. 살이 쪄서 생기는 모든 문제를 통틀어 대사증후군이라고 한다. 즉 내장지방과 이로 인한 인슐린 저항성이 대사증후군의 본질이며 정체다. 좀 더 의학적으로 표현하면 '에너지 소모량 대비 섭취량 과잉'이다. 운동량이 많더라도 섭취량이 지나치게 많거나, 섭취량이 많지 않더라도 운동량이 너무 적으면 대사증후군에 걸리기 쉽다. 프로 운동선수들 중 많은 수가 은퇴 후 대사증후군에 걸리는 것도 그런 이유다.

대사증후군은 남녀 중 어느 쪽이 더 많을까? 이 질문은 남녀 중 어느 쪽이 복부비만이 더 많은지를 묻는 것과 같다. 정답은 남자가 더 많다. 30세 이상 성인 남성의 35.2%, 여성의 29.1%가 대사증후군이다. 이것은 2015년 '칼로리 초과 섭취' 조사에서 남성이 27.8%, 여성이 18.8%, 그리고 2018년 복부비만율 통계에서 남성이 28.1%, 여성이 18.2%인 결과와 같은 맥락이다.

여성도 마냥 안심할 수치는 아니다. 50대까지는 여성보다 남성이 두세 배 더 많긴 하지만 나이가 들수록 그 비율이 달라진다. 여성의 경우 40대에서는 14.2%였지만 폐경기로 접어드는 50대에서는 35.4%, 60대에서는 53.0%로 급증하는 형태를 보이기 때문이다. 이에 대해서는 이 장의 '중년 여성이 특히 성인병을 조심해야 하는 이유' 편에서 좀 더 자세히 설명하도록 하겠다.

서양인보다 비만율이 훨씬 낮은 한국인의 경우 대사증후군 발병률도 좀 낮지 않을까 하는 기대를 할 수도 있다. 하지만 한국인은 전체 체중은 높지 않은 데에 비해 배만 나온, 소위 마른 비만 환자가 상대적으로 많다. 지방 분포에서도 피하지방보다 내장지방 쪽으로 몰리는 경향이 있으며, 적은 내장지방으로도 인슐린 저항성이 쉽게 증가해 대사증후군에 굉장히 취약하므로 절대 안심해서는 안 된다.

대사증후군은 어떤 순서로 우리 몸을 병들게 할까? 먼저 에너지(열량)가 과잉되면 우리 몸에 지방이 축적된다. 탄수화물이든 지방이든 어쨌든 많이 먹으면 지방 축적이 일어나지만, 왠지 탄수화물이 지방보다 좀 더 대사증후군을 많이 일으키는 듯하다(물론 여기에 대해 아직 확립된 바는 없다). 에너지가 과잉되면 순차적으로 지방 축적이 일어나는데 주로(꼭 이 순서는 아니어도) 피하지방→내장지방→지방간→혈액 내 중성지방 증가 순으로 발생한다. 여기서 더 과잉될 경우 심장이나 근육에도 지방이 쌓인다.

병적인 부분을 따로 분리해 의학적으로 정리하면 처음에는 내장지방이 증가하고, 시간이 지나면서 지방간이 발생한다. 그다음 혈중 중성지방 증가와 동시에 HDL이 감소하며, 이런 과정들이 반복되면 최종적으로 당뇨병이 생긴다. 반드시 이런 순서로 발생하는 것은 아니지만 대체로 이런 과정을 거친다. 따라서 대사증후군은 '내장지방→지방간→중성지방 증가/HDL 감소→당뇨병'의 과정으로 요약할 수 있다.

여기서 중성지방 증가, HDL 감소, 당뇨병은 모두 죽상동맥경화로 발전하기 때문에 대사증후군을 앓는 환자들이 심근경색, 중풍 등 여러 질병에 잘 걸리게 되는 것이다. 그래서 나는 조금 극단적이긴 하지만 '대사증후군은 뱃살이 만든 죽음의 열차'라고 표현하고 싶다.

✚ 대사증후군의 확실한 예방법

인터넷에 대사증후군의 치료를 검색해보면 새싹보리, 녹차 등을 복용하라는 내용이 많다. 과연 이런 건강기능식품을 먹는 것이 정답일까? 대사증후군은 무언가를 많이 먹어서 생긴 병인데 여기에 또 무언가를 먹어서 치료하는 것은 합당하지 않다.

따라서 대사증후군의 치료는 무언가를 덜 먹는 것이다. 특히 탄수화물을 적게 먹는 게 효과가 큰데, 이런 점 때문에 '저탄고지' 광풍이 몰아친 것인지도 모른다. 뒤에서 다시 이야기하겠지만 저탄고지는 일시적으로 대사증후군을 빠르게 호전시키지만, 지속할 경우 결국 인슐린 저항성이 올라가고, 근육이 감소하며, 심지어 (대사증후군과 관련 없는) LDL이 증가하는 치명적인 단점이 있기에 절대로 권고하지 않는다.

국내 가정의학과에서 편찬한 대사증후군 치료 권고사항에는 구체적으로 직·간접적 흡연 금지, 알코올 및 가당 음료 섭취 제한, 건강한 식사, 생활습관 교정 등을 제시하고 있다. 이 권고사항이 정답이라 할 수 있다. 하지만 여기서는 그런 방법론이 아니라, 왜 살을 빼야 하는지 그 목적론적인 부분에 초점을 맞출 것이다(참고로 이 권고사항의 내용은 당뇨병의 생활습관 교정과 99% 일치하기 때문에 자세히 알고 싶다면 '3장 당뇨병 평생 관리하며 사는 법'을 참고하면 된다).

단 '가당 음료를 가능한 한 먹지 말라'는 부분만큼은 짚고 넘어가도록 하겠다. 가당, 즉 설탕이 들어 있는 음료 중 가장 대표적인 세 가지는 탄산음료, 커피믹스, 과일주스다. 가당 음료는 대사증후군 발생의 주요 원인이므로 대사증후군을 예방하거나 치료하려면 이 세 가지 음료는 반드시 제한해야 한다. 결론적으로 대사증후군 치료의 기본은 살을 빼는 것이다. 그중에서도 운동보다는 음식, 또 음식 종류보다는 음식의 전반적인 양을 줄여 살을 빼는 게 중요하다. 따라서 열량을 줄이는 것이 결정적 조건이다.

『사피엔스』의 저자 유발 하라리(Yuval Noah Harari)는 21세기 사회를 유사 이래 처음으로 많이 먹어서 죽는 사람의 수가 굶어 죽는 사람의 수를 추월한 시대라고 말한다. 현대 미국 사회에서는 알카에다보다 맥도날드가 더 위험하다는 말이 있을 정도다. 누군가는 살을 빼는 게 개인 노력의 차원을 넘어선 몹시 어려운 일이 되었으며, 정부의 제도적인 노력이 필요하다고 주장하기도 한다. 맞는 말이다. 살을 빼는 건 지극히 어렵다. 그렇더라도 아무것도 하지 않은 채 그런 제도적 장치가 나오기만을 기다릴 수도 없는 일이다. 각자 자기에게 맞는 체중감량법을 찾아 최대한 실천해야 한다.

세 줄 요약

❶ 대사증후군은 에너지 과잉으로 발생하며, 인슐린 저항성을 정체성으로 하는 병이다. 복부비만, 중성지방, HDL, 혈압, 혈당의 조건 중 세 가지 이상에 해당하면 대사증후군으로 진단한다.

❷ 중풍, 심근경색 발생률이 두 배 이상, 당뇨병 발생률은 다섯 배 이상 증가하는 것으로 알려져 있다. 그 외 암 발생률, 총 사망률도 각각 증가한다.

❸ 치료의 핵심은 체중감량, 특히 내장지방을 줄이는 것이며, 식이조절과 꾸준한 운동이 가장 중요하다. 그 외 금연과 절주, 가당 음료를 줄여야 한다.

내가 당뇨병에
걸릴 확률은
몇 퍼센트일까

과거에는 다음, 다뇨, 다식, 체중감량이라는 전형적인 당뇨병 증상(3장 참고)이 나타나고서야 병원을 방문하는 경우가 대부분이었다. 하지만 요즘에는 국가검진 시스템이 아주 잘되어 있어서, 대부분 검진 시 의심되어 2차 진료에서 확진되는 경우가 많다. 그뿐만 아니라 건강에 대한 인식 수준도 높아져 수시로 당을 체크하는 사람들이 많아졌다.

그런데 지금 내 혈당이 정상이라고 해서 안심해도 되는 걸까? 이미 생긴 당뇨병을 찾아내는 게 아니라, 미리 그 여부를 알 수 있다면 더 좋지 않을까? 당뇨병에 걸릴까 봐 걱정하기보다 '당뇨병에 걸릴 위험도'를 예측하는 방법을 알아두면 어떨까?

✚ 당뇨병의 9가지 위험인자

2021년 대한당뇨병학회의 지침을 참고해 어떤 사람들이 2형 당뇨병이 잘 생기는지 알아보자. 우리나라 사람을 기준으로 다음 조건에 해당하는 경우는 정기적으로 당뇨병 검사를 받아야 한다.

가장 먼저 40세 이상이면 누구나 묻지도 따지지도 말고 검사를 해야 한다. 2형 당뇨병의 원인인 유전, 노화, 생활습관 중 노화에 해당하는 경우다. 그런데 우리나라의 40세 이상은 국가검진을 통해 이미 당뇨병 검사를 주기적으로 하고 있다. 다만 국가검진에는 공복혈당 검사만 포함되어 있고, 당화혈색소 검사나 당부하 검사는 아직 포함되어 있지 않다.

그다음 30세 이상이면서 다음의 조건에 해당하면 당뇨병 검사를 해야 한다.

1. 과체중(체질량 지수 23kg/m² 이상)
2. 직계가족(부모, 형제자매)에 당뇨병이 있는 경우
3. 공복혈당장애나 내당능장애의 과거력
4. 임신당뇨병이나 4kg 이상의 거대아 출산력
5. 고혈압(140/90mmHg 이상 또는 약제 복용)
6. HDL-콜레스테롤 35mg/*dl* 미만 또는 트라이글리세라이드 250 mg/*dl* 이상
7. 인슐린 저항성(다낭난소증후군, 흑색가시세포증)
8. 심혈관 질환(뇌졸중, 관상동맥 질환 등)
9. 약물(글루코코티코이드, 비정형 항정신병약 등)

최근 소아·청소년 당뇨병 환자가 매우 가파르게 증가하고 있는 만

큼, 내 생각으로는 30세가 아니라 18세 이상의 성인이라면 위험인자 중 하나라도 해당할 시 매년 당뇨병 검사를 받도록 권하고 싶다. 위의 아홉 가지 조건을 하나씩 자세히 살펴보자.

첫째는 BMI(체질량 지수)가 $23kg/m^2$ 이상인 경우로 키 대비 과체중인 사람을 말한다. 서양인은 기준이 $25kg/m^2$ 이상이지만 한국인은 $23kg/m^2$ 이상이다. 한국인은 췌장 능력이 이미 낮은 상태라 약간의 비만으로도 쉽게 당뇨병에 걸릴 수 있기 때문이다(3장 참고).

둘째는 가족 중에 당뇨병이 있는 경우다. 보통은 부모만 생각하기 쉬우나, 부모님 모두 당뇨병이 없더라도 형제가 당뇨병이 있으면 나의 당뇨병 발병률도 증가한다.

셋째는 공복혈당장애, 내당능장애를 앓았던 병력이 있는 경우다. 쉽게 말해 당뇨병 전단계가 있는 경우다. 당뇨병 전단계면 당뇨병이 잘 생긴다는 말은 '의대에 진학하면 의사가 될 확률이 높다'라는 말과 같다. 당뇨병 전단계인 사람들은 당뇨병이 거의 확정적인 시한부 같은 상황이므로 두말할 필요도 없이 주기적으로 검사를 해야 한다.

넷째는 여성 중 $4kg$ 이상의 거대아를 분만한 적이 있거나 임신성 당뇨병을 앓았다면 당뇨병 고위험군으로서 주기적으로 검사를 해야 한다.

다섯째와 여섯째는 당뇨병과 같은 원리를 공유하는 본태성 고혈압 환자와 이상지질혈증 환자의 경우로서 역시 주기적으로 검사를 해야 한다. 특히 이상지질혈증에서 HDL이 $35mg/dl$ 이하이거나 중성지방이 $250mg/dl$ 이상이면 당뇨병이 잘 생기는 예측 인자다(1장, 나이가 들수록 왜 살을 빼야 하는가 참고).

일곱째는 다소 생소할 수 있는 질환인데, 산부인과 질환 중 하나인 다낭성난소증이나 희귀 난치성 피부질환인 흑색가시세포증을 진단받으면 두 병 모두 인슐린 저항성을 가지고 있으므로 반드시 당뇨병 검사를 해야 한다. 보통은 이 질환을 진단한 의사가 바로 내분비내과에 의뢰하게 된다.

여덟째는 당뇨병 진단을 받지 않은 상태에서 심혈관 질환을 진단받은 경우다. 이 경우 이미 당뇨병이나 고혈압이 한참 진행되었을 가능성이 있으므로 당뇨병 검사를 해야 한다.

이외에도 국내 진료지침에는 아직 등재되지 않았지만 여러 연구 등을 통해 알려진 위험인자들도 있다. 먼저 운동을 전혀 안 하는 사람이다. 영어로는 'Sedentary Lifestyle(좌식 생활방식)'이라고 하는데, 1주일에 격렬한 운동을 한 번이라도 하면 당뇨병 발병률이 무려 33%나 감소한다. 따라서 운동을 시작한다면 당뇨병 위험군에서 벗어날 수 있지만, 현재 운동을 전혀 하지 않고 있다면(많은 분이 뜨끔할 것이다) 일단 당뇨병 검사를 받아보는 게 좋다. 실제로 2021년 당뇨병 진료지침에 "앉아서 생활하는 시간을 최소화한다"라는 문구가 추가되었다.

이 외에도 수면 부족이나 습관적으로 밤에 불을 켜놓고 자는 사람, (소위) 저녁형 인간, 수면무호흡증 등이 있으면 당뇨병에 잘 걸린다. 또 식사를 지나치게 빨리하거나 과도한 음주, 탄산 중독, 냉동식품이나 가공식품을 자주 섭취하는 식습관도 당뇨병에 걸릴 가능성이 크다. 그런데 의외로 흡연은 2형 당뇨병 예측 인자에서 예외다. 여기에 대해서는 아직 논란이 많고 확립된 바가 없다.

위 조건에 해당할 경우 1년에 한 번 정기적으로 검사하는 것을 추천한다. 공복혈당 검사와 당화혈색소 검사 먼저 하고, 공복혈당 수치가 110mg/dl, 당화혈색소 수치가 6.1% 이상이면 당부하 검사까지 하도록 권고한다. 또 과체중(BMI 〉 23kg/m^2)의 경우에도 당부하 검사를 고려해야 한다. 그리고 간헐적으로 자가 혈당 검사를 꼭 하도록 한다.

특히 임신성 당뇨병을 앓았던 모든 산모는 출산 6~12주 후에 75g 경구 당부하 검사를 받아야 하며, 정상일 경우라도 이후 매년 당뇨병 선별 검사를 받을 것을 고려해야 한다.

✚ 내가 당뇨병에 걸릴 확률은?

당뇨병에 잘 걸리는 위험인자에 대해 항목별로 자세히 살펴보았다. 그럼에도 크게 와닿지 않을 수 있다. 이런 조건들을 대입해 내가 당뇨병에 걸릴 확률이 얼마나 되는지 숫자로 알아볼 수 있다면 정말 좋을 것이다. 그 세 가지 방법을 지금 소개하도록 하겠다.

첫째, 인슐린 감수성을 대략 간단하게 구할 수 있는 SPISE(Single Point Insulin Sensitivity Estimator)라는 수식이다.[6] 인슐린 감수성이 낮을수록, 즉 인슐린 저항성이 높을수록 앞으로 당뇨병이 발병할 확률이 높은데 HDL-콜레스테롤, 중성지방, 키, 몸무게 이렇게 네 가지 수치만 가지고 대략의 인슐린 감수성을 구하는 공식이다.

$$SPISE = (600 \times HDL\text{-}c^{0.185})/(TG^{0.2} \times BMI^{1.338})$$

수식만 보고 '헉!' 할 것 같아 주석에 자동 계산할 수 있는 엑셀 양식의 링크를 기재해두었다.[7] 막상 해보면 별로 복잡하지 않다. 혈액 검사 결과는 국가검진 시 중성지방, HDL-콜레스테롤 등의 수치가 제공되므로 국가검진 결과지를 참고하거나, 가까운 병원에 가서 검사하면 된다.

이렇게 해서 SPISE 값을 구했을 때, 완전 비당뇨인일 경우 SPISE 값이 8.15에 가까우면 10년 후 당뇨병 전단계로 진행할 확률이 높고, 8.71에 가깝다면 당뇨병 전단계로 진행할 확률은 낮으며 계속 완전 비당뇨인에 머무를 가능성이 크다고 보면 된다. 또 당뇨병이 아닌, 즉 당뇨병 전단계와 완전 비당뇨인을 합한 군에서는 SPISE 값이 6.43에 가까우면 10년 후 당뇨병으로 진행할 확률이 높고, 8.10에 가까울 경우 당뇨병으로 진행할 확률이 낮으며 계속 완전 비당뇨인이나 당뇨병 전단계에 머무를 가능성이 크다.

이 SPISE라는 방법은 매우 간단한 자료만을 가지고 당뇨병을 예측할 수 있다는 장점이 있으나, 어디까지나 '대략'적인 것이므로 간단히 확인할 수 있는 정도로 참고만 해야 한다. 여러 연령이나, 고지혈증 약물 복용 상태에 따라 크게 달라지거나 틀릴 수 있다. 보다 정확한 인슐린 감수성·저항성 수치는 내분비 내과에 방문해 혈액 검사를 따로 해야 한다.

둘째, 좀 더 직관적으로 계산하는 방법이 있다. 아주대학교병원 내분비내과에서 개발한 당뇨병 예측 계산기인데 김대중, 하경화 교수 팀이 건강보험공단 건강검진 코호트 자료를 활용해 2002~2003년 국가 일반건강검진 수검자 중 당뇨병이 없는 35만 9,349명을 대상으로 2013년까지 10년 동안 추적 조사해 만든 '10년 내 당뇨병 발생 예측 모형'이라는 것이다. 이것 역시 링크를 주석에 기재해두었으니 엑셀 파일[8]을 내려받아 키, 몸무게, 가족력, 콜레스테롤 수치 등을 입력해 구하면 된다. 여기서는 10년 이내 당뇨병이 발생할 확률이 아예 숫자(백분율, %)로 도출되기 때문에 굉장히 직관적이다. 그리고 국내 데이터를 참고했기 때문에 한국인에게 좀 더 정확하다. 하지만 연령이 40~80세인 경우에만 구할 수 있고, 변수를 많이 알아야 한다는 단점도 있다.

물론 여기서 구한 확률을 토대로 정기적으로 검사를 받아보라고 권고할 수는 없지만, 확률이 수치로 계산되는 만큼 나의 당뇨병 가능성을 확인해볼 수 있는 좋은 방법이다. 이 확률을 참고해 당뇨병에 걸리지 않도록 예방하는 노력을 한다거나 주기적으로 검사를 하게 된다면 당뇨병에 대한 경각심을 가질 수 있다.

셋째, 혈액 검사 수치 없이 정말 간단하게 아는 방법도 있다. 바로 2021년 당뇨병 진료지침에 나오는 '당뇨병 위험도 체크리스트'다. 체크리스트는 다음 페이지를 참고하고, 당뇨병 진료지침 원본은 '대한당뇨병학회' 인터넷 홈페이지에 들어가면 누구나 쉽게 내려받을 수 있다.

나의 당뇨병 위험도 수치를 계산해보는 세 가지 방법인 SPISE, 아주대학교 한국인 10년 내 당뇨병 발생 예측 모형, 그리고 2021년 지침

당뇨병 위험도 체크리스트

질문	보기 문항		점수
1. 당신의 나이는?	35세 미만		0점
	35~44세		2점
	45세 이상		3점
2. 당신의 부모형제 중 1명이라도 당뇨병이 있습니까?	아니요		0점
	예		1점
3. 당신은 현재 혈압약을 복용하고 있거나 혈압이 140/90mmHg 이상인가요?	아니요		0점
	예		1점
4. 당신의 허리둘레는 얼마인가요?	남자	84cm(33인치) 미만	0점
		84~89.9cm(33~34.9인치)	2점
		90cm(35인치) 이상	3점
	여자	77cm(30인치) 미만	0점
		77~83.9cm(30~32.9)	2점
		84cm(33인치) 이상	3점
5. 당신은 현재 담배를 피우나요?	아니요		0점
	예		1점
6. 당신의 음주량은 하루 평균 몇 잔인가요? (술 종류 관계없이)	하루 1잔 미만		0점
	하루 1~4.9잔		1점
	하루 5잔 이상		2점
총점			

*결과 해석 : 점수가 높을수록 당뇨병 위험이 커진다. 8~9점은 5~7점보다 당뇨병 발생 위험이 2배, 10점 이상일 경우 3배 이상 높아진다. 또한 총점이 5점 이상일 경우 당뇨병이 있을 위험이 크므로 혈당 검사(공복혈당 또는 식후혈당)가 권고된다.[9]

의 체크리스트에 대해 알아보았다. 이 세 가지 방법을 모두 활용해 나의 당뇨병 위험도를 확인해볼 수 있는데, 많은 시간이 걸리는 것도 아니고, 돈이 드는 것도 아니니 꼭 해보기를 권한다.

이런 여러 가지 방법을 통해 확인해본 결과 내가 당뇨병 고위험군에 속한다면 어떻게 해야 할까? 정기적으로 당뇨병 진단 검사를 해야 하고, 당뇨병 예방법인 식이조절과 운동을 병행해야 한다(이에 관해서는 5장과 6장 참고).

세 줄 요약

❶ 한국인의 2형 당뇨병 위험인자로는 고령, 과체중, 가족력, 당뇨병 전단계, 임신성 당뇨병, 거대아 출산, 고혈압, 고지혈증, 다낭성난소증, 흑색가시세포증, 심혈관 질환 등이 있다.

❷ 일본에서 간 수치와 인슐린 감수성 계산식을 통해 당뇨병의 고위험군을 제시한 최근 연구가 있었다. 또한 아주대학교병원 내분비내과에서 한국인 대상 10년 내 당뇨병 발생 예측 모형을 고안한 계산식을 공개했고, 2021년 대한당뇨병학회 지침에서도 당뇨병 위험도 체크리스트를 제시하고 있으니 이를 활용해볼 수 있다.

❸ 이런 당뇨병 고위험인자를 가지고 있다면 정기적으로 당뇨병 진단 검사를 받아야 하며, 당뇨병으로 진행하지 않도록 운동과 식이조절 등으로 예방하는 것이 좋다.

중년 여성이
특히 성인병을
조심해야 하는 이유

고지혈증, 정확하게 이상지질혈증에는 고LDL-콜레스테롤혈증, 저 HDL-콜레스테롤혈증, 고중성지방혈증 세 가지 종류가 있다. 뒤의 4장에서 자세히 설명하겠지만, 일반적으로 고지혈증이라고 하면 주로 고LDL-콜레스테롤혈증을 일컫는다. 이 고LDL-콜레스테롤혈증이 우리가 생각하는 기름진 것, 육류 등을 많이 섭취하면 생기는 그 고지혈증이다.

이런 고지혈증(특히 고LDL-콜레스테롤혈증)은 남자에게 많을까, 여자에게 많을까? 식습관과 관련이 높으면 당연히 남자가 많을 거라고 생각할 수 있으나 실제는 여자가 더 많다.

그 이유는 고LDL-콜레스테롤혈증이 식습관과도 어느 정도 연관이 있지만, 더 높은 비중으로 호르몬, 특히 여성의 폐경과 관련이 높기 때문이다. 그래서 실제로 고LDL-콜레스테롤혈증의 가장 많은 수를 가진 인구 집단은 50~60대 여성 환자들이다. 이번 장에서는 여성의 폐경과 내분비 대사 질환(고지혈증, 당뇨병, 골다공증)의 관계에 대해 알아보도록 하겠다.

✚ 생활습관병의 남녀 비율

먼저 내분비 대사 질환 중 주로 식습관과 관련된 생활습관병을 크게 양 대 축으로 나누면, 하나는 주로 지방을 많이 먹어 발생하는 고LDL-콜레스테롤혈증이고, 또 하나는 주로 탄수화물을 많이 먹어 발생하는 대사증후군(고성지방혈증, 저HDL-콜레스테롤혈증, 당뇨병)이다. 물론 탄수화물을 많이 먹어도 고LDL-콜레스테롤혈증이 발생할 수 있고, 지방만 많이 먹어도 대사증후군이 발생할 수 있다. 하지만 고LDL-콜레스테롤혈증은 지방과 연관성이 좀 더 높고, 대사증후군은 탄수화물과의 연관성이 좀 더 높은 것으로 보인다. 결코 절대적이거나 100% 밝혀진 것은 아니지만 다소 그런 경향이 있다는 것이다. 이 부분은 굉장히 복잡한 개념이므로 기회가 있다면 더 자세히 설명하도록 하겠다.

그런데 이상지질혈증의 세 가지 요소 중 저HDL-콜레스테롤혈증과 고중성지방혈증은 서로 연관성이 매우 높지만, 고LDL-콜레스테롤혈증은 이 둘과 비교적 독립적이다. 비교적 독립적인 이 두 축, 고LDL-콜레스테롤혈증과 대사증후군은 특이하게도 폐경이 되면 공통으로 급증하는 경향을 보인다.

먼저 고LDL-콜레스테롤혈증부터 살펴보자. 남성은 30세부터 69세까지 완만히 증가하는 경향을 보이다가 70세가 넘어가면 오히려 감소하는 경향을 보이지만, 여성은 49세까지 10% 미만으로 유지되다가

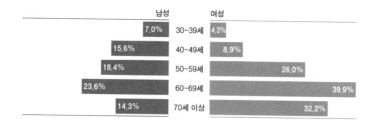

고LDL-콜레스테롤혈증의 성별과 연령에 따른 유병률 (2018년 통계)[10]

남성		여성
7.0%	30~39세	4.3%
15.6%	40~49세	8.9%
18.4%	50~59세	26.0%
23.6%	60~69세	39.9%
14.3%	70세 이상	32.2%

50세부터 갑자기 26%로 '급발진' 한다. 그래서 서두에 말한 것처럼 고 LDL-콜레스테롤혈증의 가장 많은 인구 집단은 50~60대 여성이다. 70대가 되면 약간 감소하긴 하지만 그래도 남성과 비교하면 두 배 이 상이다.

대사증후군은 어떨까? 마찬가지로 남성은 전 연령대에서 고른 분포를 보이는 데에 반해, 여성은 50세 이후로 급증하는 경향을 보인다. 60대 부터는 남성을 추월해 70대에는 무려 66%가 대사증후군에 걸리게 된다. 그래서 비교적 연관성이 떨어지는 두 내분비 대사 질환은 공교롭게도 폐경 이전에 비해 폐경 후 거의 정확히 네 배씩 증가하는 경향을 보인다.

또 하나의 대표적인 대사 질환인 골다공증은 어떨까? 폐경이 되면 여성들은 대부분 체중이 늘어난다. 앞선 두 생활습관병(고LDL-콜레스테롤혈증, 대사증후군)과는 달리 골다공증은 체중이 적은 쪽보다 많은 쪽이 오히려 더 적게 걸린다. 그러면 폐경기에 살이 찌니까 골다공증은 좀 덜 걸리지 않을까? 불행히도 그렇지 않다. 여성의 골밀도는 50대를 기

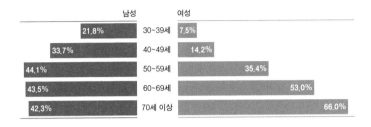

대사증후군의 성별과 연령에 따른 유병률 (2015년 통계)[11]

	남성		여성	
21.8%		30~39세	7.5%	
33.7%		40~49세	14.2%	
44.1%		50~59세	35.4%	
43.5%		60~69세	53.0%	
42.3%		70세 이상	66.0%	

점으로 급격히 감소하며, 그로 인해 골다공증의 유병률은 50대 이후 급증한다.

그렇다면 여성들이 폐경 이후 이런 고지혈증, 당뇨병, 골다공증 등 내분비 대사 질환이 급증하는 이유는 무엇일까?

첫째, 여성호르몬, 특히 에스트로젠(에스트로겐)의 감소가 직접적이며 결정적인 역할을 한다. 에스트로젠은 콜레스테롤이 증가하는 것을 막아주는 효과, 혈당이 증가하는 것을 막아주는 효과, 혈관을 보호하는 효과, 골 소실을 막아주는 효과가 매우 강력하다. 그런데 폐경기에 에스트로젠이 급격히 감소하면 이런 보호막이 사라지게 되면서 내분비 대사 질환이 급증하는 것이다. 그래서 여성에게 있어서 여성호르몬은 축복이며, 여성호르몬 때문에 여성이 남성보다 더 오래 산다는 말까지 있을 정도다.

둘째, 폐경기가 되면 대부분 체중이 늘어나고, 잘 빠지지도 않는다. 이것도 여성호르몬의 영향이긴 하지만 이런 체중증가가 간접적으로, 특히 대사증후군 계통의 내분비 대사 질환을 증가시킨다.

셋째, 기타 요인으로 50~60대가 되면 자녀가 독립하면서 가사 노동이 줄어드는 사회적인 요인이 있을 수 있다. 또 이 시기에 자궁, 난소 수술 등이 증가함에 따라 여성호르몬에 영향을 주기도 한다.

이상의 세 가지 요인이 결정적으로 작용하면서 여성들이 폐경 이후 내분비 대사 질환에 훨씬 더 많이 걸리게 되고, 이 호르몬 감소로 인해 여성이 남성보다 고지방식이나 육식을 적게 하더라도 콜레스테롤이 높을 수 있다.

✚ 정기적 검사가 최고의 예방

폐경 이후 여성들은 질병 관리를 어떻게 해야 할까? 갱년기에 대사 질환을 막기 위해 예방적으로 여성호르몬 대체요법을 받는 것이 좋을까? 그렇진 않다. 예를 들어 내가 폐경 이후 갑자기 고LDL-콜레스테롤혈증을 진단받았다 하더라도 여성호르몬 치료는 산부인과 상담 후 갱년기 증상에 맞춰 받으면 되고, 콜레스테롤은 또 LDL-콜레스테롤 수치에 맞춰 필요하면 스타틴 등 약물치료를 받으면 된다. 폐경과 관련된다고 해서 특별히 치료가 달라지진 않고, 각각 질병에 대한 지침대로 하면 된다.

하지만 여성들이 자신의 폐경과 관련해 한 가지 유의해야 할 점이 있다. 일반적으로 국가검진 체계는 일괄적으로 특정 연령에 맞춰 여러 가지 검사를 시행하고 있으나, 개개인의 폐경 시기는 모두 다를 수 있다. 따라서 폐경이 된 시점 전후로 고지혈증, 당뇨병, 골다공증과 관련된 검사를 주기적으로(가능하면 1년 단위로 하되, 가급적 자주) 받아보는 것이 필요하다. 한 대규모 연구에서도 인종과 관계없이 개인별 딱 폐경된 시점 전후로 여러 대사 관련 지표들이 급격히 악화한다는 결과가 공통으로 나타났다.[12]

이 글을 읽고 서글프단 생각이 드는 여성분들이 있을 수도 있는데, 그렇다고 너무 속상해할 필요는 없다. 여성들은 그래도 폐경 전까지는 여성호르몬의 보호라도 받지만, 남성들은 성인이 되는 순간부터 생활습관병과 각종 내분비 대사 질환에 직방으로 노출된다. 폐경 이후에 병이 급증한다는 사실을 알게 되었으니 폐경이 되면 주기적으로 검사를 받고 체중을 적정하게 유지하며 건강관리에 힘쓰면 얼마든지 건강한 노후를 보낼 수 있다.

세 줄 요약

❶ 대표적인 내분비 대사 질환인 고지혈증(특히 고LDL-콜레스테롤혈증), (당뇨병을 포함한) 대사증후군, 그리고 골다공증 이 세 가지 질환은 모두 여성의 폐경 전후로 급격하게 유병률이 증가한다. 이런 이유로 고지혈증 최대 인구집단은 50대 이상의 여성이다.

❷ 이는 여성호르몬의 감소가 직접적인 원인이고, 체중증가 같은 간접적인 원인도 영향을 끼친다.

❸ 따라서 국가검진과 별도로 본인의 폐경 1~2년 이내에 고지혈증, 당뇨병, 골다공증 등의 검사를 받아볼 것을 권고한다.

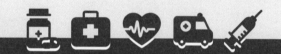

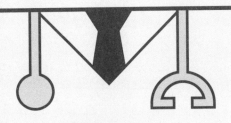

2장

고혈압에 대한
오해와 진실

왜 고혈압에
걸릴까:
고혈압 원인

고혈압은 대체 무슨 병일까? 혈압이 높으면 드라마에서처럼 뒷목 잡고 쓰러질 수도 있다는 것 정도는 알고 있지만, 고혈압이 정확히 어떤 병인지 알고 있는 사람은 많지 않다. 혈압이 왜 오르고 그게 왜 병인지 구체적으로 알아야 고혈압을 예방하고 치료할 수 있다.

✚ 고혈압이란 무엇인가

고혈압을 알려면 우선 '혈압'이 무엇인지부터 알아야 한다. 우리 몸은 장기를 비롯해 모든 것이 세포로 이루어져 있다. 이 세포 하나하나를 집이라고 가정해보자. 이 집은 영양분이나 산소를 지속적으로 공급받아야만 살 수 있는데, 이것을 공급해주는 시스템을 '순환계'라고 한다. 예를 들어 서울에서 부산에 있는 집까지 물건을 하나 배달한다고 가정해보자. 이때 서울은 피를 짜주는 심장이고, 부산은 해당 장기라고 할수 있다. 서울에서 부산까지 가는 하행선 고속도로는 동맥, 그리고 영

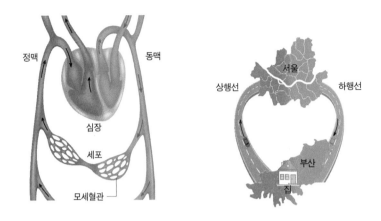

순환계 시스템

혈액 순환계에서 세포는 집, 심장은 서울, 동맥은 하행선, 정맥은 상행선, 모세혈관은 골목길이라 할 수 있다.

양분이나 산소를 세포인 집에 내려주고 다시 올라가는 상행선 고속도로는 정맥, 부산 내에서의 작은 골목길들은 모세혈관에 해당한다.

혈압은 혈액이 혈관 벽에 가하는 압력을 말한다. 물론 모든 동맥과 정맥 그리고 모세혈관에는 압력이 가해지는데 이런 여러 혈관 압력 중 특별히 동맥압, 즉 서울에서 출발해 부산으로 향하는 하행선에 걸리는 압력을 주로 '혈압'이라고 부른다.

또 다른 비유를 들어보자. 보통 우리가 사는 가정집에는 상수도와 하수도가 설치되어 있다. 상수도는 수도관을 통해 각 가정으로 물을 보내주는 설비를 말한다. 우리는 그 물을 이용해 세수도 하고, 설거지도 하고, 밥도 짓고, 마시기도 한다. 그리고 각 가정에서 사용된 물은 배수구를 통해 하수도로 내려간다. 상수도는 동맥, 각 가정은 세포, 하수도는 정맥에 해당하며, 상수도를 통해 각 가정으로 물을 보내주는 펌프는 심장에 해당한다.

여기서 만약 하수도가 막히면 어떻게 될까? 배출하지 못한 오물이 집 안에 넘쳐나고 냄새가 나는 등 생활이 꽤 불편해지겠지만, 사실 생명에는 크게 지장이 없다. 하지만 상수도가 막히면 어떻게 될까? 인간은 물 없이는 살 수 없으므로 상수도가 막히는 것은 곧 생명과 직결된 문제다. 이렇듯 동맥의 건강이 무엇보다 중요하게 여겨지는 것은, 동맥이 막히거나 터지면 세포에 치명적인 문제를 일으킬 수 있기 때문이다.

혈압 수치는 보통 120/80mmHg를 정상의 기준으로 본다. 여기서 120mmHg는 수축기 혈압 수치이고, 80mmHg는 이완기 혈압 수치다. 심장이 동맥으로 피를 보낼 때는 수돗물처럼 일정한 압력으로 균일하게 보내는 것이 아니라, 짰다 폈다를 반복하면서 보내게 된다. 이 짤 때의 압력이 수축기 혈압이고, 펼 때의 압력이 이완기 혈압이다. 다시 말해 심장의 쿵/쾅/쿵/쾅＝짰다/폈다/짰다/폈다＝120/80/120/80인 셈이다.

그러면 이 정상 범위에 속하는 120/80mmHg의 압력은 어느 정도일까? 간혹 의학 드라마의 수술 장면에서 동맥을 잘못 건드려 피가 수술실 천장으로 솟구치는 것을 보게 되는데 바로 그 정도의 압력이 120/80mmHg다. 반면 정맥은 조금씩 다르긴 하지만 경정맥압, 즉 중심정맥압은 대개 3~8mmHg로 채 10mmHg도 되지 않는다. 즉 동맥에 지속해서 엄청난 압력이 가해지고 있다는 뜻이다. 그래서 문제는 주로 동맥에서 생기지 정맥에서는 거의 생기지 않는다. 실제로도 동맥에 문제가 생겼을 때가 심각성이 매우 크며, 정맥은 문제가 거의 생기지도 않지만 설령 생기더라도 대개 심각성이 낮다.

정리하면, 고혈압은 '동맥의 혈압이 높은 병'이다. 상수도는 쇠파이프로 되어 있지만, 실제 우리 몸의 동맥은 고무호스에 더 가깝다. 그런 고무호스에 60~80년 정도 지속해서 120/80mmHg라는 엄청난 압력이 가해진다고 생각해보라. 고무호스의 외벽이 터져 물이 새기도 하고, 내벽이 터져 막히기도 할 것이다. 고무호스가 찢어지는 현상을 동맥 파열, 막히는 현상을 죽상동맥경화라고 한다.

✚ 고혈압의 증상은 어떻게 나타날까

고혈압의 대표적인 증상은 무엇일까? 없다! 고혈압은 증상이 없다. 물론 목덜미가 묵직한 느낌의 두통이나 어지럼증, 현기증, 이명, 실신 등이 간혹 발생하기도 한다. 그런데도 고혈압의 증상이 없다고 이야기하는 것은, 그 문제가 심각해서 병원에 갈 정도의 불편한 증상이 거의 없다는 뜻이다.

이렇게 병원에 갈 정도의 증상이 없는 게 과연 좋은 일일까? 예를 들어 위궤양은 통증이 매우 심해서 즉시 병원에 가지 않을 수 없다. 반면 위암은 초기에는 그 증상이 잘 나타나지 않는다. 그래서 잘 모르고 있다가 암이 한참 진행된 뒤에야 병원을 찾는 경우가 많다.

자, 증상이 있는 병과 없는 병 중 어느 쪽이 더 위험한지 파악이 되는가? 증상이 없는 것이 훨씬 더 위험하다. 실제로 고혈압은 병원에 찾아와 "선생님, 뒷머리가 너무 무거워서 병원에 왔어요"라고 해서 진단되는 경우는 거의 없다. 따라서 국가검진이 널리 행해지기 전까지는 고혈압이 있어도 증상이 없어 잘 모르고 지내다가 합병증이 진행되는 경우가 많았다.

수축기 혈압이 200$mmHg$를 넘는다거나, 이완기 혈압이 120$mmHg$를 넘을 정도로 엄청나게 혈압이 높은 것을 '고혈압 위기' 혹은 '고혈압적 응급'이라고 하는데, 이런 상태가 되면 뇌출혈이나 실명 등의 매우 위험한 증상이 나타난다. 이 말은 곧 혈압이 심각할 정도로 높아야지 뚜렷한 증상이 나타나고, 수축기 혈압이 150~160$mmHg$ 정도로 애매하게 높으면 보통 불편한 증상이 나타나지 않는다는 뜻이다. 그렇다 보니 이것이 오히려 치료 시기를 늦추는 원인으로 작용해 심각한 상황을 초래할 수 있다. 그래서 고혈압을 침묵의 살인자라고 한다.

✚ 고혈압은 왜 생길까

고혈압은 대체 왜 발생할까? 고혈압은 크게 두 가지로 구분하는데 하나는 일차성 고혈압인 본태성 고혈압이고, 또 하나는 이차성 고혈압이다. 고혈압 환자의 90%가 본태성 고혈압이고, 나머지 10%가 이차성 고혈압이다. 본태성(本態性)은 본래 타고난 체질이 그렇다는 뜻이며, 이 본태성 고혈압의 원인은 뚜렷하지 않아 명확하게 정의하기 힘들다.

나머지 10%인 이차성 고혈압의 원인으로는 콩팥(신장) 질환이 가장 많고, 그 외 여러 내분비 질환 등이 있다. 이차성 고혈압은 뚜렷한 원인이 있으므로 이런 콩팥의 문제나 호르몬의 문제를 교정하면 고혈압이 깨끗하게 완치되기도 한다.

의학이 하루가 다르게 놀라운 속도로 발전하고 있는데 고혈압 환자의 90%가 여전히 그 원인을 알 수 없다는 것에 대해 회의가 들 수도 있다. 물론 본태성 고혈압도 유전 변이, 노화, 비만, 나트륨, 알코올, 당뇨병, 흡연, 비타민D 결핍, 운동 부족 등의 원인이 연구되고 있는데, 지금 여기서 중요하게 다룰 부분은 유전, 노화, 그리고 나트륨이다.

우리의 신체가 노화하면 혈관이 딱딱해지는 동맥경화가 함께 진행된다. 만약 혈액량이 일시적으로 늘더라도 혈관 탄력이 좋으면 그 압력을 받아줄 수 있지만, 동맥경화로 혈관 탄력이 떨어져 늘어나지 않고 딱딱한 채로 있으면 압력이 더 세게 가해질 수밖에 없다. 즉 노화에 의한 동맥경화가 혈압을 높일 수 있다는 것은 자연스럽게 이해가 된다.

본태성 고혈압의 원인 가운데 가장 중요한 부분 중 하나가 유전이다. 50개 이상의 유전자가 이미 연구 중이다. 유전이 본태성 고혈압의 원인이라는 가장 중요한 증거 중 하나는 가족력이다. 가족 중에 고혈압 환자가 있으면 본인도 고혈압이 생길 확률이 높다. 그리고 백인보다 흑인에게서 네 배 더 높게 나타난다. 이렇게 인종 간에 차이가 있다는 것은 고혈압 원인에 유전이 중요하게 작용한다는 근거가 된다.

고혈압의 또 다른 주요 원인은 나트륨이다. 대부분의 사람은 혈액 검사를 해보면 어떤 특정한 병이 있지 않은 이상 혈관에서의 나트륨 농도가 매우 일정하다. 나트륨의 농도를 일정하게 유지해야 우리 몸은 건강할 수 있다. 그런데 나트륨 섭취가 많아지면(짜게 먹으면) 나트륨 농도가 일시적으로 올라가 콩팥에서 이를 배출한다. 이런 배출 기능이 정상적으로 작동하는 사람들은 문제가 없다.

하지만 나트륨 배출에 문제가 있는 사람들이 있다. 이런 사람들은 나트륨 섭취가 많아지면 이것을 몸 밖으로 배출시키지 못해 혈관에서의 나트륨 농도가 올라간다. 나트륨 농도가 올라가면 물을 보충하거나 배출을 억제해 수분을 잡아두게 되고, 그러면 혈액량이 늘면서 혈압이 올라가는 것이다.

다시 말해 유전으로 나트륨 배출에 이상이 있는 사람이 소금 섭취를 많이 하면 혈압이 오르고, 유전에 이상이 없는 사람은 소금을 웬만큼 극단적으로 많이 먹지 않는 이상 혈압에 영향이 크지 않다. 이는 남성 탈모 현상과 비슷하다. 탈모 유전자를 가진 사람이 남성 호르몬도 많이 나오면 거의 탈모가 생긴다. 하지만 탈모 유전자가 없는 사람은 남성 호르몬이 아무리 많이 나와도 보통 탈모가 되지 않는다. 탈모 유전자와 남성 호르몬, 이 두 가지 조건이 모두 부합했을 때 탈모가 생길 확률이 커진다는 뜻이다. 혈압과 나트륨의 관계도 이와 마찬가지로 나트륨 배출 저하 유전자를 가지고 있는 사람이 소금을 많이 섭취하면 고혈압이 될 가능성이 커진다.

고혈압이 생기는 원인을 이렇게 노화나 유전, 나트륨 섭취 등 과학적인 이유로 설명할 수도 있지만, 보다 근원적이고 철학적인(?) 이유도 있다. 원시시대에는 고혈압이라는 병이 존재하지 않았다. 그 당시에는 평균수명이 20~40세였기 때문에 노화가 찾아오기 전에 이미 생을 마감했다. 고혈압이 생길 새가 없었던 것이다. 그뿐만 아니라 그 시대에는 고혈압 치료에 도움이 되는 과일이나 채소, 통곡물 등이 주요 먹거리였으며, 음식에 소금을 넣어 먹는 조리법도 없었고, 신체 활동량도 훨씬 많았다.

그런데 이후, 불과 100년 정도의 (신체 진화를 겪을 수 없는 극히 짧은) 시간 만에 식습관과 생활습관이 바뀌고 수명 또한 길어지면서 여러 가지 문제들이 생겨나기 시작했다. 아주 적은 양의 나트륨 섭취로 혈압을 높게 유지해야만 살 수 있던 시대에서, 급격하게 나트륨 섭취는 많아지고 운동량은 떨어진 데다 수명은 길어진 시대로 바뀌면서 고혈압이라는 질병이 생겨난 것이다. 즉 고혈압은 수명이 길어지면서 생겨난 병인데, 아이러니하게도 우리는 그보다 더 오래 살기 위해 고혈압을 치료하려고 하는 것이다.

세 줄 요약

❶ 고혈압은 혈압, 즉 동맥압이 만성적으로 정상보다 높아진 질환이다.

❷ 본태성 고혈압의 원인은 유전과 노화를 비롯한 여러 가지 생활습관에 있다.

❸ 고혈압의 증상은 뚜렷하지 않으며, 조절하지 않으면 여러 가지 합병증이 생길 수 있다.

측정 때마다 다른 혈압,
무엇이 진짜일까

혈압을 제대로 측정하지 않으면 고혈압의 예방과 치료, 그 모든 것이 시작부터 어긋나버린다. 쉽고 간단해 보이지만 생각보다 까다로운 혈압 측정. 정확하게 혈압을 측정하는 방법에 대해 자세히 알아보자.

✚ 혈압 측정 시 반드시 알아두어야 할 것들

왜 혈압 수치는 잴 때마다 다르게 나올까? 처음 쟀을 때는 혈압 수치가 125/80㎜Hg였다가 고작 5분 뒤에 재면 130/85㎜Hg로 금세 바뀐다. 이렇게 측정할 때마다 다르게 나오는 이유는 무엇일까? 혈압은 자세, 감정 상태, 운동, 기온, 식사 등에 따라서도 그 수치가 수시로 변할 수 있으므로 하루 동안에도 그 진폭이 매우 크다. 가령 커피를 마시거나 기쁘거나 슬플 때, 혹은 당황하거나 놀랄 때도 혈압 수치가 확확 바뀐다.

다음 그래프를 보면 아침에는 혈압이 165/90㎜Hg까지 쭉 올라갔

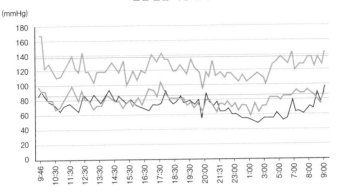

일일 혈압 측정 변화

다가 오전 10시에는 105/70mmHg로 뚝 떨어지고, 두어 시간 뒤에는 다시 140/100mmHg로 올라가 전형적인 고혈압 수치가 나타나는 것을 알수 있다. 그래서 환자 중에는 본인이 낮에 재면 140/90mmHg이고, 자기전에 재면 120/80mmHg인데 이런 경우 혈압이 높은 건지, 정상인 건지를 물어보는 분들이 많다.

이런 현상이 나타나는 이유는 (위 그래프에서처럼) 혈압은 기본적으로 낮 동안 지속해서 오르고 내리고를 반복하다가 저녁부터 자는 사이서서히 내려가고, 아침이 되면 기상 즉시 다시 쭉 올라가는 패턴을 가지고 있기 때문이다. 주간 평균 혈압이 140/90mmHg 이상이고, 야간 평균 혈압이 120/80mmHg 이상이면 그냥 아침, 저녁 모두 꾸준히 고혈압이라고 보면 된다. 따라서 그런 분이라면 생활습관 교정을 더 철저하게하거나 주치의와 상담해 약을 증량해야 한다.

혈압이 수시로 변하는 게 자연스러운 현상이라면 도대체 언제, 어떤 방식으로 측정한 것이 정확한 내 혈압일까? 이 세상에 존재하는 혈압 측정법 중 가장 정확한 것은 동맥 안에 직접 혈압계를 넣어 측정하는 중심 동맥압 측정이다. 하지만 이 측정법은 매우 힘들어서 특수한 경우가 아니라면 보통은 하지 않는다. 그래서 주로 사용하는 방법이 비침습적 말초 동맥압 측정이다. 즉 중심 동맥압처럼 손목 안에 카테터(catheter, 도관)를 넣지 않고, 팔 밖에서 말초동맥으로 간접적으로 혈압을 재는 방법이다.

비침습적 말초 동맥압 측정은 크게 세 가지로 구분할 수 있다. 첫째는 진료실 혈압, 둘째는 가정 혈압, 그리고 셋째는 24시간 활동 혈압이다. 세 가지 모두 올바르게 측정한다는 가정하에 이 중 가장 정확한 측정법은 첫 번째가 24시간 활동 혈압이다. 그다음이 가정에서 재는 혈압이고, 의외로 마지막이 진료실에서 재는 혈압이다. 여러 상황마다 다르겠지만 대체로 그렇다. 진료실보다 가정 혈압이 더 정확한 이유는 집에 머무는 상황이 우리의 평소 환경이기 때문이다.

또 많은 분이 궁금해하는 것 중 하나가 혈압을 의사가 쟀을 때와 간호사가 쟀을 때, 어느 쪽이 더 정확한가 하는 것이다. 2002년 폴 리틀(Paul Little) 등이 진행한 연구를 한번 보자.[13] 의사 1명과 간호사 2명이 각각 측정했을 때, 그리고 환자가 병원에서 자가 측정했을 때와 집에서 자가 측정했을 때의 결과 차이는 다음과 같다.

의사가 측정했을 때: 19/11㎜Hg
간호사 1이 측정했을 때: 5/8㎜Hg
간호사 2가 측정했을 때: 5/6㎜Hg

병원에서 환자가 자가 측정했을 때: 10/13㎜Hg

가정에서 환자가 자가 측정했을 때: 5/6㎜Hg

의사가 측정한 혈압이 기준이 되는 24시간 활동 혈압과 비교해 19/11㎜Hg 높게 나타났다. 이는 '백의효과' 때문이다. 백의효과(white coat effect)는 의사가 입은 흰색 가운만 보면 긴장해 혈압이 오른다는 뜻으로 '의료 환경이나 혈압 측정자에 의해 유발되는 혈압 상승 현상'을 말한다. 간호사가 쟀을 때는 24시간 활동 혈압보다 5/8㎜Hg 정도 높게 나와 상대적으로 간호사에 대한 백의효과가 의사에 대한 백의효과보다 덜하다는 것을 알 수 있다. 물론 의사와 간호사의 혈압을 측정하는 숙련도에 따라 차이가 있을 수도 있으므로 이런 숙련도 부분을 제외하고 둘 다 정확하게 혈압을 측정했다고 가정하면 간호사가 측정한 혈압이 좀 더 정확하다는 것이다.

또 환자들이 많이 물어보는 것이 수동과 자동으로 잰 혈압 중 어느쪽이 더 정확한가 하는 것이다. 혈압을 측정하는 기계의 종류는 크게 수은 혈압계, 아네로이드 혈압계, 하이브리드 혈압계, 전자 혈압계 등으로 나눌 수 있다. 이 중 수은 혈압계, 아네로이드 혈압계, 하이브리드 혈압계는 손으로 압력을 올린 뒤 귀로 맥을 청진해 압력을 재는 청진법 수기 혈압계이고, 나머지 전자 혈압계는 맥의 진동을 감지해 자동으로 혈압을 측정하는 방식이다. 이 중 수은 혈압계는 미나마타 협약으로 2020년부터 사용할 수 없게 되었다.

그러면 수동 혈압계인 아네로이드 혈압계와 하이브리드 혈압계, 그리고 자동 전자 혈압계 중 어떤 것이 더 정확할까? 이것에 대해서는 자세히 설명하자면 엄청난 논문을 들이대야 하므로 여기서는 생략하겠지만, 딱 한마디만 하자면 전자 혈압계는 환자나 심지어 의사들이 생각하는 것보다 훨씬 더 정확하다는 것이다.

✚ 올바른 혈압 측정법

이제 본격적으로 혈압을 측정하는 방법에 대해 알아볼 텐데, 먼저 혈압 측정 전에 반드시 공통으로 지켜야 할 준비 사항이 있다. 측정하기 30분 전부터는 카페인이 함유된 커피나 차를 마시면 안 되고, 흡연이나 식사, 운동도 해서는 안 된다. 병원에 혈압을 재러 간다면 계단보다는 가능한 한 엘리베이터를 이용하는 것이 좋다. 음주도 당연히 안 된다. 음주 시 보통 혈압이 상승하거나 일시적으로 저하되기 때문이다. 고혈압 환자는 본인이 술을 마셨을 때 혈압이 어떻게 변하는지 집에서 시험 삼아 재볼 수는 있겠지만 이 수치를 절대 치료에 반영해서는 안 되며, 특히 병원에서는 절대 음주 상태로 측정하면 안 된다(놀랍게도 이런 일이 생각보다 흔하다).

나의 현재 혈압 상태에 가장 크게 영향을 미치는 것은 (너무도 당연하지만) 혈압약이다. 따라서 진료실에서 혈압을 측정할 때는 반드시 의사에게 혈압약을 복용한 상태인지 아닌지를 밝혀야 한다. 이외에 감기약이나 전립선약, 안약도 영향이 있을 수 있다. 또 대소변을 참는 것도 혈압이 상승할 수 있으므로 특히 소변은 미리 보고 와서 측정하는 것이 좋다. 그리고 또 중요한 준비 사항은 등받이가 있는 의자에 앉아 혈압을 재야 한다는 점이다(병원에서 등받이가 있는 의자에 앉아 혈압을 재는 경우가 거의 없다는 것이 안타까운 현실이다). 이 모든 준비를 마쳤다면 의자에 앉아 5분 이상 안정을 취한 뒤 혈압을 측정한다.

혈압을 재기 위해서는 먼저 혈압계를 선택해야 하는데, 혈압계 커프를 선택할 때 중요한 것이 자신의 팔 둘레다. 사람마다 팔의 굵기가 다르므로 커프가 맞지 않으면 혈압의 오차가 생길 수 있다. 커프에 공기가 들어가는 부분을 '블래더'라고 하며, 이 블래더의 길이가 팔 둘레의 80~100% 되는 정도, 즉 팔 전체를 모두 감을락 말락 하는 정도를 골라야 정확한 측정이 가능하다. 만약 보디빌더들처럼 팔 둘레가 보통 사람의 두세 배 되는 사람들이 일반 혈압계를 사용하면 본인의 실제 혈압보다 훨씬 높게 나오고(과대측정), 팔이 보통 사람보다 많이 가는 사람이 일반 혈압계를 사용하면 본인의 실제 혈압보다 매우 낮게 나온다(과소측정).

조금 큰 치수의 커프를 사서 빡빡하게 감고 재면 되지 않느냐고 할 수도 있는데, 그렇게 재도 오차가 생긴다. 애초에 자신의 팔에 맞는 커프를 포함한 혈압계를 사는 것이 바람직하다. 다음은 미국 심장학회에서 권고하는 커프의 크기다.

성인 소형 크기: 12×22㎝, 팔 둘레 22~26㎝

성인 표준 크기: 16×30㎝, 팔 둘레 27~34㎝

성인 대형 크기: 16×36㎝, 팔 둘레 35~44㎝

넓적다리 크기: 16×42㎝, 팔 둘레 45~52㎝

참고로 영화배우 마동석 씨의 팔 둘레가 54cm라고 한다. 이런 분들은 일반 혈압계가 아니라 위에 제시한 것처럼 넓적다리용 커프를 사용해야 한다(심지어 54cm는 '넓적다리용'으로도 약간 작아 보인다).

혈압계를 골랐으면 이젠 커프를 팔에 감도록 하자. 팔에 커프를 감기 전에 먼저 해야 하는 것이 블래더의 바람을 최대한 모두 다 빼는 것이다. 그렇지 않으면 혈압이 최대 10mmHg까지 차이 날 수 있다. 옷은 최대한 얇게 입거나 맨살에 재는 것이 좋다.

그다음 팔꿈치 안쪽 가장 오목한 곳을 만져보면 동맥이 뛰는 것을 느낄 수 있는데, 이곳에 커프에 그려져 있는 동맥 표시를 위치시킨 뒤 두 손가락 두께 정도 위로 감아준다. 이때 팔과 커프 사이는 손가락 1, 2개가 들어갈 정도의 틈새를 남겨주도록 한다.

그다음 커프를 감은 팔의 위치가 우심방 높이에 놓일 수 있도록 팔 밑에 받침대를 대주도록 한다. 우심방은 보통 겨드랑이와 유두 사이에 위치한다. 그렇지 않고 팔의 측정 위치가 우심방보다 아래에 놓이면 혈압이 7mmHg 높게 나올 수 있고, 반대로 우심방보다 높게 위치하면 혈압이 7mmHg 낮게 나타날 수 있다.

혈압을 측정하는 중에는 계속해서 몸을 등받이에 대고 있어야 하며, 다리를 꼬지 않도록 하고, 말을 해서도 안 된다. 이를 지키지 않으면 혈압이 3~10mmHg 정도 높게 측정된다. 혈압을 올바르게 측정하려면 '네(4) 점이 모두 지지되어 있어야 한다'는 말을 기억하자. 즉 등은 등받이에, 팔은 받침대에, 두 발은 바닥에 지지되어 있어야 한다는 뜻이다.

또 하나 주의할 것은, 혈압을 잴 때는 양팔을 모두 잰 뒤 그중 혈압이 높은 쪽의 팔을 지속해서 측정해야 한다는 것이다. 주로 오른팔이 왼팔보다 혈압이 높으면 앞으로 평생 오른팔로만 혈압을 재야 한다. 양팔의 혈압 차이가 있는 것이 일반적이기는 하나 그 차이가 15$mmHg$ 이상이면 혈관에 문제가 있을 수도 있으니 상급 병원에서 혈관 검사를 받아보는 것이 좋다. 혈관에 문제가 있든 없든 양팔의 혈압 차이가 크게 날수록 심뇌혈관 합병증의 확률이 증가한다.

혈압은 지금까지 설명한 방식으로 1~2분 간격을 두고 두 번 측정해 평균을 내면 된다. 이것이 혈압을 측정하는 한 세트다.

세 줄 요약

❶ 혈압은 수시로 변하므로 정확한 내 혈압을 아는 것이 고혈압 치료에 중요하다.

❷ 고혈압의 진단과 경과에 24시간 활동 혈압 > 가정 혈압 > 진료실 혈압 순으로 평가에 유용하다.

❸ 혈압 측정 30분 전부터 커피, 담배, 운동은 삼가고, 의자에 앉아 5분 이상 안정한 뒤 팔 둘레에 맞는 커프를 선택해 팔 위쪽에 감고 팔을 심장 높이로 올려 측정을 시작한다.

가정 혈압과
24시간 활동 혈압

가정 혈압 측정은 말 그대로 집에서 재는 혈압이다. 가정 혈압은 고혈압 환자 중 누가 측정해야 할까? 정답은 모든 고혈압 환자가 가정 혈압을 측정해야 한다. 따라서 자동 혈압계가 없는 고혈압 환자들은 지금 당장 마련하는 것이 좋다. 가정 혈압을 측정하는 것이 환자 치료에도 유익할 뿐 아니라 환자의 질병도 훨씬 더 정확하게 예측한다는 연구 결과들이 많기 때문이다.

➕ 가정 혈압

가정에서 혈압을 잴 때는 앞에서도 이야기했듯이 아침에 한 세트(1~2분 간격으로 두 번, 두 번의 평균만 기록), 자기 전에 한 세트(1~2분 간격으로 두 번, 두 번의 평균만 기록)를 재는 것이 정석이다. 그러면 모든 고혈압 환자가 평생 매일 아침저녁으로 한 세트씩 혈압을 측정해야 할까? 꼭 그렇지는 않다. 혈압이 갑자기 높아졌을 때는 최소 1주 이상, 그리고 약을 증량하거나 추가, 감량 등의 변경이 있을 때는 최소 3주 이상 아침저녁으로 한 세트씩 잰다. 또 병원에 가기 1주 전부터도 아침저녁으로 한 세트씩 잰다. 그 외 혈압이 안정적이고 약을 바꾸지 않고 오랫동안 복용하는 경우라면 1주에 한두 번 정도만 아침저녁으로 재면 된다.

그러면 고혈압 환자가 아닌 경우에는 어떨까? 고혈압 전단계이거나 당뇨병 환자, 대사증후군, 고지혈증이 있는 경우, 그리고 '표적 장기 손상'이라고 해서 심비대나 단백뇨 증상이 있거나 심근경색, 뇌졸중(중풍), 망막증, 협심증 등을 앓았거나 앓고 있다면 고혈압이 없어도 가정에서 꾸준히 혈압을 재는 것이 좋다. 또한 고혈압 발병 확률이 높은 경우, 즉 고령자이거나 흡연이나 과음을 하는 경우, 비만이거나 고혈압, 심혈관 질환의 가족력이 있는 경우에도 집에서 꾸준히 혈압을 측정하는 것이 좋다. 산모이거나 백의 고혈압인 경우, 그리고 가면 고혈압 의증 등을 포함해 모든 고혈압 의심 환자들도 가정에서 꾸준히 혈압을 점검해야 한다.

집에서 혈압을 재기 위해 혈압계를 선택할 때는 자동 혈압계, 그중에서도 완전 자동식을 우선으로 권한다. 그다음 커프를 상완, 즉 위팔에 감고 재는 것을 골라야 한다. 손목이나 손가락에 차는 종류의 자동 혈압계는 권장하지 않는다. 요즘 '스마트 워치'같은 것이 편리하기는 하나 이것을 절대로 혈압약을 시작하거나 조절, 중단할 수 있는 근거로 사용해서는 안 된다. 그리고 앞서 말한 대로 자신의 위팔 둘레에 맞는 것을 고르도록 한다.

혈압계를 선택할 때 가장 중요한 것은 반드시 국제적으로 검증된 혈압계를 사용해야 한다는 점이다. 현재 유통되는 혈압계에 대해 미국 의료기기협회, 영국고혈압학회, 유럽고혈압학회 기준에 따른 적합성 여부를 알려주는 사이트[14]가 있으므로 여기를 참고하면 된다. 이미 혈압계를 가지고 있는 경우에는 자신이 사용하는 혈압계가 녹색 (Recommended)으로 표시된 제품인지 확인하도록 하고, 혈압계를 살 계획이라면 반드시 녹색 표시에 해당하는 제품을 사도록 한다.

그런데 집에서 혈압을 재다 보면 처음에는 정확했는데 언제부턴가 정확도가 떨어진다고 느껴질 수 있다. 그럴 때는 정기적으로 병원에 가져가 병원 혈압계와 비교함으로써 오차를 확인하는 것이 좋다.

➕ 24시간 활동 혈압

혈압을 측정하는 또 하나의 방식은 24시간 활동 혈압이다. 24시간 활동 혈압은 병원에서 주는 '24시간 측정용 혈압계'를 몸에 착용하고 집으로 돌아와 24시간 동안 일상생활을 한 뒤 다시 병원에 가 그 기계를 제출하는 방법이다. 그러면 의사가 기계에 기록된 수치를 분석해 고혈압의 여부를 판단한다. 이 측정 방식은 세 가지의 혈압 측정 가운데 신뢰도가 (물론 상황마다 다를 수 있지만) 가장 높은 편이다. 그래서 내가 지금 고혈압인지 아닌지 의심되어 최대한 정확하게 판정을 받고 싶다면 24시간 활동 혈압 측정을 해볼 것을 권한다. 상급 병원 순환기내과 외래에 가서 신청하면 누구나 가능하고, 입원할 필요도 없다. 24시간 활동 혈압 측정은 특히 야간 고혈압처럼 숨은 고혈압을 찾아내는 데에 효과적이다. 옆의 도표는 진료실 혈압과 가정 혈압, 24시간 활동 혈압의 기준을 비교해놓은 것이다.

표를 보면 정상 혈압은 진료실 혈압과 가정 혈압 모두 120/80mmHg
로 수치가 같다. 하지만 진료실 혈압의 수치가 140/90mmHg 이상이면
1기 고혈압이지만, 가정 혈압은 135/85mmHg 이상이면 1기 고혈압이
다. 24시간 활동 혈압은 장치에 기록된 수치를 확인해 의사가 알아서
고혈압 여부를 판단해주기 때문에 환자가 신경 쓸 필요는 없고, 가정
혈압과 진료실 혈압을 측정한 뒤 표를 참고해 비교해보면 도움이 된다.

진료실 혈압과 가정 혈압 모두 낮게 나오면 지극히 정상이므로 격
정할 필요가 없다. 진료실 혈압은 정상인데 가정 혈압이 높은 경우를
'가면 고혈압'이라고 한다. 병원을 집보다 더 편하게 생각해주니 의사
로선 고맙긴 한데, 이는 생각보다 매우 위험한 형태의 고혈압이다. 그
리고 진료실 혈압, 가정 혈압 모두 높은 경우는 일반적인 형태의 고혈
압이므로 치료를 받으면 된다.

문제는 가정 혈압은 정상인데 진료실 혈압은 높은 '백의 고혈압'이
다. 의학계에서도 이전까지는 이런 현상을 크게 문제 삼지 않았다. 그

진료실 혈압에 상응하는 가정 혈압과 24시간 활동 혈압의 해당 값

	진료실 혈압	가정 혈압	주간 평균 혈압	야간 평균 혈압	일일 평균 혈압
정상 혈압	120/80 미만	120/80 미만	120/80 미만	100/65 미만	115/75 미만
주의 혈압	120/80 이상	120/80 이상	120/80 이상	100/65 이상	115/75 이상
고혈압 전단계	130/80 이상	130/80 이상	130/80 이상	110/65 이상	125/75 이상
1기 고혈압	140/90 이상	135/85 이상	135/85 이상	120/70 이상	130/80 이상
2기 고혈압	160/100 이상	145/90 이상	145/90 이상	140/85 이상	145/90 이상

러나 최근 이런 증상을 치료하지 않고 그냥 두면 나중에 심혈관 질환이 생길 수 있다는 연구 결과가 보고되어 주의를 필요로 한다.

가정 혈압은 측정법을 제대로 준수하기만 하면 진료실 혈압보다도 더 정확하다. 지금까지 설명한 혈압 재는 방법을 준수해 오늘부터 열심히 혈압을 재보도록 하자.

올바른 혈압 측정법 요약

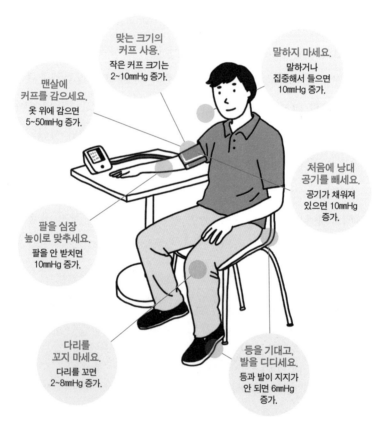

맞는 크기의
커프 사용.
작은 커프 크기는
2~10mmHg 증가.

말하지 마세요.
말하거나
집중해서 들으면
10mmHg 증가.

맨살에
커프를 감으세요.
옷 위에 감으면
5~50mmHg 증가.

처음에 낭대
공기를 빼세요.
공기가 채워져
있으면 10mmHg
증가.

팔을 심장
높이로 맞추세요.
팔을 안 받치면
10mmHg 증가.

다리를
꼬지 마세요.
다리를 꼬면
2~8mmHg 증가.

등을 기대고,
발을 디디세요.
등과 발이 지지가
안 되면 6mmHg
증가.

❶ 가정 혈압 측정에는 국제 공인된 위팔 자동 전자 혈압계를 선택하도록 한다.

❷ 가정 혈압을 측정 중에는 말하지 않고, 의자 등받이에 등을 기대야 하며, 다리를 꼬지 않는다. 1~2분 후 한 번 더 측정해 두 번의 평균을 구한다.

❸ 가정 혈압이 점점 질병 예측에 중요해지고 있고, 백의 고혈압과 가면 고혈압 판단에 중요하므로 모든 고혈압 환자는 가정 혈압을 잘 재도록 한다.

혈압약에 대한
막연한 불안감

고혈압이 진단되면 혈압약을 복용하게 되는데, 이번에는 혈압약의 종류와 부작용에 대해 살펴볼 것이다. '의사가 주는 대로 먹으면 되지, 환자가 머리 아프게 약의 종류까지 알아야 하나'라고 생각할 수도 있다. 하지만 혈압약의 부작용에 대해서는 분명히 궁금할 것이고, 약의 부작용을 알려면 약의 종류도 알아야 한다.

✚ 혈압약의 사대천왕과 양대산맥

혈압약은 '앤지오텐신 수용체 차단제(Angiotensin II Receptor Blocker, 이하 ARB)'와 '칼슘 통로 차단제(Calcium Channel Blocker, 이하 CCB)'를 중심으로 '이뇨제'와 '베타 차단제(Beta-Blocker, 이하 BB)' 등 네 가지가 95% 이상을 차지한다. 이 중 ARB와 CCB는 혈압약의 양대산맥으로 불린다. 그 이유는 무엇일까?

의사들이 고혈압을 치료하려면 어떤 가이드라인이 있어야 한다. 물론 의대에서나 의학 서적을 통해 고혈압 치료에 대해 배우지만 시대에 따라 새로운 약이 개발되거나, 연구가 거듭되면서 기준이 조금씩 정밀해지므로 새로운 가이드라인이 나올 때마다 이를 숙지한 뒤 진료에 반영하는 것이 일반적이다.

공인된 가이드라인 중에는 미국 고혈압합동위원회(Joint National Committee, 이하 JNC)의 진료지침이 가장 영향력이 크다. 2014년 발표된 JNC 8차 가이드라인을 보면, 비흑인일 경우 '이뇨제, ACEi, ARB, CCB' 이렇게 네 가지가 1차 치료제라고 되어 있다.

여기서 '앤지오텐신 전환효소 억제제(Angiotensin Converting Enzyme inhibitor, 이하 ACEi)'라는 약제가 새로 등장하는데 이 ACEi와 ARB는 일종의 사촌 격으로, ACEi가 '초코파이'라면 ARB는 '몽쉘통통'이라 할 수 있을 만큼 거의 같은 약이다. 그래서 ARB(≒ACEi), CCB, 이뇨제 이렇게 세 가지를 1차 약제라고 할 수 있다.

그런데 앞서 ARB와 CCB를 양대산맥이라고 한 이유는, 이뇨제는 단독으로 사용하는 경우가 거의 없이 대부분 ARB와 함께 사용(add-on)하기 때문이다. 그래서 사실상 1차 치료제로 사용하는 약은 ARB나 CCB 둘 중 하나다. 실제로 2018년 기준 고혈압 약물치료자 중 71.4%가 ARB를, 60.4%가 CCB를 복용하고 있다(이뇨제=25.8%, BB=16.0%, ACEi=2.0% 등).[15] 한 알만 먹는 경우(1제 요법)로 국한하면 ARB가 47.3%, CCB가 39.9%로 둘의 총합이 거의 90%에 이르므로 말 그대로 양대산맥이다.

BB는 심장이 안 좋은 경우 1차 치료제로 사용하거나, 1차 약제

(ARB, CCB, 이뇨제)를 복용하고도 혈압이 조절되지 않는 일반 고혈압의 경우 2차 약제로 사용한다.

➕ 혈압약의 역할과 기능

알약 하나만으로 모든 고혈압을 완전, 완벽하게 치료할 수 있다면 얼마나 좋겠느냐만 혈압은 그렇게 단순하지가 않다. 혈압에 영향을 끼치는 장기들이 아주 많은데 그중에서도 심장, 동맥, 콩팥은 혈압에 관한 3대 장기라고 할 수 있다. 그러면 고혈압 치료제(혈압약)가 우리 몸에서 각각 어떻게 작용해 혈압을 낮추는지 하나하나 살펴보자.

우선 CCB는 혈관을 확장하는 역할을 한다. 많은 양의 물을 통과시킬 때 고무호스 관이 좁은 것보다는 넓은 쪽이 압력을 덜 받는 것과 같은 이치로, 혈관이 확장되면 혈압이 낮아진다.

이뇨제는 말 그대로 콩팥으로 소변(소금과 물)을 많이 내보내는 역할을 한다. 즉 소변의 양을 증가시킴으로써 혈액량을 줄여 혈압을 떨어뜨린다.

BB는 심근 수축력을 감소시키는 역할을 한다. 쉽게 말해 심장 펌프의 파워를 줄임으로써 혈압을 떨어뜨리는 것이다. 여기까지는 직관적으로 쉽게 이해될 것이다.

가장 어렵고도 가장 중요한 약인 ARB와 ACEi에 대해 알아보자. 우리 몸에는 3대 장기인 심장과 동맥, 콩팥 외에도 부신, 폐, 간, 뇌하수체 등등 아주 많은 장기가 혈압에 관여한다. 그리고 여기에 모두 관여하는 '앤지오텐신(angiotensin)'이라는 호르몬이 있다. 이 호르몬은 혈압을 높게 유지하는 역할을 하는 단백질계 호르몬이다. 안 그래도 혈압이 올라 걱정인데 굳이 왜 혈압을 높게 유지하는 호르몬 따위가 존재할까?

앞장에서 설명했듯이 원시시대에는 고혈압이라는 병이 없었고, 반대로 온통 혈압이 낮을 수밖에 없는 상황투성이여서 적은 염분이나 수분, 영양분 등을 가지고 혈압을 높게 유지하는 것이 생명 유지에 매우 중요했다. 그래서 앤지오텐신 같은 호르몬이 우리 몸에 필요했다. 그러나 현대 사회에 이르러 이 호르몬은 때로 건강에 부정적으로 작용할 수도 있게 되었는데, 특히 고혈압 환자에게서 그렇다. 바로 이 앤지오텐신 기능을 차단하는 약이 ARB이고, 앤지오텐신을 덜 만드는 약이 ACEi이다. 그래서 두 약이 원리상 거의 같다.

이렇게 여러 가지 혈압약이 각각 다른 방식으로 작용하다 보니 그에 따른 각각의 부작용이 생길 수밖에 없다. 혈압약에 대한 말도 안 되는 허위 주장 중에 운동 능력 저하, 발기 부전, 자궁 수축력 감소, 탈수, 근육 경련, 어지럼증과 두통, 불면증, 뇌경색과 치매 등을 유발한다는 내용이 있다. 황당하고 어이없는 내용이다. 이런 가짜뉴스에 현혹되지 않기 위해서라도 혈압약에 대한 정확한 정보를 알아야 한다. 진짜 혈압약의 가장 흔한 부작용은 무엇일까?

✚ 혈압약의 진짜 부작용

혈압약의 종류는 셀 수 없이 많다. ARB 계열 하나만 해도 수백, 수천 가지의 약이 존재하고, 그만큼의 각기 다른 비율의 부작용이 존재한다. 따라서 모든 혈압약의 부작용에 관해 설명할 수 없으므로, 여기서는

ARB, CCB, BB, 이뇨제 이렇게 네 가지 계열의 약 중 대표 약 한 가지씩, 그래서 총 네 알의 약에 대해서만 알아보도록 하겠다. 물론 나는 이 약들 혹은 제약회사와 아무런 연관이 없다.

CCB의 대표적인 약으로는 '노바**'을 꼽을 수 있다. 아무 의사 100명에게 CCB 약 중 대표적인 것 하나만 말해달라고 하면 100명 다 노바**이라고 할 것이다. 이 노바**의 대표적인 부작용으로는 말초부종, 현기증, 심계항진(두근거림) 및 안면홍조가 있다. 이 중에서 가장 흔한 부작용은 말초부종이다. 말초부종은 다리가 붓는 것을 말한다. 혈관을 확장해 혈압을 떨어뜨리는 약이기 때문에 다리 쪽 혈관이 확장되면서 10mg 용량 복용 시 10.8% 비율로 붓는 현상이 나타날 수 있다.

ARB 계열의 약은 그 종류가 정말 많고, 딱히 대표 약이라고 할 만한 것도 없어서 임의로 '디오*'을 선정했다. 고혈압 단독 환자에게서 나타날 수 있는 디오*의 부작용은 너무 드물고 경미하므로 대신 심부전 환자에게서 나타날 수 있는 부작용을 보면 17% 정도의 현기증과 저혈압, 설사, 관절통 등이 생길 수 있다. 따라서 현기증 정도가 가장 대표적인 부작용이다.

참고로 ACEi의 대표 부작용은 마른기침이다. ACEi를 먹고 마른기침이 생긴다면, ARB 계열의 약으로 바꾸면 보통 해결된다.

BB 계열의 약 또한 종류가 어마어마하고 딱히 대표 약도 없어서 임의로 카르베**을 선정했다. 부작용으로는 어지럼증이나 현기증이 대표적이다. 심근 수축력을 낮추기 때문에 앉았다 일어날 때 '핑' 하고 어지러울 수 있다.

이뇨제 계열의 약은 하이드로클로로티아자이드인 '다이크**'이다. 부작용으로는 고혈당증, 고지혈증, 고칼슘혈증, 저나트륨혈증 등이 있는데, 사실 이런 부작용들은 환자들이 직접 인지하기 어려운 증상으로 혈액 검사를 통해 수치로 알 수 있는 개념들이다. 소변으로 소금을 배출시키는 약이기 때문에 혈중 나트륨이 떨어진다는 정도는 환자들이 인지하고 있어야겠지만 사실 환자들보다 의사들이 중요하게 숙지해야 하는 부작용이다(물론 다이크**을 처방하는 의사는 대부분 이미 이것을 인지하고 있다).

이제 혈압약의 종류와 부작용에 대해 어느 정도는 이해했을 것이다. 혈압약이 반드시 평생 먹어야 하는 것은 아니지만, 대부분 최소 10년 이상 오래 복용할 가능성이 큰 약인 것은 분명하고, 이런 이유로 환자들이 복용을 꺼리는 약이기도 하다.

그런데 한번 반대로 생각해보자. 그렇게 장기적으로 복용해야 하는 약의 특성상, 이런 약들은 수만 명 이상 대규모의 환자를 대상으로 장기간 임상 데이터를 거쳐 충분한 효과가 있고 심각한 부작용이 없는 약들만 출시된다는 특징을 가지고 있다.

최근 신종 감염병 시국을 겪으면서 우리가 실감하듯이 위험한 약이 마구 출시될 만큼 논문이나 FDA, 그리고 한국의 식품의약품안전처(이하 식약처)가 그렇게 허술하지 않다. 혈압약 복용 시 5~10% 정도에서 말초부종이나 현기증이 나타나지만 대부분 심각한 부작용은 없다. 심각한 부작용이 있는 약은 애초 출시가 불가능하니 가짜뉴스에 현혹되어 고혈압 치료의 골든타임을 놓치는 일이 없도록 하자.

❶ 혈압약의 종류는 1차 약제(ARB/ACEi, CCB, 이뇨제)와 2차 약제(BB, 칼륨보존 이뇨제)로 나눌 수 있다.

❷ 혈압약은 심각한 또는 장기적으로 문제가 될 수 있는 부작용이 있다면 식약처의 허가를 받을 수 없으므로 애초에 출시가 되지 않는다.

❸ 혈압약의 흔한 부작용으로는 말초부종과 어지럼증 등이 있다. 부작용이 있을 때는 꼭 의사에게 알려야 한다.

혈압약,
한 번 먹으면
계속 먹어야 할까

혈압약은 한 번 먹으면 평생 먹어야 할까? 고혈압과 관련된 역대급 떡밥이자, 궁극의 질문이라고 할 수 있다. 정답은? '아니다!' 한 번 먹었다고 평생 먹어야 하는 것이 아니다. 아니긴 아닌데 아닌 이유를 설명하는 것은 생각보다 쉽지 않다. 오죽하면 내가 '닥터딩요'라는 유튜브 채널을 만든 이유가 '이것을 해명하는 영상을 제작하기 위해서'였을까. 지금부터 차근차근 살펴보자.

✚ 혈압약을 평생 먹어야 한다는 불안감에서 비롯된 5가지 우문
이번 주제는 의사로 일하면서 환자들에게 가장 많이 해명했던 내용이기도 하다. 사실 이 질문은 조금만 생각해보면 쉽게 답이 나온다. 혈압약을 딱 한 번 먹었다고 평생 먹어야 한다는 것 자체가 얼핏 생각해도 비논리적이기 때문이다. 이제부터 다섯 가지 우문(愚問)을 통해 그것이 왜 터무니없는 거짓인지 설명하고, 거짓임에도 왜 그런 속설이 계속해서 나도는지도 알아보자.

첫째, 낙인이 찍힌다?

혈압약에는 우리 몸에 낙인을 찍는 성분이 들어 있어서 한 번 먹으면 그 성분이 우리 몸에 남아 마치 그 약의 노예처럼 되어버릴까? 약에 위치 추적을 하는 성분이 들어 있어서 병원에서 GPS로 막 환자를 추적할까? 당연히 아니다! 어떤 약이든 환자가 먹고 싶지 않으면 안 먹으면 된다. 약을 먹지 않는다고 해서 병원에서 위치 추적해 집으로 찾아가 강제로 약을 먹이는 일은 결코 없다. 만약 어떤 암 환자가 항암 치료를 거부했다고 해보자. 그러면 의사는 그에 따른 의학적 정보를 충분히 설명하고, 또 필요하다면 치료를 받도록 설득하겠지만 그런데도 환자가 치료를 거부한다면 '항암 치료 거부함'이라고 차트에 기록하고 끝이다. 병원에서 GPS로 위치를 추적해 환자에게 항암 치료를 시키는 일 따위는 절대 없다. 약이 법적 구속력이 있는 것도 아니고, 과학적으로 이 성분들이 위치 추적이 되는 것은 더더욱 아니다. 만약 어떤 의사가 혈압약을 강제로 처방한다 하더라도 안 먹으면 그만이다.

둘째, 내성이 생긴다?

실제로 항생제나 항암제처럼 내성이 생기는 약들이 있다. 단순 감기처럼 항생제를 굳이 사용할 필요가 없는 상황에서 무리하게 항생제를 오남용하면 막상 폐렴처럼 항생제가 정말 필요한 경우 그로 인해 슈퍼박테리아나 내성균 등이 자라면서 항생제가 안 듣는 문제가 생길 수 있다. 항암제도 처음 사용했을 때는 암이 줄어들면서 효과를 보이다가 점점 내성이 생기면서 더는 항암제가 듣지 않아 최종적으로 암이 몸 전체로 전이되어 사망에 이르는 문제가 생기기도 한다. 이런 것들을 바로 '약물 내성'이라고 한다.

그러면 혈압약은 어떨까? 혈압약은 복용 후 효과가 좋아서 약을 끊었다가 나중에 다시 복용해도 마찬가지의 효과를 얻을 수 있고, 평생 먹어도 그 효과가 달라지지 않는다. 먹다 안 먹기를 반복한다고 해서 그 효과가 처음보다 떨어지거나 없어지는 일은 없다. 그러므로 혈압약이 내성이 있으니 먹다 안 먹으면 큰일난다는 것은 틀린 주장이다.

셋째, 중독성이 있다?

중독성이 있는 약물에 대한 의학적 정의는 아주 명확하다. 이를 '향정신성의약품'이라고 하는데, 오남용할 경우 심한 신체적 또는 정신적 의존성을 일으키는 약물들을 말한다. '의존성'은 곧 중독성을 뜻한다. 예를 들어 수면제나 프로포폴, 그리고 필로폰이나 코카인, LSD, 대마초 등의 마약류가 여기에 속한다. 그렇다면 혈압약이 이런 약들처럼 향정신성의약품으로 분류되어 있는지만 확인하면 된다. 정답은 혈압약은 향정신성의약품으로 분류되어 있지 않다. 따라서 혈압약은 중독성이 없다.

넷째, 호르몬 체계가 변한다?

호르몬 체계에 영향을 끼치는 대표적인 약은 스테로이드 호르몬 제제다. 알약 스테로이드 호르몬 제제 중 가장 대표적인 것이 프레드니솔론(prednisolone)이다. 프레드니솔론은 굉장히 여러 가지 질환에 쓰이는데 예를 들어 천식 환자에게 스테로이드를 고용량으로 사용했다고 해보자. 그 결과 천식이 좋아져서 스테로이드를 갑자기 끊으면 자칫 부신 위기(adrenal crisis)라 불리는 '급성부신피질부전(acute adrenocortical insufficiency)'이 발생할 수 있다. 따라서 천식이 좋아져서 약을 끊을 때는 (물론 상황마다 모두 다르긴 하지만 보통은) 서서히 단계적으로 줄여서 끊어야 한다.

그럼 혈압약의 경우는 어떨까? 혈압약은 호르몬 제제가 아니다. 고용량의 혈압약을 복용하는 환자들 가운데 자의적으로 병원에 오지 않아 한동안 약을 먹지 않는 경우가 종종 있다.

그런데 만약에 혈압약에 스테로이드 같은 성분이 있다면 이렇게 고용량의 약을 먹던 환자가 (그것이 자의라 할지라도) 갑자기 약을 끊었을 때 부신 위기 같은 문제가 발생할 것이다. 그러면 아마도 나는 이미 (사전 고지를 안 했다는 이유로) 멱살잡이를 수십 번은 당했을 것이다. 하지만 아직 그런 일은 없다.

다만 고용량의 혈압약을 복용하면서 매우 높았던 혈압이 정상으로 유지되다가 갑자기 약을 끊으면 혈압이 원래의 수치대로 높아지게 되는데, 이 높은 혈압이 일정 기간 유지되면 뇌출혈과 같은 문제가 발생할 수는 있다. 혈압약을 끊어서가 아니라 혈압이 다시 원래대로 높아지면서 그 원래 높았던 혈압으로 인해 문제가 생기는 것이다. 결코 약 때문에 호르몬 체계가 바뀌면서 문제가 생기는 게 아니다.

다섯째, 먹다가 끊으면 혈압이 더 많이 오른다?

환자들이 가장 많이 하는 질문이다. 혈압약을 처방받았다는 것은 그만큼 혈압이 높다는 뜻이다. 그래서 처방받은 혈압약을 복용하면 높았던 혈압이 정상 수치로 떨어진다. 하지만 이는 그저 혈압을 정상으로 누르고 있는 것에 불과하다. 따라서 혈압약을 끊으면 혈압이 다시 원래의 높았던 수치로 돌아간다. 단지 그것뿐이다. 단순한 비유로 시력이 나쁘면 안경을 쓰게 되는데, 안경을 쓰면 시력이 정상이 되고 안경을 쓰지 않으면 시력이 원래의 안 좋은 상태로 돌아가는 것과 같다. 안경을 썼다가 안 써서 시력이 더 나빠지는 것이 결코 아니다. 키 높이 깔창을 끼면 잠시 키가 커졌다가 벗으면 다시 원래대로 돌아간다. 깔창을 끼고 있다가 뺐다고 해서 원래의 키보다 더 작아지는 것이 아니라는 뜻이다. 혈압약도 마찬가지다. 그런데 아주 오래전 사용되던 BB 계열의 혈압약 중에 약을 먹다 끊으면 실제로 혈압이 더 많이 올라가는 일종의 '리바운드 현상'이 나타나는 약이 있었다고 한다. 하지만 이마저도 확실히 입증된 것은 아니며, 이 약 때문에 혈압약을 한 번 먹으면 계속 먹어야 한다는 말이 나온 것도 아니다.

✚ 혈압약에 관한 거짓 주장이 생겨난 이유

그렇다면 '혈압약은 한 번 먹으면 평생 먹어야 한다'는 이런 근거 없는 낭설이 왜 우리 삶에 이토록 깊숙이 자리하게 되었을까? 대학병원과 준종합병원에서 일해 오는 동안 환자들로부터 수도 없이 이런 말을 듣고 또 일일이 해명하면서 나는 도대체 이런 말을 누가, 왜 지어냈는지 미치도록 궁금했다. 결국 개인병원을 개원한 뒤 나 자신에게서 그 이유를 찾게 되었다.

개원한 뒤 우리 병원에서 생애 처음으로 고혈압을 진단받는 환자들이 더러 있었다. 그중 한 어르신에게 고혈압 진단을 내리고 1개월분의 약을 처방해드렸다. 1개월 뒤에 다시 내원하시도록 말씀드렸으나 몇 달이 지나도 병원에 오시지 않았다. 그러다가 어느 날 고혈압이 아닌 감기로 병원에 오셨는데, 혈압을 재보니 수치가 높게 나왔다. 몇 달 동안 혈압약을 안 드셨으니 처음 진단 때처럼 높아진 게 당연했다. 그러자 환자분이 "아이고, 혈압이 왜 이리 높노?"라는 반응을 보이셨고, 순간 내 입에서 "아버님, 혈압약을 드시다가 안 드시니까 그렇죠! 혈압약 한 번 먹으면 계속 먹어야 돼요!" 하는 말이 나와버리고 말았다. 그렇게 원망하던 그 말이 내 입에서 나온 것이다.

예전에는 환자 중에 혈압약을 치료 약으로 아는 경우가 더러 있었다. 1개월 정도 먹으면 고혈압이 완치되어 더는 복용할 필요가 없는 위궤양 같은 병 정도로 이해했을 수도 있다. 그런 분들에게 의사가 '혈압약을 먹으면 혈압이 정상적으로 내려가지만 안 먹으면 다시 올라갑니다. 혈압약을 먹었다고 해서 혈압이 올라가는 소인 자체가 없어지는 게 아니므로 혈압약을 계속 먹으면서 정상 혈압으로 평생 유지해야 합니다'라고 길게 설명하기가 어렵다 보니 "혈압약 한 번 먹으면 꾸준히 먹어야 돼요"라고 짧게 설명했는데, 이것이 화근이 된 것이다. 이 설명을 들은 환자들이 주변 사람들에게 "혈압약 한 번 먹으면 평생 먹어야 된다더라. 먹다가 안 먹으면 큰일 난다 카더라"라고 말하면서 이 말이 일

파만파 퍼져나가게 된 것이다. 요즘에는 1개월 약 먹고 고혈압이 치료된다고 생각하는 환자들은 없겠지만, 여전히 이 말만은 남게 되었다. 여러 교수님과 선배님들에게 확인해봐도 이 유래가 정설이었다.

물론 혈압약을 먹다가 안 먹으면 큰일날 가능성이 있기는 하다. 앞서도 언급했듯이 혈압약은 혈압이 올라가는 소인 자체를 없애는 치료약이 아니라 혈압을 낮춰 정상으로 유지해주는 약이다. 그래서 약을 먹지 않으면 원래의 높았던 혈압으로 되돌아가게 되고, 그 높은 혈압이 일정 기간(그것이 수년 또는 수개월, 심지어 수일일 수도 있다) 뇌나 심장에 압력을 가하면서 뇌출혈 등의 문제가 생길 수는 있다. 하지만 혈압약을 먹다가 끊었기 때문에 문제가 생기는 것은 아니다.

한마디로 혈압약은 혈압을 그냥 낮춰주기만 하는 약이며, 이렇게 혈압을 강제로 낮춰 정상 혈압으로 유지해주는 것만으로도 고혈압으로 인해 발생하는 뇌경색, 뇌출혈, 심부전, 심근경색 등의 치명적인 합병증을 예방할 수 있다. 시력이 나쁜데 안경을 쓰지 않으면 불편함을 느끼지만, 혈압은 높은 상태로 유지되어도 당장 이렇다 할 불편함을 느끼지 못한다. 그래서 내버려두는 경우가 있는데, 문제는 그러다가 중풍이나 심근경색 등으로 쓰러질 수 있다는 것이다. 시력이 나쁜 사람이 안경을 안 쓰면 넘어지거나 부딪쳐 다치는 정도에 그치겠지만, 고혈압은 내버려두면 생명을 잃을 수 있다.

그러면 안경을 쓰는 게 아니라 라식 수술을 하면 어떻게 될까? 라식을 하면 안경을 쓰는 것과 달리 시력을 나쁘게 하는 소인 자체가 해결된다. 다시 말해 치료가 되는 것이다. 고혈압에도 이런 치료 방법이 있다. 바로 저염식과 유산소운동과 같은 생활습관 교정이다. 그런데 이 생활습관 교정에도 두 가지 문제점이 있다.

첫째는 환자가 실천하지 않는다는 게 문제다. 내 경험을 예로 들어 보자. 진료실에서 환자들에게 생활습관을 교정해야 궁극적으로 고혈압이 치료된다고 아무리, 아무리 설명하고 설득해도 50% 이상은 아예 시도조차 하지 않는다. 저염식이나 유산소운동을 시작이라도 하는 환자가 50% 미만이라는 뜻이다. 그 50%의 환자 가운데 10% 정도는 의사가 요구하는 수준까지 열심히 실천하고, 그중 5%는 결국 혈압이 정상화되어 최종적으로 혈압약을 끊게 된다. 물론 이 소수의 성공자도 이후 혈압이 다시 오를 순 있다.

그런데 왜 10%가 열심히 하는데 5%만 성공할까? 이것이 생활습관 교정의 두 번째 문제점이다. 생활습관 교정에도 한계가 있어서 열심히 한다고 무조건 성공하는 것은 아니다. 저염식을 해도 사람마다 혈압이 떨어지는 정도가 다르다. 아예 고기나 우유, 달걀까지 금지하는 극단적인 채식인 비건식(vegan diet)을 해야만 혈압이 떨어지는 환자들도 있다. 이런 분들에게 "평생 극단적인 채식만 하세요"라고 말하는 것과 "혈압약 드세요"라고 말하는 것 중 어느 쪽이 더 설득력이 있을까? 물론 무조건 혈압약을 복용하라는 말이 아니다. 모든 고혈압 환자는 반드시 꾸준히 생활습관 교정을 실천해야 하며, 그래도 혈압이 정상으로 유지되지 않으면 그때는 반드시 혈압약을 먹는 것을 고려해야 한다(앞서 설명했듯이 우리 몸은 최초 설계 당시 이렇게 오래 살게 될지 몰랐고, 고혈압이라는 병은 계획에 없었기 때문에 체질에 따라 노력만으로 불가능할 수 있다).

간혹 혈압약은 먹기 싫고 대신 양파즙이나 꾸지뽕같이 혈압에 좋다는 음식들을 먹으면 안 되느냐고 묻는 환자들이 있다. 엄밀히 말하면 꾸지뽕이나 양파즙처럼 가공하고, 달이고, 즙을 내어 농축하거나 환으로 만든 것들은 이미 음식이라고 할 수 없다. 건강기능식품으로 부르는 것이 맞는데, 그런 만큼 이런 것들을 복용하는 것은 혈압약을 복용하는 것과 크게 다를 바 없다. 더군다나 그에 따른 부작용과 안전성을 생각한다면 꾸지뽕이나 양파즙보다 혈압약이 훨씬 더 안전하다.

노력을 전혀 안 해도 살면서 저절로 혈압이 정상화되는 때도 있다. 그런 행운의 사례는 짐작할 만한 여러 가지 이유가 있는데, 예를 들어 처음 진단받을 당시의 수치가 실제는 고혈압이 아니라 일시적으로 혈압이 오른 상황이었을 수 있다. 또 나이가 들면서 심장 수축력이 떨어지거나 몸이 안 좋아지면서, 혹은 병으로 살이 빠지면서 혈압이 내려가서 서서히 정상으로 돌아왔을 수도 있다. 어쨌든 대략 5% 정도가 저절로 좋아지는 경우인데, 이 5%와 노력을 통해 혈압이 정상화되는 5%를 합치면 총 10% 정도가 혈압약을 완전히 끊게 되는 셈이다. 이 말은 곧 거의 90%는 평생 약을 먹을 가능성이 크다는 뜻이다. 이 수치는 나의 순수 경험이지만, 실제 통계와도 거의 유사하다.

약을 통해 혈압을 정상으로 유지하는 것도 현대 의학에서 굉장히 의미 있는 일이지만, 약을 먹지 않고도 혈압이 정상으로 유지된다면 그것보다 좋은 일은 없을 것이다. 이것이 의사와 환자들의 가장 이상적이고 궁극적인 목표다. 나 역시 우리나라 모든 국민이 매일 규칙적인 운동과 저염식, 금연과 금주를 실천함으로써 혈압약을 먹지 않고 혈압이 정상으로 유지되기를 진심으로 바란다.

'혈압약은 한 번 먹으면 평생 먹어야 한다'는 낭설은 혈압약 복용을 가로막는 주범이기도 하지만 그와 상반되는 또 다른 문제를 만들기도 한다. 높았던 혈압이 정상 수치로 돌아와 이제 혈압약을 끊어도 된다고 말하면 오히려 불안해하는 환자들이 있다. 그러면서 이 의사 양반이 뭘 잘 모른다는 식의 뉘앙스로 내게 이렇게 말한다. "혈압약 먹다 안 먹으면 큰일 납니다, 선생님!"

하지만 지금까지 설명했듯이 혈압약을 먹다가 안 먹으면? 그냥 안 먹는 거다. 혈압약은 혈압이 정상화되어 끊을 상황이라면 끊어도 된다. 이어서 혈압약을 안전하게 끊는 방법에 대해 자세히 알아보도록 하겠다.

세 줄 요약

❶ 혈압약을 먹었다고 해서 낙인이 찍히거나 내성, 중독성 등이 생기지 않으며, 체내 호르몬이 변하는 것도 아니다. 먹다 끊어도 혈압이 원래보다 더 많이 오르는 일도 없다.

❷ 환자들 가운데 혈압약을 치료 약으로 알고 한 번만 복용하고 그만두는 경우가 있었고, 그래서 '계속 먹어야 한다'는 불필요한 말이 생겨났다.

❸ 혈압약을 안전하게 끊을 수 있는 여러 가지 방법이 있으니 안전하게 끊어보자.

혈압약 안 먹고
고혈압 치료하는 방법

혈압약 안 먹고 고혈압 치료하는 방법이라고 하면 99% 양파즙 같은 건강기능식품을 먼저 떠올릴 것이다. 따라서 오늘의 정답인 '생활습관 교정'에 대해 알아보기 전에 건강기능식품에 대해 먼저 언급하고 넘어가도록 하겠다.

➕ 혈압에 좋다는 건강기능식품?

인터넷상에 떠도는 고혈압에 좋다는 건강기능식품을 꼽아보면 대충만 적어도 이 정도다. 양파즙, 꾸지뽕, 누에 엑기스, 소금물, 계피, 다크초콜릿, 요거트, 귀리, 구기자, 올리브유, 코엔자임Q10, 오메가-3, 생선 기름, 마늘, 강황, 생강, 카엔페퍼, 견과류, 승마, 마그네슘, 크롬, 금연, 비트, 현미, 등푸른생선, 케일, 석류, 저지방 우유, 시금치, 해바라기 씨, 강낭콩, 감자, 바나나, 구기자, 파프리카, 히비커스차, 크랜베리, 산사자차, 아스파라거스, 블루베리, 레몬, 파슬리, 라임, 오트밀, 당근, 오렌지, 셀

러리 등….

열거한 것들을 대략만 살펴봐도 말이 안 된다는 것을 알 수 있다. 정말 고혈압에 좋은 것으로 확실히 밝혀진 게 있다면 혈압에 좋다고 주장하는 음식의 종류가 왜 저렇게 중구난방으로 많고 다양하겠는가. 저렇게 많다는 것 자체가 확실하게 밝혀진 게 없다는 방증이다. 또한 대부분이 채소와 과일 같은 채식이다. 채식은 개개의 성분을 떠나 일단 혈압이 떨어지게 되어 있다. 따라서 저런 채소류는 굳이 달여 먹을 필요 없이 그냥 평소에 채소를 많이 먹으면 된다. 이 중 대표 격인 양파즙 하나만 한번 살펴보자.

양파즙의 법적인 분류는 어떻게 될까? 건강기능식품으로 뭉뚱그려 말하지만, 실제 유통되는 것을 보면 액상추출차, 추출음료, 과채주스, 채소음료 등으로 그 분류가 제각각이어서 법적인 분류도 통일되어 있지 않다. 그렇다면 성분은 어떨까? 양파는 생물이다. 따라서 수천수만 가지의 성분이 각각 다른 양으로 들어 있을 것이다. 커피나 담배를 보면 알 수 있듯이 어떤 한 생물의 모든 성분을 양적으로 모두 정확하게 파악하는 것은 불가능하다. 양파의 정확한 성분을 모두 분석하려면 온 인류의 과학이 집대성되어야 할 것이다. 물론 그럴 이유도 없고, 그런 일은 일어나지도 않을 것이다. 참고로 양파에 많이 들어 있는 대표적인 항산화 물질 중 퀘르세틴(quercetin)이 혈압을 떨어뜨린다는 의학적 주장이 있다. 하지만 이 퀘르세틴만 해도 논문마다 혈압 강하 효과에 대한 의견이 분분하다. 결국 우리는 양파즙에 대한 분류도 모르고 성분도 모르며, 특정 성분 단 하나의 결론도 모른다는 것이다. 만약 백번 양보해 퀘르세틴의 혈압 강하 효과가 확실하다고 치자. 하지만 양파 하나당 퀘르세틴이 몇 *mg*인지, 약동학적인 배설 시간, 하루 적정 섭취량, 소아·노인·임산부에게서의 안전성과 부작용은 무엇인지, 12주·52주·10년 장기 부작용은 어떻게 되는지, 다른 약물들과의 상호작용은 어떤지, 양파 내의 항산화 물질들끼리의 상호작용은 어떤지, 약물 알레르기는 없는지 등등 전부 불확실하다. 알 수 없다는 것이다. 그리고 생양파가 아닌 달인 물, 즙, 추출물, 가루, 환 등으로 가공을 하면 할수록 불확실성은 점점 더 증가한다.

따라서 양파를 음식으로 섭취하는 한도 내에서 좀 더 많이 먹는 것 정도는 권장할 수 있겠으나 의사가 양파즙을 먹으라고 권할 수는 없다. 고혈압 치료에 증명된 것은 생활습관 교정, 그리고 혈압약뿐이다.

✚ 고혈압을 이기는 생활습관 교정

앞에서도 이미 설명했듯이 혈압약은 고혈압 환자의 높은 혈압 수치를 내려주는 역할을 하는 약이지, 고혈압의 소인을 해결해주는 치료 약이 아니다. 그러면 혈압이 올라가는 소인 자체를 해결할 방법은 없을까? 그것이 바로 생활습관 교정이다.

여기에 관해서는 여러 진료지침이 있지만 그중 2018년 대한고혈압학회에서 제시한 내용을 한번 살펴보자. 대한고혈압학회에서 제공하는 진료지침은 '비약물 치료 및 생활요법'으로 소금 섭취 제한, 체중감량, 절주, 운동, 금연, 건강한 식사요법 등을 권한다. 좋은 생활습관은 혈압약 한 알 정도, 즉 5~10mmHg의 혈압을 낮추는 효과가 있는데, 체중감량은 1kg당 1mmHg, 술을 끊으면 4mmHg, 운동을 하면 5mmHg, 식사 조절(5장 참고)을 하면 무려 11mmHg 정도의 혈압 강하 효과가 있다.

첫째, '저염식'에 대해 살펴보자. 고혈압 환자의 소금 섭취는 말초동맥 혈압보다 심뇌혈관 질환 발생에 직접적인 영향을 미치는 중심 동맥 혈압과의 연관성이 더 크다. 다시 말해 고혈압 환자가 저염식을 하면 중심 동맥혈압을 떨어뜨려 심혈관 합병증을 줄이는 데에 직접적인 영향을 준다는 뜻이다. 저염식은 특히 혈압약 중 이뇨제를 끊는 데에 아주 큰 도움이 된다. 이뇨제의 원리가 소금과 물을 배출시켜 혈압을 낮추는 역할을 하기 때문이다. 그래서 소금 섭취를 줄이면 굳이 약으로 배출시킬 필요가 없다.

소금과 고혈압의 이슈 중 가장 중요한 내용이 염분 민감성이다. 앞서 설명했듯이 소금을 먹어도 혈압이 오르는 정도가 사람마다 모두 다르다. 소금을 많이/적게 먹으면서 혈압의 차이를 측정해 나의 염분 민감성을 측정해보는 방법이 있긴 하지만 아직 정립된 염분 민감성 측정법은 없으며, 저염식의 경우 대부분 큰 부작용 없이 여러 건강상의 이점이 많으므로 가짜뉴스에 현혹되지 말고 (특히 고혈압 환자라면 반드시) 저염식을 꼭 실천하기 바란다. 저염식을 하면 음식을 적게 먹는 효과도 주기 때문에 열량을 줄일 수 있는 추가 이점도 있다.

저염식을 하는 방법은 이렇다. 첫째, 국물은 먹지 않고 건더기만 먹는다. 둘째, 김치는 씻어서 먹는다. 셋째, 어떤 음식에도 소금 간을 하지 않고 맹탕으로 먹는다. 넷째, 라면, 햄, 소시지, 젓갈, 장아찌, 패스트푸드, 빵, 외식은 최소화한다. 이 네 가지만 기억하도록 하자.

처음에는 저염식이 맛이 없어 괴로울 수밖에 없다. 하지만 인체는 신비로워서 3주만 참고 저염식을 하면 생달걀에 소금을 찍지 않아도 미세한 짠맛이 느껴지기 시작한다. 그리고 3개월을 참고 먹으면 외식이 너무 짜고 자극적이어서 입맛에 맞지 않게 된다. 이렇게 외식을 못하는 경지가 되면 저염식에 성공했다고 할 수 있다. 그러면 혈압이 떨어진다.

둘째, 칼륨 섭취 증량이다. 칼슘이 아니라 칼륨이다. 대한고혈압학회는 칼륨 섭취를 늘리는 것이 고혈압 치료에 상당히 도움이 되며, 특히 고염식을 하는 경우 칼륨을 많이 섭취하면 나트륨과 칼륨이 경쟁적으로 작용해 나트륨을 배설시키는 효과가 있어서 혈압을 떨어뜨리는 효과가 매우 크다고 말한다. 소위 나트륨을 줄이고, 칼륨은 늘리는 것이 고혈압 치료의 기본이다. 칼륨은 채소에 많이 들어 있다. 쉽게 말해 채소를 많이 먹으라는 뜻이다. 고혈압 환자들은 스스로 초식동물이 되었다고 생각하고 채소를 많이 먹도록 한다.

칼륨은 채소뿐만 아니라 과일, 콩류, 버섯, 연어, 우유에도 많이 들어 있어서 맛있게 먹으면서 혈압을 낮출 수 있는 몇 안 되는 방법이기도 하다. 하지만 콩팥 기능이 저하된 사람, 즉 혈액투석 환자나 사구체여과율이 30% 이하의 만성신부전 환자들은 말린 과일(곶감, 건대추, 건포도, 건망고 등)에는 칼륨이 극단적으로 많이 들어 있으므로 이런 음식은 주의하는 게 좋다.

셋째, 체중감량이다. 비만하면 고혈압 발병률이 다섯 배 증가한다. 그리고 비만이 고혈압 자체 원인의 3분의 2 정도 영향을 끼친다는 연구도 있다. 그래서 고혈압도 당뇨병만큼 생각보다 체중이 결정적이다 (1장 참고). 또한 저염식이나 유산소운동 등은 평생 계속해야 혈압이 낮게 유지되지만, 체중은 한 번 빼놓으면 낮은 혈압이 계속 유지된다. 말 그대로 고혈압이 '치료'가 되는 것이다.

체질량지수를 최소 $25kg/m^2$까지 감량하는 것을 권고한다. 그 효과는 간단히 말해 체중 $1kg$을 감량하면 혈압이 $1mmHg$ 떨어진다고 볼 수 있다. 그래서 혈압이 $140mmHg$인 고혈압 환자의 경우 정상 혈압을 유지하려면 $20kg$을 감량하라는 말이냐고 생각할 수 있다. 하지만 병원에서 고혈압 환자를 치료해보면 $10kg$ 정도만 감량해도 혈압이 $20{\sim}30mmHg$ 이상 확 떨어지는 경우가 있다. 그 이유는 체중감량을 하는 방법이 운동, 절주, 저염식 등이기 때문에 이를 병행함으로써 나타나는 효과라고 할 수 있다. 참고로 혈압약 한 알이 $5{\sim}10mmHg$ 정도 낮춰주는 것과 비교하면 체중감량이 얼마나 근본적이고 확실한 방법인지 이해될 것이다. 따라서 체중감량은 혈압을 낮추는 가장 확실한 방법이다.

체중감량은 단기간에 많이 하기보다는 먼저 $4{\sim}5kg$ 정도 시도해보고 혈압 강하 효과를 확인한 뒤 필요에 따라 $5kg$ 정도를 추가로 감량하는 것이 효과적이다. 특히 우리나라에는 마른 비만 환자들이 많으므로 체중감량 목표를 몸무게보다는 허리둘레로 정하는 것이 더 적합하다는 연구 결과도 있다. 1장에서 설명했듯이 남자는 $90cm$, 여자는 $85cm$를 목표로 하는 것이 적당하다.

넷째, 대시 식단(DASH DIET)이다. 식단에 대해 질문하는 분들이 매우 많은데, 특히 요즘에는 저탄고지와 간헐적 단식(주기적으로 공복 상태를 유지하는 방법)에 관해 물어보는 분들이 많다. 고혈압과 다이어트의 상관관계에 대해서는 배제하고 일단 체중을 감량하는 효과에 관해서만 이야기하자면, 저탄고지나 간헐적 단식 모두 단기적으로는 체중감량에 도움이 된다. 하지만 우리가 체중을 감량하려는 목적이 결혼사진 촬영이나 보디 프로필 촬영이라면 이런 이상한(?) 식단을 활용하는 것도 억지로 이해해줄 순 있겠지만, 이 책을 읽는 여러분의 체중감량 목적은 고혈압을 치료하는 것이다. 그렇다면 체중감량은 1, 2개월 하고 끝날 일이 아니라 평생 해야 한다는 점을 반드시 염두에 둬야 한다.

저탄고지, 간헐적 단식 등은 평생 유지하기도 어려울뿐더러 10~20년 이상 장기간 유지할 경우(특히 저탄고지의 경우) 다른 여러 가지 부작용이 발생하기 시작한다. 어차피 건강해지려고 체중감량을 하는 거라면 모든 음식을 골고루 규칙적으로 먹는 건강한 식단으로 열량만 줄이는 것이 정답이다(다시 한번 말하지만 섭취하는 음식의 양을 줄이는 것이 정답이다. 답을 이미 알고 있는데 실천하기가 힘드니까 모른 척하고 자꾸 다른 걸 물어보는 거라고 생각한다).

그래서 고혈압 환자가 꾸준히 실행할 수 있도록 만든 식단이 대시(DASH, Dietary Approaches to Stop Hypertension)다. 대시는 미국에서 고혈압 환자를 위해 개발한 식사법이다. 일반적으로는 평소 식단을 대시 식단으로 바꾸는 것만으로도 평균 혈압이 무려 11/6mmHg 떨어진다(5장 참고).

다섯째, 절주다. 하루에 남자는 두 잔, 여자는 한 잔 이하로 줄여야한다(5장 참고).

여섯째, 운동이다. 걷기가 운동이 되는지 물어보는 분들이 많은데, 대한고혈압학회 진료지침은 유산소운동을 최대심박수의 60~80% 정도 하라고 권한다(6장 참고). 걷기로는 그 기준에 도달하기 힘들다. 숨이 차고 땀이 나는 정도의 운동을 해야 하고, 이렇게 1주일에 5~7회 하면 된다. 등산도 1주일에 5~7회 하기에는 무리가 있으므로 고혈압에 알맞은 운동으로 보기는 어렵다. 한 가지 주의사항으로 혈압이 극단적으로 높으면 오히려 운동을 피해야 한다. 혈압이 200/120mmHg 이상일 경우 운동을 우선으로 하기보다는 다른 생활습관 교정과 약물로 먼저 혈압을 최소한 160/100mmHg 이하로 떨어뜨린 뒤 가벼운 운동부터 시작하는 것이 좋다.

일곱째, 금연이다(5장 참고). 고혈압 환자는 당연히 금연은 필수이고, 간접흡연도 위험하다. 대한고혈압학회 진료지침은 "반복적으로 환자에게 금연을 강하게 권고하라"라고까지 제시한다. 그런데 여러 가지 생활습관 교정 중 가장 강한 정신력이 있어야 하는 것이 금연이다. 그런 만큼 금연과 운동, 체중감량을 동시에 하는 것은 성공 확률이 매우 낮다. 금연을 먼저 시도해 어느 정도 정신적으로 여력이 된다면 그때 운동과 식사요법을 시도하는 것이 좋다.

이외에 카페인도 혈압을 일시적으로 올리지만 계속 섭취하면 내성이 생겨 대부분은 고혈압으로 발전하지는 않는다. 커피가 오히려 장기적으로 고혈압에 도움이 되지 않을까에 관한 연구도 많지만, 그것도 아직 확실치는 않다. 스트레스 역시 일시적으로 혈압을 증가시키지만, 장기간의 효과에 관해서는 연구가 더 필요하다. 그 외에 미세 영양소, 칼슘, 마그네슘, 섬유질 보충 등이 혈압을 낮추는 효과가 있는지에 대해서는 아직 증명되지 않았다.

지금까지 혈압약 안 먹고 고혈압 치료하는 방법을 모두 소개했다. 이게 전부다. 손쉬운 방법이나 맛있게 먹으면서 혈압이 내려가는 음식을 소개받고 싶었을 수도 있다. 하지만 정답은 이게 전부다. 더는 없다.

매년 수능 만점자들은 그 비결을 묻는 말에 이런 대답을 하곤 한다. "국·영·수 위주로 공부했습니다." 한결같은 그 대답에 우리는 매년 '웃프'지만, 사실 만점자들이 매년 같은 대답을 한다는 것은 그것이 정답이기 때문이다. 특별하진 않지만 '정석'이 가장 확실한 정답이다.

세 줄 요약

❶ 고혈압을 치료, 예방하는 데에 가장 좋은 증명된 비약물적 치료 방법은 체중감량, 대시 식단, 저염식, 칼륨 섭취 증량, 운동, 절주 등이다.

❷ 진료지침 외에 충분한 수면과 완전한 금연을 권고한다. 여러 가지 건강보조식품 중에 일부 혈압 강하 효과가 있을 것으로 추측되는 것들이 있지만 지침으로 추천하기에는 무리가 있다.

❸ 생활습관 교정은 혈압약 복용 여부와 관계없이 고혈압 진단 후부터 평생 지속해야 한다. 정부에서 1차 의료 만성질환 관리 시범사업을 시행함에 따라 고혈압 환자의 치료에 있어서 생활습관 교정은 더욱 강조될 전망이다.

최종 목표는
건강하게
혈압약 중단하기

고혈압 환자들이 궁금해하는 것 중 하나가 혈압약을 끊는 방법일 텐데, 사실 혈압약을 끊는 기준에 대한 널리 통용되는 진료지침은 없다. 그래서 근거 있는 자료들을 종합해 혈압약을 끊는 원칙 여섯 가지를 정리해보았다.

➕ 혈압약 안전하게 끊는 6가지 원칙

첫째, 혈압이 120/80$mmHg$ '이하'로 3개월간 유지되면 일단 약을 감량하거나 끊어볼 수 있다. 여기서 수축기 120$mmHg$와 이완기 80$mmHg$는 둘 다 만족해야 한다. 110/82$mmHg$는 해당 사항이 없다는 뜻이다. 120/80$mmHg$ 이하로 유지되면 처음에는 약을 감량해보고, 감량을 지속해도 혈압이 정상으로 유지되면 마지막 약 한 알마저 끊을 수 있다. 그런데 오랫동안 혈압약을 복용한 경우에는 혈압이 정상 수치여도 약을 끊는 것이 오히려 불안할 수 있다. 그럴 때는 제일 작은 혈압약 한 알을 반만 복용해보는 방법도 있다. 반 알을 먹고도 혈압이 정상으로 유지되면 그때 약을 끊으면 된다. 그래도 불안하다면 혈압약 반 알을 이틀에 한 번씩 복용한다. 그렇게 해서 3개월간 혈압이 정상으로 유지되면 약을 끊어도 된다.

여기서 '3개월간 유지되는 혈압 수치'는 병원 혈압을 기준으로 한다. 하지만 병원 혈압은 자주 측정할 수 없으므로 가정 혈압을 정확하게 측정해 가져가면 3개월에 못 미치더라도 (예: 2개월간) 혈압이 정상 이하로 유지되면 약 중단을 시도해볼 수 있다. 지침에는 혈압약을 시작하는 기준이나 증량하는 기준이 3개월이라고 되어 있다.

그런데 나를 포함해 많은 의사가 1개월 간격으로 약을 증량할 때가 있다. 그러면서 혈압약을 줄이거나 끊을 때는 칼같이 3개월 기준을 지킨다. 그렇다 보니 환자로서는 기름값이 오를 때는 엄청나게 오르면서 내릴 때는 눈곱만큼 내리는 것과 비슷하다고 받아들일 수 있다. 병원 놈들이 수익에 눈이 멀어 약을 팔아먹으려고 그러는 게 아니라 혈압이 높은데도 방치되고 있는 것을 의사로서는 훨씬 더 위험하다고 판단하기 때문이다.

둘째, 이차성 고혈압은 원인 질환 치료 여부에 따라 기준이 다르다. 여기 여섯 가지 원칙 기준은 본태성 고혈압을 전제조건으로 하므로 원인이 있는 이차성 고혈압은 해당이 안 된다. 어떤 면에서 이차성 고혈압은 혈압약을 끊기가 더 쉬울 수도 있다. 원인이 분명한 만큼 그 원인을 치료하면 혈압이 정상으로 유지될 수 있기 때문이다.

셋째, 반드시 생활습관 교정이 동반되어야 한다. 이 생활습관 교정은 혈압약을 끊는 대원칙이자, 필요충분조건이다. 뭐라도 해야 약을 끊을 수 있지 그냥 저절로 끊어지진 않는다. 물론 아무 노력도 안 했는데 혈압이 내려가는 일이 전혀 없진 않다. 하지만 이런 경우는 혈압약을 끊으면 다시 혈압이 올라갈 가능성이 크다. 따라서 내 몸의 변화를 일으킬 만한 생활습관 교정을 실천하고 있을 때 실제로 그로 인해 혈압이 내려간다면 약을 끊어볼 수 있다.

넷째, 동반 질환(또는 합병증)이 있다면 그 질환의 기준에 따른다. 아무 질환이 없는 단순 고혈압으로 혈압약을 먹는 환자들만 혈압약을 끊을 수 있고, 당뇨병이나 뇌졸중, 단백뇨, 심혈관 질환 등의 동반 질환이 있는 경우는 각각의 질환 기준에 따라 치료를 해야 한다. 동반 질환마다 고혈압을 정의하는 혈압 기준이 조금씩 다르다. 예를 들면 ACEi는 혈압약이기도 하지만 단백뇨약이기도 하다. 그래서 단백뇨가 있는 사람이 혈압 수치가 정상이라고 해서 ACEi를 끊기는 어렵다. 부정맥으로 BB를 복용할 때도 해당 질환이 완치되지 않은 이상 혈압약을 끊기는 어렵다.

다섯째, 혈압약을 중단한 이후에도 최소한 3개월 간격으로 병원을 방문하고, 주기적으로 경과를 관찰해야 한다. 진료지침에 공통으로 혈압약 끊는 기준은 없어도, 이 내용은 반드시 제시되어 있을 정도로 이 원칙은 매우 중요하다. 환자 중에는 약을 처방받지 않으면 병원에 가지 않아도 괜찮다고 오해하는 분들이 많다. 하지만 혈압약을 끊었더라도 주기적으로 병원에 가서 혈압 체크도 하고, 고혈압으로 인한 단백뇨나 콩팥 수치, 망막 등의 합병증 여부를 관찰해야 한다. 약을 끊었다고 해서 고혈압이 완치된 것으로 판단해서는 안 된다. 약을 안 먹고도 혈압이 조절되고 있는 것뿐이다.

약을 타지 않는데도 병원에 가라니, 여기서 국내 진료 현실과 맞지 않는 굉장한 괴리가 발생한다. 그래서 나는 혈압약 딱 한 알만 먹는 환자의 경우, 정말 웬만해서는 약을 끊도록 하는 일이 거의 없다. 약을 끊으면 99%는 다시는 병원에 안 오기 때문이다. 누누이 말하지만 이것은 약을 팔아먹기 위해서가 아니다. 혈압약 외에 어떤 약도 먹지 않는 사람은 그 하나 남은 혈압약마저 끊게 되면 혈압을 추적 관찰할 수 없기 때문이다.

생활습관 교정을 엄격하게 준수해 혈압이 정상이 되고, 또 앞으로도 생활습관 교정을 꾸준히 실천한다 하더라도 혈압은 언제든 다시 오를 수 있다. 왜냐하면 고혈압의 대표적인 원인이 나이와 유전, 생활습관인데 여기서 생활습관만 개선되었을 뿐, 유전과 나이는 그대로이기 때문이다. 다시 혈압이 높아질 수도 있고, 그에 따른 합병증도 방심할 수 없다. 그래서 혈압약 외에 당뇨병, 고지혈증 등으로 정기적으로 약을 타러 와야 하는 환자의 경우 좀 더 과감하게 약을 끊기도 한다. 당뇨약 타러 왔다가 혈압이 다시 오르면 다시 혈압약만 추가하면 되기 때문이다. 사실은 이런 일이 없도록 환자들이 혈압약을 끊고도 병원을 정기적으로 방문해야 하는 것이 옳은 일이다.

여섯째, 절대 본인 마음대로 약을 중단해서는 안 되며 반드시 임상을 바탕으로 한 의사의 판단이 필요하다. 환자 중에 혈압이 너무 낮은데 병원에 가는 날은 아직 멀었고 해서 본인 마음대로 약을 끊었다고 말하는 분들이 있다(대단히 많다). 보통 혈압약을 1개월 간격으로 처방받다 보니 1개월이 채 되지 않으면 병원에 가면 안 되는 것으로 알고 있는 것이다.

처방받는 날짜가 안 되었어도 얼마든지 병원에 갈 수 있다. 그리고 그런 경우 환자가 병원에 찾아오는 것을 의사들은 더 긍정적으로 생각한다. 건강 관리를 잘하고자 자신을 찾아오는 환자를 마다할 의사가 어디 있겠는가. 오히려 의사와 환자 사이에 라포르(rapport), 즉 상호 신뢰 관계가 형성되어 관리에도 크게 도움이 된다.

가정 혈압이 오랫동안 낮게 (예를 들어 100/60mmHg 정도로) 유지된다면 임의로 약을 끊지 말고 가정 혈압 수치를 기록한 것을 토대로 주치의와 상의해야 하며, 혈압약을 중단할 때는 반드시 객관적인 수치에 근거해 의사가 이를 결정해야 한다.

환자 입장에서는 약을 끊어도 될 만큼 건강해졌다고 생각했는데 막상 병원에 가면 의사가 약물치료를 지속하도록 권하는 경우가 있다. 이때 환자는 '저 의사가 약을 팔아먹으려고 저러네'라고 생각하면 안 된다. 그런 생각은 본인 치료에 아무런 도움이 되지 않는다.

그럴 때는 치료를 지속하는 이유를 자세히 물어봐야 한다. 의사가 치료를 권하는 경우는 대부분 중단하는 것보다 치료를 지속하는 것에 더 큰 이점이 있기 때문이다.

✚ 약을 끊는 것이 고혈압 치료의 목표가 아니다

만약에 내 혈압 수치가 150/90㎜Hg이라고 해보자. 그렇다고 해서 당장 죽거나 하지는 않는다. 하지만 150/90㎜Hg이라는 압력이 내 혈관에 오랜 기간 손상을 주면 그로 인한 합병증이 생겨 문제가 되는 것이다. 영화 〈부산행〉을 본 적이 있다면 다음의 비유가 도움이 될 것 같다.

뇌출혈, 뇌경색, 심근경색, 심부전, 신부전, 이 다섯 가지의 합병증을 좀비에 비유해보자. 예를 들어 내가 서울에 살고 있는데 이 다섯 마리 좀비들이 계속해서 나를 쫓아오고 있다면 어떻게 해야 할까? 좀비에게 물리지 않도록 가장 먼 곳인 부산으로 도망쳐야 한다.

좀비에게 물리지 않고 부산까지 성공적으로 도망치는 것을, 평균수명 80세까지 합병증에 걸리지 않고 건강하게 살았다는 것에 비유해보자. 만약 동대구에서 좀비에게 물렸다면 70세에 합병증에 걸린 것이고, 대전에서 물렸다면 60세에 합병증에 걸린 것으로 생각할 수 있다.

좀비들에게 물리지 않고 부산까지 도망치는 가장 좋은 방법은 무엇일까? 운동이나 음식 조절 등 생활습관을 교정해 내 다리로 빨리 달려 도망가는 방법이 있다. 여기서 약을 먹는 것은 차를 타고 도망치는 것과 같다. 따라서 더 안전하게 부산에 도착할 '확률'이 훨씬 커진다.

고혈압 치료를 할 때 환자들이 범하는 가장 큰 오류는 내가 약을 먹느냐 안 먹느냐를 가장 중요하게 생각한다는 점이다. 고혈압 환자가 뒤쫓아오는 좀비를 피해 서울에서 부산까지 도망칠 때는 차를 타느냐 안 타느냐가 중요한 것이 아니라 부산에 도착하느냐 못하느냐가 가장 중요하다. 다시 말해 약을 먹느냐 안 먹느냐가 아니라 고혈압이 치료되느냐 안 되느냐가 핵심 목표라는 뜻이다. 따라서 약을 끊는 것 자체가 목표가 되어서는 안 된다.

반대로 생활습관 교정을 힘들게 실천하느니 차라리 혈압약을 먹고 술도 먹고 삼겹살도 먹겠다는 분들도 있다. 이 또한 굉장히 잘못된 생각이다. 약을 끊는 것 자체가 목표가 되면 안 되듯이 운동은 일체 하지 않은 채 음식과 술을 마음대로 먹기 위해 혈압약을 복용하는 것 또한 잘못된 생각이다. 고혈압을 진단받는 순간부터 '무조건' 생활습관 교정을 해야 하고, 그렇게 해서 긍정적 효과가 있을 때 혈압약을 끊어볼 수 있다. 그러고도 효과가 없으면 혈압약의 도움을 받아야 한다.

서울대학교병원 건강 칼럼에 보면 "혈압약은 부작용의 빈도도 매우 낮아서 평생 복용해도 아무런 문제가 없고, 건강보조식품이나 비타민제를 복용하는 것과 마찬가지다"라고 기술되어 있다. 하지만 나는 혈압약이 오히려 건강기능식품보다 더 안전하다고 생각한다. 건강기능식품의 대부분이 부작용에 관한 연구나 FDA 승인을 받았다는 경우가 거의 없기 때문이다. 반면 혈압약은 연구 결과에 따른 부작용과 주의사항이 낱낱이 공개되어 있어서 얼마든지 정보를 확인할 수 있다.

고혈압 진단을 받았는데도 '혈압약 한 번 먹으면 평생 먹어야 한다'는 소문이 두려워서 치료도 하지 않고, 거기다 생활습관 교정도 하지 않는 사람이 있는데, 이것은 좀비에게 물리겠다고 작정하고 도망치지 않는 것과 같다. 이는 결국 자신의 생명을 단축하는 자살 행위다.

혈압약은 절대 아무 노력도 없이 저절로 끊을 수 있는 것이 아니다. 다시 한번 강조하지만, 혈압약을 한 번 복용하면 평생 못 끊는 이유는 혈압약 자체의 문제가 아니라 환자들의 혈압 수치가 지속적으로 높게 유지되기 때문이다.

세 줄 요약

❶ 혈압약 복용 중에 생활습관을 교정해서 혈압이 120/80mmHg 미만으로 3개월 이상 유지되는 경우에는 약을 감량하거나 끊어볼 수 있다.

❷ 동반 질환(합병증)이 있거나 원인 질환이 있다면(이차성의 경우) 그 질환의 기준에 따라 끊어야 한다.

❸ 절대 자의적으로 약을 끊어서는 안 되며, 반드시 주치의와 상의해야 한다. 약을 끊은 후에도 병원을 정기적으로 방문해 혈압과 합병증 등에 대해 면밀히 경과 관찰해야 한다.

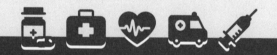

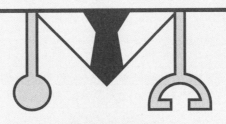

3장

당뇨병 평생
관리하며 사는 법

우리가 당뇨병에
걸리는 진짜 이유

당뇨병은 우리나라에만 400만 명이 넘는 환자가 있을 정도로 매우 많은 사람이 앓고 있는 병이다. 여기에 당뇨병 전단계인 사람들까지 포함하면 그 숫자는 배가 넘는다. 이렇게 많은 사람이 가지고 있는 당뇨병은 대체 왜 생기는 걸까?

➕ 당뇨병이란 무엇인가

당뇨병을 모르는 사람은 거의 없다. 하지만 당뇨병의 원인과 문제점에 대해 정확히 알고 있는 사람은 많지 않다. 흔히 당뇨병을 몸에 당이 많아지는 병으로 알고 있는데 실제는 그렇지 않다. 혈관에만 당이 많고 오히려 몸에는 당이 부족한 병이다. 당뇨병에는 1형 당뇨병, 2형 당뇨병, 그리고 기타 특이 당뇨병과 임신성 당뇨병이 있는데, 여기서는 그 수가 가장 많은 2형 당뇨병에 대해 집중적으로 알아보도록 하겠다.

우리나라에는 2형 당뇨병이 전체 당뇨병 환자의 99%에 이른다.

2형 당뇨병은 본태성 고혈압과 마찬가지로 생활습관병(성인병) 개념의 당뇨병이라고 할 수 있으며, 1형 당뇨병과는 발생 기전이 전혀 다르다. 2형 당뇨병은 발병 이전에 '당뇨병 전단계'라는 중간 구간이 있다. 물론 고혈압도 똑같이 '고혈압 전단계'라는 구간이 있지만, 당뇨병 전단계가 훨씬 더 병처럼 심각하게 느껴지고 실제로도 중요하다. 그래서 당뇨병과 당뇨병 전단계인 사람들까지 포함하면 환자 수는 거의 1,000만 명에 이른다.

다음 페이지의 그림에 나타나 있는 장기들은 모두 당뇨병과 연관되어 있다. 음식물을 소화하는 위와 내장, 인슐린을 생산하는 췌장, 콩팥과 방광을 포함한 비뇨기, 그리고 간, 뇌, 근육, 내장지방, 혈관, 세포가 있다. 그리고 이 각각의 장기들이 어떤 역할을 하는지도 제시했다. 이 그림을 잘 보면서 당 대사가 어떻게 이루어지는지 살펴보자.

먼저 음식을 섭취하면 영양분이 내장에서 흡수·분해되어 포도당 형태로 혈관을 타고 돌아다닌다. 혈관에 포도당 농도가 올라가면 췌장에서 인슐린이 분비된다. 이 인슐린이 포도당을 그림에 있는 각각의 장기에 공급한다. 이 중 뇌와 나머지 세포들은 모두 포도당을 즉시 사용하는 기관들이다. 특히 뇌는 다른 장기들과 달리 거의 포도당만 사용한다.

간과 근육, 내장지방은 포도당을 에너지원으로 사용하기보다 저장하는 역할을 한다(근육은 저장과 사용, 반반으로 보면 된다). 간과 근육은 포도당을 글리코겐(glycogen)이라는 형태로 저장하고, 내장지방은 지방 형태로 저장한다. 그러다가 각 세포에서 당을 많이 가져다 써서 혈당(혈관 속 당)이 떨어지면 인슐린 공급이 중단되고 간과 근육, 내장지방에

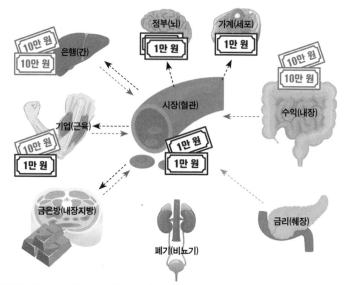

각각 분리된 복부 장기와 당 대사 과정

당 대사가 이뤄지는 과정은 시장 경제로 비유될 수 있다. 10만원 짜리 수표(밥)가 내장으로 들어온 뒤 1만원짜리 현금(포도당)으로 분해되어 시장으로 유통되고, 현금이 많아지면 금리(인슐린)이 오르며, 금리가 오르면 가계, 정부, 은행, 기업, 금은방에 현금이 들어가면서 금융시장(혈관)에 돈(당)이 줄어든다.

저장해두었던 포도당을 가져다 쓰게 된다. 그러면 다시 혈관에 포도당이 늘어나면서 당이 적정한 농도로 조절·유지된다.

포도당이니 글리코겐이니 하는 낯선 용어들로 이해가 어려울 수 있으니 당 대사를 조금 더 쉽게 이해할 수 있도록 돈에 비유해보자.

밥은 (복잡하게 설명하면 한없이 복잡한데 간단하게 설명하자면) 다당류다. 다당류는 당이 여러 개인 탄수화물이라는 뜻이다. 다당류인 밥을 10만 원짜리 수표라고 해보자. 그러면 이 밥을 먹고 분해된 포도당은 1만 원짜리에 해당한다. 이 1만 원짜리는 현금이기 때문에 바로바로 사용할 수 있는 에너지다.

여러 장기가 다양한 에너지원을 쓰기도 하지만 여기서는 수표는 사용하지 못하고 이 1만 원짜리 현금만 쓸 수 있다. 간에 저장되는 글리코겐은 밥과 마찬가지로 수표이지만 100만 원짜리에 해당한다. 혈관에 1만 원짜리 현금이 떠돌아다니면 이것을 인슐린이 간에 100만 원짜리 수표로 저금해준다. 내장지방은 금괴(gold bar)에 해당하며, 과식으로 에너지가 과잉될 때 인슐린이 포도당을 내장지방에 끌고 와 아주 고가인 금괴로 바꾸어 차곡차곡 쌓아둔다.

당을 돈에 비유했으니, 이제 우리 몸을 국가 경제에 비유해보자. 음식 섭취는 수익이고, 각 세포는 가계에 해당한다. 뇌는 정부, 간은 은행, 근육은 기업, 내장지방은 금은방, 소변은 돈을 폐기하는 곳이다. 혈관은 돈이 돌고 있는 금융시장이고, 인슐린은 금리에 비유할 수 있다.

먼저 10만 원짜리 수표(밥)가 내장으로 들어온다. 그러면 이를 1만 원짜리 현금(포도당)으로 분해해 시장에 유통한다. 현금이 많아지면 금리(인슐린)가 오르고, 금리가 오르면 가계, 정부, 은행, 기업, 금은방에 현금이 들어가면서 금융시장(혈관)에 돈(당)이 줄어든다. 금융시장에 현금 유동성이 줄어드는 것이다. 이렇게 금융시장에 돈이 없을 때(저혈당)를 대비해 잉여 현금을 수표나 금으로 바꿔 저장해두는 일종의 재테크를 하는 것이다. 그러다가 시장에 돈이 줄어 경기가 위축되면 금리가 내려간다. 금리가 떨어지면 가계, 은행, 정부가 돈을 풀어 현금 유동성이 늘어난다. 이렇게 정상적으로 당 대사가 이루어지는 과정은 국가 경제 흐름과 똑같다.

✚ 인슐린과 당뇨병의 관계

정상 당 대사를 알아봤으니 이제 당뇨병에 대해 구체적으로 알아보자. 당뇨병은 인슐린에 어떤 문제가 생기는 병이므로, 인슐린을 금리 같은 추상적인 것이 아닌 실체가 있는 것에 다시 비유해보자. '스타크래프트'라는 게임을 아는 분들은 이해가 좀 더 쉬울 수 있다. 그 게임에서는 미네랄이라는 자원을 캐 기지에 갖다 넣으면 그곳에 돈이 쌓인다. 인슐린은 바로 미네랄을 캐고 돈을 기지에 집어넣는 '일꾼'이며, 음식은 돈 또는 미네랄이라고 할 수 있다. 그렇다고 했을 때 1형 당뇨병은 돈을 캐는 일꾼이 모두 죽은 상태를 말한다. 게임을 하는 분들은 알겠지만, 일꾼이 모두 죽으면 사실 방법이 없다. 췌장이 파괴되어 더는 인슐린이 생산되지 않는 상황인 것이다. 한마디로 인슐린이 안 나와서 생기는 병이다. 치료 방법도 외부에서 인슐린을 주사하는 것 외에 다른 먹는 당뇨병약으로는 해결이 안 된다.

2형 당뇨병은 인슐린이 정상적으로 나오고는 있지만, 그것의 저항성이 생기는 병이다. 일꾼이 돈을 갖다 넣는 기지가 있는데, 이 기지에 돈을 받는 부분에서 어떤 문제가 생긴 것이다. 예를 들어 일꾼이 미네랄을 5개 캐 기지에 갖다 넣으면 5개가 쌓여야 하는데, 4개밖에 안 쌓이는 식이다. 이것을 인슐린 저항성이라고 하며, 이것이 2형 당뇨병의 원리다. 이는 고속도로 톨게이트에 문제가 생겨 도로(혈관) 위에 차(포도당)가 꽉 밀려 정체되어 있는 상황과 같은 이치다.

이 인슐린 저항성은 왜 생길까? 여기에 2형 당뇨병 원인의 정답이 있다. 주범은 바로 '내장지방'이다. 내장지방이 여러 이유로 톨게이트를 손상시키는데, 여기에는 유전이 다소 관여한다. 일꾼이 기지에 돈을 집어넣는 순간 기지에 딱 닿는 부위를 톨게이트라고 가정했을 때, 내장지방에서 염증성 사이토카인(cytokine)이 나와 이 톨게이트를 고장 내면 5원씩 저금해주던 일꾼(인슐린)이 4원씩밖에 저금을 안 해줘서 세포들이 당을 공급받지 못한다.

여기서 또 하나 생각해볼 게 이렇게 저항성이 생겨 일꾼의 효율이 떨어지면 우리 몸에서는 일꾼(인슐린)이 줄어들까, 그대로일까, 아니면 늘어날까? 정답은 늘어난다. 인슐린 양이 보통일 때 톨게이트가 고장 나면 인슐린 저항성이 생겨 당이 각 세포로 원활하게 공급되지 않기 때문에 췌장이 (처음에는) 인슐린을 더 많이 생산해낸다. 즉 일꾼을 더 많이 뽑는다. 당뇨병 전단계까지는 오히려 인슐린이 늘어나지만 이런 과정이 수년 동안 반복되면 췌장이 점차 손상되어 기능이 떨어진다. 또한 내장지방도 직

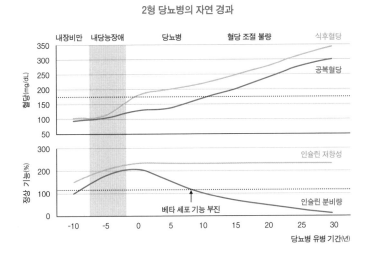

2형 당뇨병의 자연 경과

접 췌장을 공격하면서 이런 것들이 반복되어 결국 2형 당뇨병 환자도 인슐린 양이 부족해지는 방향으로 진행하게 된다.

앞의 그래프를 보면 먼저 내장비만으로 시작해 당뇨병 전단계인 내당능장애 구간을 거친다. 이 구간에서 제일 먼저 인슐린 저항성이 생기면서 저항성 그래프가 급격하게 올라간다. 그러면 우리 몸은 균형을 맞추기 위해 그에 따라 인슐린 분비가 늘어난다. 5원을 캐 5원씩 딱딱 톨케이트에 들어갈 때는 일꾼이 50명만 있어도 되는데, 톨게이트가 고장나 5원을 캐도 4원씩밖에 안 들어가면 일꾼을 60명, 70명으로 늘릴 수밖에 없다. 나중에 저항성이 더 심해져 톨게이트에 2, 3원씩밖에 안 들어가면 일꾼이 100명은 있어야 억지로라도 세포에 당이 공급된다. 그래도 여기까지는 아직은 괜찮다.

문제는 인슐린 분비량이 아래로 꺾이는 시점이다. 인슐린 저항성 선과 인슐린 분비량 선이 점점 벌어지면 본격적으로 당뇨병이 시작되었다고 봐야 한다. 췌장이 힘껏 쥐어짜면서 일꾼을 100명으로 늘렸으나 결국 손상되어 50명밖에 못 뽑는 상태가 된다.

당뇨병이 5년, 10년 진행되어 원래 시작점보다 더 낮아지는 상태, 즉 췌장이 완전히 고장 나버리는 상황에 이르면 혈당이 조절되지 않는다. 1형 당뇨병처럼 인슐린 분비량이 바닥인 상태가 지속되면서 일꾼(인슐린)이 40명, 30명으로 줄어들면 2형 당뇨병이라도 외부에서 일꾼을 구해와야 하는 상황, 즉 외부로부터 인슐린을 공급받아야 하는 상황에 이른다. 그래서 2형 당뇨병 환자들이 처음에는 약을 먹으며 조절하다가 심해지면 인슐린 주사까지 맞는 것이다.

그래서 내당능장애, 즉 당뇨병 전단계일 때가 아주 중요하다. 이때는 자신의 노력에 따라 얼마든지 이전 상태로 돌아갈 수 있다. 또 당뇨병이 시작되었더라도 아주 초기 단계라면 여전히 일꾼을 50명 이상은 뽑아낼 능력이 된다. 여기까지가 당뇨병을 되돌릴 수 있는 골든타임이다. 실제로 이 시기에 각고의 노력으로 이전 상태로 되돌아간 분들이 많다.

다시 돈에 비유해보자. 혈관 안에는 현금이 넘쳐나는데, 인슐린 저항성 때문에 가계와 정부는 돈, 즉 에너지가 부족한 최악의 상황이 된다. 가정에 돈이 없는데 시장의 물가는 오를 대로 올라 있는 이런 상황이 당뇨병이다. 에너지가 공급되지 않으니 당이 부족하다고 느껴 먹어도 먹어도 배가 고프고, 혈관에 당이 넘치니 소변으로도 당이 줄줄 빠져나가는 것이다.

세줄요약

❶ 2형 당뇨병의 원인은 크게 유전, 노화, 생활습관으로 나눌 수 있다.

❷ 그중에서도 핵심은 내장지방에 의한 인슐린 저항성에 있다.

❸ 초기에는 인슐린 분비량이 유지되지만, 이런 2형 당뇨병조차 오래가면 인슐린 분비량이 감소한다.

당뇨병이 위험한 이유와
한국 당뇨병의 특징

혈관 안에 당이 넘쳐나면 왜 혈관이 손상될까? 높은 혈당이 오래 유지되면 혈관 안쪽 벽에 기름때가 낀다. 처음에는 기름때가 껴도 어느 정도 피가 통하다가 여러 가지 이유로 혈관 안쪽 벽이 터지면 피가 새어 나오게 되는데, 이 피가 굳어 혈관이 막히게 된다.

✚ 당뇨병은 혈관의 문제

당뇨병으로 인해 망막 동맥이 손상되면 실명의 위험이 있고, 콩팥 혈관이 손상되면 혈액투석을 해야 할 수도 있다. 관상동맥이 막히면 심근경색, 뇌혈관이 막히면 뇌경색의 위험이 있고, 다리로 가는 혈관이 막히면 다리에 생긴 상처가 낫지 않아 절단하는 위험에 놓일 수 있다. 남성의 경우에는 중요 혈관이 손상되면 발기 부전과 같은 합병증이 생길 수 있다. 결국 당뇨병은 혈관의 문제이며, 당뇨병에 걸리는 것만으로도 이런 합병증들 때문에 평균수명이 8년이나 줄어든다.

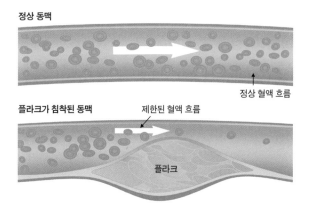

혈관과 플라크 단면 그림

정상 동맥

정상 혈액 흐름

플라크가 침착된 동맥   제한된 혈액 흐름

플라크

　위의 그림을 자세히 보면 기름때가 혈관 안쪽 벽 표면 위에 쌓여 있는 것이 아니라, 혈관 내벽과 아래 벽 사이에 쌓여 있는 것을 알 수 있다. 보통은 당이 끈적끈적해서 혈관 벽 표면에 기름때가 쌓이는 것으로 생각할 수 있는데, 실제는 그렇지 않다. 혈관의 단면을 보면 혈관 벽 표면 아래로 상처가 생기는데, 포도당이 아니라 포도당이 변질해 독성을 띠는 최종 당 산화물(Advanced Glycation End products, AGEs, '당 독소'라고도 한다)이 혈관 벽을 손상시킨다. 그러면 그 상처 안으로 (LDL) 콜레스테롤이 파고 들어가 쌓이게 되는 것이다. 그래서 당뇨병이 있으면 일반 환자보다 콜레스테롤 조절이 훨씬 더 중요하다.

　'단것 많이 먹지 마, 당뇨병 걸려'라는 말이 있다. 과연 이 말은 맞는 말일까? 반은 맞고 반은 틀리다. 사실 당 자체가 직접 췌장을 공격해 당뇨병을 일으키는 것은 아니다. 하지만 당을 많이 섭취하면 결국 살이 찌고, 살이 찌면서 늘어난 지방이 톨게이트를 공격하고, 이어 췌장까지 공격해 당뇨병이 생긴다. 그래서 단것을 많이 섭취하면 살이 쪄서 2형 당뇨병이 생길 수는 있다. 그리고 지방도 많이 섭취하면 당뇨병이 생길 수 있다(아마 저탄고지를 주장하는 쪽에서 많은 반론을 제기할 것이다).

물론 지방을 많이 먹는 것과 탄수화물을 많이 먹는 것 중 당뇨병을 포함한 '대사증후군' 측면에서는 탄수화물 쪽이 좀 더 기여도가 높은 것으로 보이긴 하지만(1장 참고), 지방 과다 섭취도 인슐린 저항성을 높이는 것은 분명하므로 저탄고지가 당뇨병에 이롭다는 주장은 맞지 않다(여기에 대해서는 이미 2016년에 대한당뇨병학회를 포함한 5개 학회가 우려의 성명을 공동 발표했으며, 심지어 2021년 대한당뇨병학회 진료지침에서는 "장기적인 이득을 입증하지 못한 극단적인 식사 방법은 권고하지 않는다"라고 정식으로 명시해 못을 박아버렸다). 이 내용을 제대로 설명하려면 책 한 권을 써도 모자란다. 쉽게 말해 딱히 지방과 탄수화물 중 어느 것이 범인이라기보다는 그냥 '많이 먹는 것' 자체가 주범이라고 보면 된다.

✚ 2형 당뇨병의 3대 원인

2형 당뇨병의 원인은 앞에서 설명했듯이 유전, 노화, 생활습관이다. 그리고 생활습관에서 절대적 비중을 차지하는 것이 바로 비만이다. 그래서 더 정확하게는 유전, 노화, 비만이 원인이라고 할 수 있다. 그런데 유전도 아니고 비만도 아닌데 억울하게 2형 당뇨병인 경우가 생각보다 흔하다. 왜 그런 걸까?

먼저 비만에 관해 설명해보자. 한국인의 2형 당뇨병 특징은 (특히 서양과 비교해) 그렇게까지 비만하지 않다는 것이다. 여기에는 두 가지 이유가 있다. 첫째, 우리나라 사람들은 '마른 비만'이 많다. 몸은 호리호리한데 배만 나온 것이 마른 비만이고, 키 대비 체중은 정상인데 체성분 검사를 해보면 체지방률이 굉장히 높을 수 있다. 이분들은 체질량지수(키 대비 체중)만 정상이지 사실은 비만이 맞다.

마른 비만도 아니고 내장지방도 적은데 2형 당뇨병인 더 억울한 예도 있다. 여기에 대해 분당서울대학교병원 내분비내과 팀은 한국인이 서양인보다 식사량도 적고 비만도도 낮은데 당뇨병에 잘 걸리는 이유가 췌장이 작고, 췌장이 작은 만큼 기능 또한 떨어지기 때문이라고 밝혔다.

CT를 찍어 췌장 크기를 비교한 결과 한국인의 췌장 크기가 서양인보다 12% 작았다. 반면 같은 비만도에서도 췌장에 침착된 지방은 더 많았다. 내장지방이 췌장을 공격할 때 지방이 쌓이는 것을 지방간처럼 '지방췌장'이라고 하는데 이 지방췌장의 비율이 높았고, 이것이 2형 당뇨병의 유병률을 높이는 데에 이바지했다. 췌장의 크기도 12% 작지만, 인슐린 분비량은 36%나 작았다. 이러니 한국인이 당뇨병에 취약할 수밖에 없다. 같은 체형이더라도 췌장 크기가 절대적으로 작고, 인슐린 분비 능력은 더 낮다. 인슐린이 서양인이 평균 12 정도 나오는 데에 비해 한국인은 분비량이 7밖에 안 되었다. 따라서 한국인들에게 마른 당뇨병이 많은 이유는 첫째, 마른 비만이 많아서이고, 둘째는 기본 췌장 기능이 떨어지는 데다가, 셋째는 적은 지방에도 췌장이 쉽게 손상되기 때문이다.

그다음 유전에 대해 알아보자. 1형 당뇨병과 2형 당뇨병 중 어느 쪽이 유전력이 높을까? 생활습관의 문제가 아닌 췌장 자체의 문제로 인슐린이 안 만들어지고, 또 어릴 때부터 생긴다는 이유로 1형 당뇨병이 더 유전력이 높을 거로 생각하기 쉽지만, 2형 당뇨병이 더 유전력이 높다. 현재까지 당뇨병을 일으키는 유전성 구성요소의 10%밖에 밝혀지지 않았을 정도로 다양한 유전자가 관여하는 것으로 추측된다. 그런데 이렇게 유전력이 높은데도 불구하고 부모 모두 2형 당뇨병인데 자식은 아니라든지, 반대의 경우도 심심찮게 볼 수 있다.

공부를 잘하고 못하고가 이와 유사하다. 부모 모두 공부를 잘하는데 자식은 그에 못 미치는 경우가 종종 있다. 공부에 관련된 유전자가 한둘이 아니기 때문이다. 이해력, 암기력, 집중력, 체력, 눈치, 성격, 사회성, 공부하는 습관, 태교, 부모의 교육 방식, 각 과목에 대한 능력 등등 수십 가지의 변수들이 대부분 유전자와 관련되어 있다. 이런 유전자가 모두 어우러져야 공부를 잘하는 것이다. 부모가 공부를 잘한다고 해서 그 유전자가 오롯이 자식에게 이어진다는 보장은 없으며, 이런 유전자들이 하나라도 빠지면, 공부를 잘하지 못할 수도 있다.

마찬가지로 당뇨병도 지금까지는 36개 이상의 유전자가 발견되었지만 아마 수백 개가 더 있을 것으로 보이며, 이런 수백 개의 유전자를 누군가는 물려받고 또 누군가는 물려받지 않을 수 있다. 그래서 부모는 당뇨병이 아닌데 자식은 당뇨병일 수도 있고, 반대로 부모는 당뇨병이 있지만 자식은 당뇨병이 아닐 수도 있다. 그렇더라도 일란성 쌍둥이 중의 1명이 2형 당뇨병이 있으면 다른 1명도 2형 당뇨병일 확률이 90%라는 보고가 있을 만큼 당뇨병이 강한 유전력을 가지고 있는 것만은 분명하다.

마지막으로 노화에 대해 알아보자. 2008년에 만 30세 이상을 대상으로 당뇨병 유병률을 조사한 결과를 보면 나이가 들수록 유병률은 상승한다. 그래서 60대가 넘으면 20% 이상이 당뇨병을 앓는다. 내장지방으로 인해 췌장과 인슐린 감수성이 공격받는 시간이 길어지면 길어질수록 당뇨병이 발생할 확률이 늘어나는 것이다.

아래의 그래프에서 알 수 있듯이 시간의 변화에 따라 소득이 올라가고, 소득이 올라갈수록 그에 맞춰 당뇨병 발병률도 상승한다. 심지어 1997년 IMF 외환위기에 소득이 급격히 떨어졌을 때 당뇨병 유병률도 똑같이 떨어진 것을 확인할 수 있다. 그래서 과거에는 당뇨병을 부자병으로 부르기도 했다.

그런데 이토록 딱 맞아떨어지던 경향이 아주 최근 들어와서는 정반대로 바뀌었다(그래프에서 2005년경에 크로스가 발생한다). 소득수준이 높을수록 오히려 유병률이 떨어지는 경향으로 바뀐 것이다. 최근 들어 소득수준이 높을수록 건강관리에 더 신경을 많이 쓰기 때문으로 생각된다.

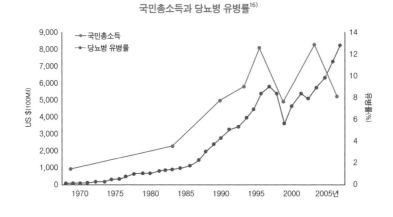

국민총소득과 당뇨병 유병률[16)]

우리 부모 세대는 대부분이 소득수준이 낮았고 더불어 유병률도 낮았다. 그래서 "우리 부모님은 당뇨병이 없는데 나는 왜 있지?"라거나 "우리 부모님은 당뇨병이 없으니 나는 걱정 없겠네"라는 말은 틀린 말이다. 부모가 당뇨병이 있었는데 못 먹고 못 살아서 발현이 안 된 것일 수도 있다. 지금은 당뇨병이 흔한 시대이므로, 부모가 당뇨병이 없다고 해서 나도 없을 거라는 보장이 없다.

고혈압에서 설명했던 것처럼 인간이 당뇨병을 앓게 된 배경을 진화론적인 측면에서 한번 살펴보자. 먹을 게 없던 시절에는 적은 영양분으로도 혈당을 높게 유지해줄 수 있는 유전자가 있어야 생존에 유리했을 테고, 현대에 이르러 먹을 게 풍부해지자 혈당이 높아져 당뇨병이 발병하게 되었을 것이다.

여기에 인류가 빙하기를 거치면서 당뇨병 유전자를 갖게 되었다는 흥미로운 가설도 있다. 체온을 유지해주는 데에 도움을 주는 '갈색지방'이라는 것이 있는데, 현생 인류의 갈색지방은 신생아 때만 존재하며, 성인은 등과 어깨 후면에 소량 남아 있는 것을 제외하면 사실상 없다고 봐도 무방하다. 그런데 빙하기에는 인류가 대부분 갈색지방을 상당히 많이 가지고 있었다고 한다. 갈색지방은 포도당을 원료로 사용하는데, 당뇨병이 있는 사람은 혈당을 높은 수준으로 유지함으로써 갈색지방을 만드는 데에 유리했고, 이것을 이용해 체온을 높은 상태로 유지할 수 있어서 생존에 유리했다는 것이다. 빙하기가 끝나면서 갈색지방은 퇴화했고 혈당을 올리는 당뇨병 유전자만 남아 현대 인류가 당뇨병에 걸린다는 가설이다.

❶ 과혈당 상태가 지속하면 최종 당 산화물에 의해 여러 혈관이 손상되어 각종 합병증이 발생한다.

❷ 한국인의 2형 당뇨병 특징은 서양인과 비교해 마른 당뇨병 환자가 많다는 것이다.

❸ 과거에는 소득수준이 높을수록 당뇨병을 앓을 확률이 높았으나, 최근에는 반대로 소득수준이 낮을수록 유병률이 더 높다.

당뇨병 관리의 기본은
혈당 측정부터

당뇨병 환자들에게 자가 혈당 체크는 당뇨병 관리의 첫걸음이라 할 만큼 중요하다. 하지만 많은 사람이 전혀 측정하지 않거나 잘못된 방법으로 측정하고 있다. 올바른 혈당 측정법과 혈당을 측정할 때 반드시 알아야 할 사항들에 대해 살펴보자.

➕ 올바른 혈당 측정법

당뇨병 환자나 당뇨병이 의심되는 사람은 반드시 자가 혈당 측정을 해야 한다. 그 첫 번째 이유는, 자가 혈당을 측정한 기록이 혈액 검사와 더불어 당 조절을 위한 중요한 검사 자료가 되기 때문이다. 사실 의사에게 당뇨병은 (특수한 경우를 제외하면) 고혈압보다 훨씬 치료가 어렵다. 고혈압은 하루 중에 변하는 혈압 변동 폭이 그리 크지 않지만, 당뇨는 하루 동안에도 $100mg/dl$ 이하로 내려가거나 $300mg/dl$ 이상으로 올라갈 만큼 변화의 폭이 매우 크기 때문이다. 혈압은 이런 식으로 하루 동안 세 배씩 차이 나는 경우는 없다. 특히 혈당은 식사와 수면 여부에 따라 오르내리기를 반복하기 때문에 하루 중에도 여러 차례 측정해 잘 기록해두었다가 병원에 가져가면 이것을 토대로 어떻게 당 조절을 할 것인지를 의사가 판단하는 데에 상당히 도움이 된다.

자가 혈당 측정을 해야 하는 두 번째 이유는, 혈당을 측정함으로써 환자 스스로 자기관리가 되기 때문이다. 혈당 측정을 하고 이를 기록함으로써 자신의 혈당이 언제 어떻게 변화하는지를 파악하게 된다. 다이어트를 하는 사람들이 매일 자신의 몸무게를 측정하고 기록함으로써 성과를 판단하고 동기부여로 삼는 것과 비슷하다. 이런 사람들이 다이어트에 성공할 확률이 높다. 당뇨병도 마찬가지다.

세 번째 이유는, 저혈당의 위험을 발견할 수 있기 때문이다. 당뇨병 약이나 금식, 운동으로 인해 저혈당이 올 수 있는데, 혈당을 기록하면 어떤 상황에서 저혈당이 오는지를 파악해 위험을 예방할 수 있다. 특히 운전 시 저혈당이 오면 심각한 상황에 처할 수 있으므로 장거리 운전을 하기 전이나 동승자가 있을 때는 반드시 혈당을 측정해야 한다.

그러면 혈당은 언제 측정해야 할까? 원래는 아침 식전과 식후, 점심 식전과 식후, 저녁 식전과 식후, 그리고 잠자기 전(또는 새벽 3시) 이렇게 무려 총 7회를 측정하는 것이 정석이다. 하지만 이를 지키는 것은 불가능하다.

특수한 경우가 아니라면 1형 당뇨병과 2형 당뇨병 중 인슐린을 맞는 사람들은 하루 최소 3회 이상, 즉 아침 공복 한 번과 이후 최소 2회(인슐린 치료에 따라 다르므로 주치의와 상의해 결정) 측정하면 된다. 약만 먹는 2형 당뇨병 환자는 하루에 최소 2회 이상 측정한다(자신이 1형인지 2형인지 모를 때는 대개 2형이라고 생각하면 된다). 가장 당부하고 싶은 말은 아침 공복 때만 측정해서는 안 된다는 것이다. 만약 하루 두 번 재기 힘들다면 하루는 공복, 하루는 식후에 재는 방법이라도 고려해야 한다.

아침 공복혈당은 기상 후 5분 이내에 측정하도록 한다. 공복혈당의 (비당뇨인) 정상 수치는 $100mg/dl$ 미만이지만, 당뇨병 환자의 공복혈당 목표치는 $80~130mg/dl$이므로, 가령 $125mg/dl$ 정도가 나왔다고 해서 너무 속상해할 필요는 없다.

식후혈당은 식사를 시작한, 즉 밥숟갈을 뜬 시각으로부터 2시간 이후에 측정하는 것이 정답이다. 일반인들은 인슐린 대사가 원활하기 때문에 45분에서 1시간 사이 즈음에 혈당이 피크(정점)를 보이지만, 당뇨병 환자들은 인슐린 대사가 느려지므로 혈당 피크가 점점 늦게 나타나고, 조절이 잘 안 되다 보니 그 수치 또한 일반인보다 매우 높다. 즉 피크 그래프가 점점 늘어지고 높아진다.

그러면 식후 1시간에서 2시간 사이 나의 혈당이 정점일 때에 딱 맞춰 혈당을 측정하면 되지 않느냐고 생각할 수도 있지만, 가능하면 2시간 후에 고정적으로 측정하는 것이 좋다. 모든 연구 논문의 데이터가 식후 2시간 혈당을 '식후혈당'이라고 정의하기 때문이다. 그래서 환자들도 이를 바탕으로 약물치료를 하거나 당 조절을 하면 된다. 식후혈당의 정상 수치는 일반인이 $90~140mg/dl$이고, 당뇨병 환자는 $180mg/dl$ 미만을 목표로 한다. 이런 방법으로 반드시 공복과 식후에 혈당을 측정해 기록한 뒤 병원에 가져가면 된다.

✚ 자가 혈당 측정 시 주의할 점

혈당을 측정할 때 주의해야 할 점들이 몇 가지 있다.

첫째, 혈당을 측정하기 전에 반드시 손을 씻어야 한다. 그냥 알코올로 닦으면 되는 거 아니냐고 할 수 있는데, 손을 씻지 않고 혈당을 측정하면 정확한 수치를 얻기 어렵다. 특히 과일을 만진 뒤 혈당을 측정하면 아무리 알코올로 수차례 닦아도 수치가 절대 정확하지 않다. 포도를 예로 들어보자. 포도를 만지지 않고 측정했을 때 93mg/dl이었던 수치가 포도를 만진 뒤 측정하면 360mg/dl로 급격히 올라간다. 이번에는 포도를 만진 뒤 알코올로 한 번 닦고 측정하자 274mg/dl가 나왔다. 알코올로 다섯 번을 닦고 측정해도 131mg/dl가 나왔다. 하지만 포도를 만진 뒤 손을 씻고 측정하자 87mg/dl로 정상 수치가 나왔다. 결국 과일을 만지고 손을 안 씻고 측정하면 혈당이 아니라 과일의 당도를 측정하는 격이며, 알코올로 아무리 닦아도 손을 한 번 씻는 것이 훨씬 더 효과적이고 정확하다는 말이다. 다른 과일들도 크게 다르지 않다. 꼭 과일을 만지지 않았더라도 혈당을 측정하기 전에는 반드시 손을 씻도록 하자.

둘째, 손가락 끝을 찌른 뒤 억지로 피를 짜면 안 된다. 피를 일부러 짜내면 세포 사이사이의 액들도 같이 빠져나오게 되는데, 이것을 '세포 간질액'이라고 한다. 쉽게 말해 피에 손가락 즙이 섞여 나올 수 있다는 것이다. 물론 전혀 안 짜고 피를 충분히 내는 게 정말 어렵다는 것은 진심으로 공감한다. 하지만 최대한 정확하게 측정하려면 손가락 끝을 세게 찔러 자연스럽게 나온 피로 검사해야 한다.

셋째, 같은 이유로 피가 안 나올까 봐 미리 손가락 끝으로 모아놓은 피로 측정하면 안 된다.

넷째, 땀이나 물기가 있어도 안 된다. 손을 씻고 나면 물기를 완전히 닦고 혈당을 측정해야 한다. 땀이나 물이 섞이면 희석되어 혈당 수치가 낮게 나온다.

다섯째, 알코올 솜으로 닦은 뒤 알코올이 완전히 마를 때까지 기다렸다가 측정한다. 생각보다 길게 느껴지겠지만, 지침에는 10초 정도 기다리라고 되어 있다.

혈당은 몸 상태에 따라 수치가 얼마든지 달라질 수 있다. 구토나 장염, 설사 등으로 탈수 상태가 되면 혈당 수치가 원래보다 높게 나올 수 있다. 그리고 추운 곳에서 혈당을 측정하면 실제보다 낮게 나올 수 있고, 반대로 너무 더운 곳에서 측정하면 실제보다 더 높게 나올 수 있다. 또 고지대에서 측정하면 산소 분압이 매우 낮아 실제 수치보다 높게 나올 수 있다. 이 외에도 빈혈이나 통풍, 고지혈증 등이 있으면 혈당 수치가 실제와 다르게 측정될 수 있다. 또 비타민C를 과량 복용하면 실제 혈당보다 수치가 높게 나올 수 있다(물론 이것은 간이 혈당계에서 그렇다는 것이다). 그게 뭐 그렇게 중요한 일인가 싶겠지만 「비타민C와 혈액 포도당 테스트의 간섭」이라는 논문[17] 내용을 보면 깜짝 놀랄 수도 있다.

한 여성 환자가 췌장암이 있어 고용량 비타민C 주사를 맞았다. 그러자 치료가 없던 날 222.7mg/dl이었던 이 환자의 혈당이 484.7mg/dl로 급격히 올라갔다. 혈당 수치가 높게 나오자 환자에게 고용량의 인슐린을 투여했다. 혈당 수치가 내려가지 않자 계속해서 인슐린을 고용량으로 투여했고, 그런데도 계속 혈당이 높게 측정되자 혈당 측정 과정에서 비타민C와의 간섭이 있는 게 아닐까 하는 의심이 들었다. 제대로 혈액 검사를 해 정맥혈 혈장으로 혈당을 측정하기 시작했다. 하지만 안타깝게도 환자는 이 검사 결과를 비교하기 전에 사망하고 말았다. 비타민C가 직접 혈당을 올린 것이 아니라, 실제 혈당은 정상인데 산화 방식의 검사 기계를 사용하다 보니 매우 강한 항산화 물질인 비타민C가 검사 방식인 산화를 방해해 기계가 오류를 일으킨 것이다.

그런 일이 어디 흔하겠느냐고 생각할 수 있지만, 우리나라에도 '메가 도스(megadose)'라고 해서 비타민C를 고용량으로 복용하는 경우가 많다. 그런 분들은 혈당이 잘못 측정될 수 있으므로 주의해야 한다.

이렇게 혈당이 잘못 측정될 수 있는 여러 가지 상황들을 임의로 고려해 혈당을 어림짐작으로 계산해가며 측정하면 안 되고, 올바른 방법으로 정확하게 측정해야 한다. 단 수치를 기록한 뒤 그 옆에 당시의 상태를 기록해두면 좋다. 예를 들어 탈수가 심한 상태였다면 '탈수가 된 상태에서 측정'이라고 기록해두었다가 병원에 가서 의사에게 보여주면 된다.

혈당을 측정할 때 기계에 의한 오류도 있을 수 있다. 그중 하나가 스트립을 잘못 관리해서 생기는 오류다. 스트립의 유통기한은 대개 2년이다. 하지만 일단 개봉하면 6개월밖에 안 된다. 6개월 내에서도 오류가 발생할 수 있으므로 가능하면 1개월에 한 통씩 사서 사용하도록 한다. 그리고 스트립을 직사광선에 노출하거나 고온다습한 곳에 두면 변형이 생겨 혈당이 정확하게 측정되지 않을 수 있으므로 그런 곳을 피해 보관하도록 한다.

또 하나는 기계 자체의 오류로 측정이 부정확해질 수 있다. 그래서 내가 사용하고 있는 기계가 정확하게 측정되고 있는지 확인이 필요한데, 방법이 있다. 국가에서 시행하는 무료 건강검진의 혈액 검사 항목에 혈당 검사가 포함되어 있다. 그래서 건강검진 시 피를 뽑을 때, 선생님에게 내 혈당기가 정확한지 확인하고 싶다고 미리 말을 하고 가져간 기계에 스트립을 꽂아 거기에다가 뽑은 피 한 방울을 달라고 하면 된다. 검진 후 받은 결과지와 그날 병원에서 측정한 결과를 비교해 그 차이가 15% 미만이면 기계에 문제가 없다고 보면 된다.

✚ 자가 혈당 측정 중 발생하는 문제들

혈당을 측정하다 보면 여러 가지 문제들이 생길 수 있다.

첫째, 손가락에서 피가 조금밖에 안 나오는 경우다. 이럴 때는 혈당 측정 전 손을 씻을 때 약간 뜨거운 물로 씻으면 혈액순환이 잘되어 피가 잘 나올 수 있다. 또는 손가락을 찌르기 전에 마사지를 해주는 것도 좋은 방법이다. 그리고 심장보다 손을 아래로 두고 바늘을 찌르면 피가 더 잘 나올 수 있다.

또 손가락을 테이블이나 단단한 면 위에 두어 채혈 시 움직이지 않도록 한다. 허공에 두고 손끝을 찌르면 무의식적으로 손을 피할 수 있기 때문이다. 그래도 잘 안 나오면 채혈기의 찌르는 깊이를 한 단계 증가시키도록 한다. 그뿐만 아니라 혈당 측정 때마다 반드시 새로운 바늘을 사용해야 한다. 간혹 이 바늘을 재활용하는 분들이 있는데, 매우 위험한 행동이다. 의사들이 당뇨병 환자들에게 주의사항을 알려줄 때 당연히 바늘을 재활용할 거라고는 생각하지 못하기 때문에 보통은 이런 설명을 잘 하지 않는다. 절대로 바늘을 재활용해서는 안 된다! 바늘 끝에 묻은 피가 굳어서 그로 인해 감염될 수도 있고, 또 바늘이 뭉툭해지면 찌를 때 통증이 더 심해지기도 한다.

둘째, 통증이 너무 심할 수 있다. 피는 잘 나오는데 통증이 심하면 위의 경우와는 반대로 채혈기의 찌르는 깊이를 한 단계 낮추면 된다. 그리고 앞서 설명한 대로 반드시 새 바늘을 사용하도록 하고, 채혈기나 바늘을 다른 종류로 바꿔보는 방법도 있다. 또 손가락 끝의 중앙보다 측면이 조금 둔하다는 이론이 있다(물론 내가 찔러봤을 때 큰 차이를 느끼지는 못했다). 손가락의 어떤 부위를 찌르면 통증이 덜한지에 대해 연구한 논문[18]에 따르면 손톱과 말단 손가락 관절 사이, 즉 우리가 옛날에 체했을 주로 따던 위치를 찌르면 통증도 덜하고 당 수치도 정확하다고 한다(이 또한 내가 찔러본 결과 역시 덜 아픈 느낌은 그다지 없었다).

손가락이 너무 아플 때는 팔이나 허벅지에서 채혈할 수도 있다. 하지만 혈당의 변화를 즉각적으로 알 수 있는 부위는 결국 손가락 끝이기 때문에 그에 비해 정확도가 떨어지는 팔이나 허벅지 채혈은 손가락 통증이 극심할 때나 부득이한 경우가 아니면 하지 않는 게 좋다. 채혈 시 한 손가락에서만 반복적으로 해야 할지 아니면 여러 손가락을 고루 바꿔가며 해야 할지도 많은 분이 궁금해하는 점이다. 어떤 손가락을 찌르든 상관없지만 한 손가락만 반복적으로 찌르면 굳은살로 인해 통증이 증가한다는 연구 보고가 있다.

의사들이 환자들에게 집에서 혈당을 측정해오라고 말은 쉽게 하지만 사실 집에서 규칙적으로 손가락 끝에 바늘을 찌르는 게 쉬운 일은 아니다. 그래서 혈당기를 몸에 이식하는 방법이나 소변으로 혈당을 측정하는 방법, 그리고 몸에 붙이거나 손가락을 넣어 측정하는 기술들이 연구개발 중이거나 이미 사용되고 있다. 실제로 여러 '스마트 워치'에 비침습 측정 기술들이 적용되고 있지만, 2021년 현재까지는 그 정확도가 식약처나 FDA를 통과할 정도는 아닌 것으로 보인다. 아마 조만간 가능하겠지만 이런 방법들이 완전히 상용화되기 전까지는 여전히 손가락 끝을 찔러 피를 내는 방법을 사용할 수밖에 없다.

마지막으로 당뇨병 환자들이 혈당을 측정할 때의 마음가짐에 대해 몇 가지 당부하고 싶은 게 있다.

첫째, 혈당 측정 검사에 일희일비하지 않는다. 혈당은 여러 변수에 따라 수치가 다르게 나타날 수도 있다. 수치에 집착하다 보면 오히려 스트레스를 받을 수 있다.

둘째, 자가 혈당 수치는 치료에 어느 정도 반영은 하지만 완전한 지표가 될 수는 없다. 그렇게까지 절대적이거나 정확한 검사가 아니라는 것이다. 다이어트를 할 때 몸무게를 측정하기도 하지만 자신의 몸을 촬영해 변화를 확인하기도 한다. 다이어트를 하는 사람들 사이에서는 이를 '눈바디'라고 하는데, 이것이 더 정확하기도 하다. 당뇨병 환자들에게는 이 눈바디에 해당하는 것이 바로 '당화혈색소'다. 당화혈색소에 대해서는 이어서 자세히 설명하도록 하겠다.

셋째, 당연하지만 정확하게 측정해야 한다. 혈당 측정에 대한 교육을 받지 않았거나, 권장하는 것보다 너무 자주 측정하거나, 제시간이 아닐 때 측정한 검사 수치는 의미가 없다.

어떤 사람에게는 자가 혈당 측정이 스트레스가 될 수도 있다. 2형 당뇨병 환자의 경우 매일 혈당 측정이 필요한가에 대해서는 여전히 주장이 엇갈린다. 우울증이나 불안장애에 빠져 오히려 해로울 수 있다는 연구 결과도 있다. 고혈압의 경우는 병원에서 재는 혈압보다 가정에서 측정하는 혈압의 중요성이 점점 더 커지고 있지만, 당뇨병은 반대로 자가 혈당 측정의 중요도가 점점 더 낮아지고 있다. 그렇다고 해서 자가 혈당 측정이 별로 중요하지 않다고 생각하면 절대 안 된다. 스트레스를 받지 말라는 말은 자가 혈당에 과하게 집착하는 환자들을 대상으로 하는 이야기일 뿐이다.

세 줄 요약

❶ 자가 혈당 측정은 당뇨병 환자의 혈당 조절과 저혈당 방지를 위해 필요하다.

❷ 손 씻기와 피를 억지로 쥐어짜지 않기 등 올바르게 혈당 측정하는 법을 익혀야 한다.

❸ 다만 자가 혈당 측정은 여러 가지 변수가 많아 치료에 온전하게 반영할 수 없다. 따라서 수치에 너무 집착할 필요는 없으며, 반드시 주기적으로 당화혈색소 검사를 해서 관리해야 한다.

당뇨병 환자에게
가장 중요한 수치,
당화혈색소

당뇨병 환자에게 가장 중요한 당화혈색소 수치. 그 1% 차이에 의해 당
뇨병 환자의 인생이 결정된다. 당뇨병 환자들이 신경 써야 하는 수치
중 가장 중요한 당화혈색소에 대해 자세히 알아보자.

✚ 당뇨병 환자들의 성적표, 당화혈색소

고혈압 환자는 혈압 수치만 잘 관리하면 되지만 당뇨병 환자는 신경 써
야 할 기본 수치만도 세 가지나 된다. 공복혈당과 식후혈당, 그리고 병
원에서 하는 혈액 검사인 당화혈색소다. 이 세 가지 중 가장 중요한 수
치를 꼽으라면 단연코 당화혈색소다. 이 당화혈색소 수치의 1% 차이만
으로도 이후의 경과가 크게 달라질 수 있기 때문이다.

　미국, 일본, 영국의 대규모 당뇨병 연구 결과를 보면 당화혈색소 수
치가 9%에서 7%로 떨어졌을 때 실명 위험이 있는 당뇨망막병증이 미
국에서는 76%, 일본에서는 69% 감소했고, 영국에서는 당화혈색소가

8%에서 7%로 1% 포인트만 떨어져도 17~21% 감소하는 결과가 나타났다. 또한 투석의 위험이 있는 당뇨콩팥병증은 미국에서는 54%, 일본에서는 70% 감소했다. 당뇨신경병증은 미국의 연구 결과 무려 60%나 감소했으며, 뇌졸중이나 심근경색 같은 대혈관 합병증은 미국에서 57%, 영국에서는 (1% 포인트만 떨어져도) 16% 감소했다. 이런 연구 결과만 보더라도 당화혈색소 수치의 중요성을 알 수 있다.

그렇다면 당화혈색소란 대체 무엇일까? 이를 알아보려면 먼저 혈색소가 무엇인지부터 알아야 한다. 혈색소는 피의 색소를 말하며, 우리가 많이 들어본 헤모글로빈(hemoglobin)이 바로 혈색소다. (정확한 표현은 아니지만) 이해하기 쉽게 '헤모글로빈은 적혈구'라고 생각하면 된다. 우리 몸의 혈액에는 물과 적혈구, 백혈구들이 떠다닌다. 피가 빨갛게 보이는 것은 적혈구 때문이며, 혈액에서 적혈구를 뺀 혈장은 전혀 빨간색이 아니다. 정확히는 적혈구가 아니라 이 적혈구 안에 빨갛게 보이는 색소 성분인 헤모글로빈 때문이며, 바로 이를 혈색소라고 한다.

당화혈색소는 이 혈색소가 당화(糖化)되었다는 뜻이다. 쉽게 말해 혈액 안에 있는 혈색소가 당에 절었다는 뜻으로, 적혈구(혈색소)를 매실에 비교하면 이해가 쉬울 것 같다. 매실을 설탕물에 오래 담가두면 이 매실들이 설탕물에 절어 매실청이 된다. 이 매실청이 바로 당화혈색소다. 그런데 자세히 보면 당화혈색소 수치의 단위가 퍼센트(%)인 것을 알 수 있다. 즉, 혈색소 대비 당화혈색소의 비율을 나타낸 것이다. 예를 들어 내 몸 안에 매실이 100개 있는데 그중 6개가 매실청이라면 내 당화혈색소 수치는 6%가 되는 것이다.

당화혈색소는 보통 3개월마다 검사한다. 그 이유는 한 번 설탕물에 절은 매실은 깨끗한 물에 넣어두어도 처음의 매실로 돌아가지 않는 것처럼 한 번 당화된 혈색소는 당 조절을 철저하게 해 피를 맑게 해도 깨끗한 혈색소로 잘 돌아가지 않기 때문이다. 당화된 혈색소의 수명은 3개월 정도이며, 따라서 3개월이 지나야만 새 혈색소가 생성되어 당화혈색소가 의미 있게 변하기 때문이다. 그러므로 3개월마다 검사를 해야 지난 3개월간의 평균 혈당을 유추할 수 있다.

당뇨병 환자의 경우에는 하루 동안에도 혈당 수치가 엄청나게 큰 폭으로 오르내리기 때문에 3개월간의 혈당 수치를 확인하는 것은 매우 중요하다. 병원에서 혈당 측정을 했는데 $80mg/dl$가 나왔다고 해보자. 그러면 의사는 (만약 당화혈색소라는 검사가 없어 혈당만 봐야 한다면) 환자에게 당 조절이 아주 잘 되었으니 약을 줄여보자고 할 것이다. 그런데 실제로는 평소 엄청 고혈당이 유지되던 환자이며 그때 잠깐 저혈당이 왔던 것일 수도 있다. 그럼 치료가 산으로 가는 것이다. 또 반대 상황에서는 의사가 당뇨약을 증량할 수도 있다. 이쪽은 훨씬 위험해서 산으로 가는 정도가 아니라 저혈당으로 환자가 사망에 이를 수도 있다.

이렇게 하루에도 혈당 변화가 매우 극심해서 병원에서 특정한 시점에 측정한 혈당 검사는 (고혈압 환자의 현장 혈압 검사와 비교하면) 그 가치가 상당히 떨어진다. 반면 당화혈색소는 그 비율이 쉽게 변하지 않아서 지난 3개월간의 평균 혈당을 어느 정도 확인할 수 있고, 진료에서도 매우 신뢰할 수 있는 강력한 지표가 된다.

당뇨병 환자들에게 있어서 당화혈색소 수치는 3개월마다 받는 일종의 성적표와 같다. 그래서인지 환자 중에는 당화혈색소 검사하기 하루 이틀 전부터 갑자기 운동하고 음식 조절을 하는 등 급하게 관리를 하고 병원에 가는 경우가 있다. 여기서 분명하게 말하지만 당화혈색소는 절대 벼락치기가 통하지 않는다. 이는 자동차 주행거리와 비슷하다. 정비소에 가서 주행거리를 측정한다고 해보자. 지난 3개월 동안 3,000km를 주행했는데, 검사 하루 전날 운행을 안 하고 정비소에 간다고 해서 주행거리가 줄어들지 않는 것과 같다. 또 같은 이유로 검사를 공복에 하건 식후에 하건 거의 차이가 없다.

당화혈색소와 지난 3개월간의 혈당은 아래 도표처럼 매치된다. 예를 들어 당화혈색소가 6%이면 지난 3개월간 평균 혈당이 126mg/dl 정도로 조절되었다고 보면 된다. 당화혈색소는 이렇게 당뇨병 환자의 지난 3개월간의 치료 성적표가 되기도 하고, 또 이를 통해 당뇨병 조기

당화혈색소와 평균 혈당의 관계

당화혈색소(%)	평균 혈당	
	mg/dL	mmol/L
5	97	5.4
6	126	7.0
7	154	8.6
8	183	10.2
9	212	11.8
10	240	13.4
11	269	14.9
12	298	16.5

선별 검사와 당뇨병 진단도 한다. 진단, 추적 검사, 선별 검사가 모두 이 검사 하나로 가능하다. 단언컨대 당뇨병 환자들에게 있어서 가장 중요한 단 하나의 수치가 당화혈색소라는 것에 동의하지 않을 내과 의사는 없을 것이다.

그렇다면 당화혈색소의 정상 수치는 과연 얼마일까? 한국당뇨병학회에서는 당화혈색소의 목표를 6.5%로 잡고 있다. 이때 '목표'라는 표현은 '정상'과는 다르다. 예를 들어 당뇨병 환자인데 당화혈색소가 6.2% 나왔다면 이 사람은 정상일까? 당화혈색소의 목표치는 6.5%이지만 정상 수치는 5.7% 미만이기 때문에 목표 수준에는 도달했더라도 당뇨병약을 끊을 정도로 치료가 끝났다고 볼 수는 없다.

그럼 당화혈색소가 5.5% 나왔다고 해보자. 그러면 당뇨병 치료가 끝난 것일까? 위에서도 설명했듯이 당화혈색소 외에 공복혈당과 식후혈당도 체크해야 한다. 당화혈색소를 심지어 5.5%까지 낮췄어도 공복혈당과 식후혈당이 조절되지 않으면 치료가 아직은 완벽하지 않다고 봐야 한다.

당화혈색소 5.5%, 공복혈당은 $90mg/dl$, 식후혈당은 $130mg/dl$ 정도로 조절되었다면 당뇨병 치료가 끝난 것일까? 미안하지만 그것도 아니다. 이 세 가지가 다 조절되었다는 것은 생활습관 교정을 엄격하게 준수했다는 의미일 것이다. 철저하게 관리해 완벽한 몸 상태를 만들었어도 당뇨병의 소인이 없어진 게 아니므로, 생활습관 교정을 꾸준히 준수하지 않으면 다시 혈당이 오르게 된다. 다만 지금 완벽하게 당이 조절되고 있는 것뿐이다. 이럴 때가 의학이 더없이 무력해지는 순간이며,

당뇨병 환자로서는 절망감을 느낄 수밖에 없는 상황이다.

그러면 도대체 그 빌어먹을 (2형) 당뇨병의 소인은 무엇일까? 고혈압과 마찬가지로 유전, 노화, 생활습관이다. 그런데 당뇨병은 고혈압보다 유전과의 연관성이 훨씬 깊다. 속상하게도 이 유전이라는 소인은 사라지지 않는다. 따라서 다시 태어나지 않는 이상은 약을 끊고 당화혈색소를 5.7% 미만으로 낮추고 공복혈당과 식후혈당까지 완벽하게 조절했다 하더라도 평생 당 관리를 하며 살 수밖에 없다.

✚ 당화혈색소의 3가지 문제점

당화혈색소에도 문제점이 전혀 없지는 않다. 세 가지 문제점에 대해 알아보자. 첫째, 검사 결과가 부정확하게 나오는 경우가 있다. 혈색소를 통해 검사하는 방법이기 때문에 혈색소가 병들면 검사 결과가 부정확하다. 혈색소의 질병 중 가장 흔한 것이 바로 빈혈이다. 빈혈이나 임신, 신기능 저하일 때는 당화혈색소 검사 결과가 실제보다 낮게 나올 수 있고, 고령자나 흑인, 철결핍성빈혈일 때는 실제보다 높게 나올 수 있다. 그래서 빈혈이 심하면 당화혈색소 대신 프룩토사민(fructosamine)이나 당화알부민(glycated albumin)이라는 검사를 하기도 한다.

둘째, 당화혈색소는 평균을 나타내므로 세부 당 지수를 모른다. 자동차의 주행거리를 3개월마다 측정한다고 가정해보자. 3개월 동안 매일 출퇴근만 한 사람의 총 주행거리가 3,000km라고 해보자. 반면 1개월 동안 3,000km 장거리 운행을 하고, 남은 2개월 동안은 운행하지 않은 차의 총 주행거리도 3,000km다.

마찬가지로 꾸준히 당이 150mg/dl 정도로 조절된 사람과, 50mg/dl로 떨어졌다가 250mg/dl가 넘게 올라갔다가 하면서 저혈당과 고혈당이 널뛰기하듯 반복된 사람은 당화혈색소가 비슷하게 나올 수 있다. 하지만 평균적으로 150mg/dl인 사람이 당 조절이 잘된 것이지, 저혈당과 고혈당이 반복된 사람은 당 조절이 안 된 것이다. 그래서 당화혈색소 외에 공복혈당과 식후혈당도 꼭 함께 체크해야 한다.

셋째, 3개월이 지나야 한다는 단점이 있다. 예를 들어 혈당이 심하게 높아서 약을 세게 처방하고 그에 따른 단기간의 변화를 속히 확인하고자 할 때 당화혈색소로는 불가능하다. 3개월을 기다려야 하기 때문이다. 그래서 좀 더 빨리 변하는 프룩토사민이나 당화알부민 검사를 대안으로 하기도 한다.

당화혈색소에 이런 문제점이 있기는 하지만 이는 어디까지나 의사들이 주의 깊게 인지해야 하는 부분이며, 환자는 반드시 해야 하는 아주 중요한 검사로 알고 있어야 한다. 물론 혈압만 측정하면 되는 고혈압 환자와 비교하면 당뇨병 환자는 병원에 갈 때마다 바늘로 찔러 혈당을 측정하고 3개월마다 혈액 검사까지 해야 한다는 게 좀 억울할 수도 있다. 하지만 진료지침에 보면 당뇨병 환자들은 당화혈색소가 굉장히 안정적으로 조절되면 6개월에 한 번씩 측정하는 것을 고려하고, 그게 아니라면 반드시 3개월마다 측정하라고 되어 있다. 심지어 임신이나 최근 혈당 변화의 폭이 크다거나 약을 바꿨다거나 하는 특수한 경우에는 3개월보다 더 빨리 측정하라고 되어 있다.

따라서 본인이 당뇨병으로 다니고 있는 병원에서 3개월에 한 번씩 혈액 검사를 하라고 한다면 그 병원은 치료 관리를 잘하고 있는 곳이다. 당화혈색소를 자주 측정한 환자와 그렇지 않은 환자를 비교했을 때 전자가 당 조절이 훨씬 잘되기 때문이다. 심지어 당화혈색소를 자주 측정하라는 말을 들은 것만으로도 그 말을 듣지 못한 환자에 비해 당 조절이 훨씬 더 잘되었다. 검사를 실제로 자주 하는 것은 말할 것도 없고, 검사를 자주 하라고 단지 '말'만 하더라도 조절이 더 잘되는 것이다. 그래서 의사가 환자에게 당화혈색소 측정 이야기를 수만 번 강조해도 이는 결코 지나치지 않다.

좀 슬프고 충격적인 자료를 소개하도록 하겠다. 한국 건강보험심사평가원의 자료를 바탕으로 당뇨병 환자들을 분석한 결과 당화혈색소를 1년에 한 번이라도 측정한 사람의 비율이 39.4%밖에 되지 않았다. 3개월에 한 번(1년에 네 번)은커녕 1년에 한 번이라도 측정한 사람이 40%에도 못 미친다. 절반 이상은 1년에 한 번도 측정하지 않는다는 뜻이다. 그뿐만 아니라 당뇨병 환자 10명 가운데 8명은 당화혈색소에 대해 아예 모르고 있고, 당화혈색소를 인지하고 있는 20% 중에서도 정상 수치를 제대로 알고 있는 경우는 34%에 불과하다. 즉 전체 당뇨병 환자 중에서 당화혈색소 정상 수치를 알고 있는 경우는 6%밖에 안 된다는 것이다. 이런 수치가 나왔다는 것은 환자의 당뇨 교육이 제대로 이루어지지 않고 있다는 측면에서 환자, (나를 포함한) 의사, 학회, 정부 모두 반성해야 한다.

환자들 중 자신이 앓고 있는 병에 대해 자세히 알려고는 하지 않고 그저 낫기만을 바라는 경우가 있다. 이해되는 측면도 있지만, 사실 병은 알려고 하지 않으면 좋아지기가 힘들다. 당뇨병 환자라면 특히 이 당화혈색소에 대해서는 반드시 알고 있어야 한다. 당뇨병 환자에게 가장 중요한 당화혈색소 목표 수치는 6.5%다. 꼭 기억하자.

세 줄 요약

❶ 당화혈색소는 혈색소 대비 당화된 혈색소의 비율을 뜻하며, 지난 3개월간의 평균 혈당을 알 수 있는 수치다.

❷ 당화혈색소는 당뇨의 진단과 조기 검진에 사용되며, 특히 당뇨병 환자의 치료 경과에 가장 유용한 검사 지표다.

❸ 검사를 자주 할수록 당 조절이 더 잘되었으며, 따라서 당뇨병 환자라면 반드시 3개월마다 당화혈색소 검사를 해야 한다.

이런 증상이면
당신도 의심하라

당뇨병은 즉각적으로 분명한 증상이 나타나는 병이 아니다. 그래서 혹시 내가 당뇨병인데도 모르고 있는 것이 아닐까 하는 걱정을 하는 분들이 많다. 놓치기 쉬운 당뇨병의 증상으로는 어떤 것들이 있을까?

✚ 당뇨병의 주요 증상들

당뇨병의 가장 대표적인 3대 증상은 다음(多飮), 다뇨(多尿), 다식(多食)이다. 혈관 안에 당이 폭발할 것처럼 꽉 차면 저절로 배출되게 되는데, 당이 콩팥으로 배출될 때는 자기 혼자 나가지 않고 물을 끌고 나가기 때문에 소변이 많이 나오게 된다. 그리고 소변을 많이 보면 갈증이 나므로 물을 많이 마시게 된다. 또한 혈관에는 당이 넘쳐나지만 각 장기에는 당이 부족해지니 먹어도 먹어도 배가 고프다고 느껴지는데, 이것이 바로 다식 증상이다.

또 다른 증상으로는 체중감소가 있다. 당뇨병이 생기면 혈관에만 당이 쌓일 뿐 우리 몸에 필요한 당을 제대로 공급받지 못해 먹어도 먹어도 오히려 살이 빠진다(물론 이것은 당뇨병이 심해서 증상이 나타날 정도가 되었을 때의 이야기다). 보통 다음, 다뇨, 다식에 이 체중감소를 포함해 4대 증상으로 부른다. 그리고 각 세포가 에너지를 공급받지 못한 것과 다뇨로 인한 탈수가 더해져 피로감을 크게 느끼게 된다.

40세 전후로 갑자기 목이 자주 마르고, 소변량이 늘어 자주 보게 되고, 배가 자주 고파 많이 먹게 되고, 아무리 먹어도 체중이 감소하고 쉽게 피로해지는 4대 증상이 나타나면 당뇨병을 강력히 의심해봐야 한다.

이외에도 쉽게 놓칠 수 있는 증상들이 있는데, 먼저 눈이 침침해지는 증상이다. 눈은 뇌처럼 포도당을 주로 사용한다. 그래서 눈이 포도당을 제대로 공급받지 못하면 침침하고 시력이 흐려진다.

병원에 와서 당뇨병을 처음 진단받는 분들 중에는 본인이 인지하지 못한 상태로 당뇨병을 앓은 지 평균 5~6년 된 경우가 많은데, 이런 경우 당뇨병 합병증으로 인해 이미 망막에 문제가 생겼을 수 있다. 이를 당뇨망막병증이라고 하며, 당뇨병 진단 시 20%가 이미 이 병을 가지고 있다. 그래서 당뇨병 초기 증상으로 눈이 침침하거나 시력이 흐린 게 포도당 공급이 원활하지 않아 발생하는 일시적인 증상일 수도 있지만, 불행히도 이미 합병증이 온 것일 수도 있다.

잘 알려지지 않은 당뇨병 증상 가운데 또 하나는 심한 치주염이다. 당뇨병 자체가 치주염을 더 많이 발생시키는 것은 아니지만, 치주염의 증상을 더 심각하게 만들 수 있다. 따라서 치주염이 유독 심해지고 잘 낫지 않는다면 당뇨병을 의심해볼 필요가 있다. 반면 거꾸로 잇몸병(치주 질환)이 당뇨병을 일으키는 것과 관련이 있다는 가설도 있다.[19] 항생제를 사용해 잇몸 감염을 제거하면 당화혈색소가 감소하거나 인슐린 요구량이 감소하는 현상이 일어나기도 하는데, 이것이 바로 가설을 뒷받침하는 증거라는 주장이다.

당뇨병이 피부에도 증상을 일으킬 수 있는데, 이것을 당뇨피부병증이라고 한다. 건조하거나 가렵고 습진과 무좀이 유독 잘 생기거나, 잘 안 낫는다면 당뇨병을 의심해볼 수 있다. 구글에서 당뇨피부병증을 검색하면('diabetic dermopathy'로 검색) 주로 다리에 붉거나 까만 얼룩 같은 패치들이 생긴 사진들을 볼 수 있다. 당뇨병으로 인한 피부병증의 전형적인 증상이다. 하지만 당뇨병이 있다고 해서 무조건 이런 증상이 나타나는 것은 아니다.

거품뇨도 당뇨병 증상 가운데 하나다. 따라서 소변의 거품이 잘 안 없어지거나 근래 들어 유독 거품이 많이 나거나 하면 꼭 당뇨병을 의심해서가 아니더라도 가까운 병원에서 소변 검사를 받아보는 것이 좋다. '소변으로 빠져나오는 당[尿糖]'이 끈적끈적하기 때문에 거품을 일으킬 수 있다. 또 당뇨병 합병증인 당뇨병성신증이 생기면 콩팥이 손상되어 사구체가 망가지면서 단백질이 빠져나와 단백뇨가 생기는데, 이 단백뇨가 거품을 만들기도 한다. 앞서 설명한 대표적인 증상들에 더해 이렇게 소변에 거품이 난다거나 하면 고민하지 말고 병원에 가서 소변 검사와 당뇨병 검사를 하도록 한다.

또 다른 증상으로는 다리 저림이 생길 수 있다. 거듭 말하지만 당뇨병을 진단받을 당시 이미 합병증이 있는 경우가 생각보다 많은데, 이렇게 다리가 시리고 저린 신경병증이 나타나는 환자들이 8%나 된다. 그리고 남성의 경우에는 발기 부전이 생길 수 있다. 이외에도 극히 드문 증상으로는 과호흡이 있는데, 과호흡은 당 조절이 매우 불량해 중환자실에 갈 정도의 상황일 때 생기는 아주 드문 증상으로 주로 1형 당뇨병 환자에게서 나타난다. 본인에게 지금까지 설명한 당뇨병 증상들이 몇 가지 있는 것 같다 싶으면 주저하지 말고 병원에 가서 검사를 받아보자.

✚ 내과 의사가 말하는 당뇨병의 진짜 증상

앞서 여러 증상을 말했지만 내과 의사로서 현장에서 직접 목격하는 당뇨병의 진짜 증상이 따로 있다. 바로 '무증상'이다. 최근 병원을 찾는 당뇨병 환자 중에는 사실상 증상이 없는 경우가 대부분이라는 것을 아마 모든 의사가 공감할 것이다.

이렇게 증상이 없는 당뇨병 환자가 늘어난 첫 번째 이유는 의료 서비스 접근이 쉬워졌기 때문이다. 1970년대만 해도 동네에 병원이 한두 곳 있을까 말까 했지만 지금은 집 앞에만 나가면 병원이 널려 있다. 두 번째 이유는 혈당계가 널리 보급되었기 때문이다. 누구든 자가 혈당을 아주 손쉽게 측정할 수 있는 환경이 된 것이다. 세 번째 이유는 국가검진이 적극적으로 실시되고 있기 때문이다. 40세 이후로는 누구든 2년마다 건강검진을 할 수 있고 여기에는 공복혈당 검사가 포함되어 있다. 이런 이유로 증상이 나타나기 이전에 당뇨병이 진단되는 셈이다.

우리나라에서 이 무증상 당뇨병은 임상적으로 아주 중요한 의미가 있다. (조기에는) 자각 증상이 없으므로 더더욱 당뇨병을 의심하기 힘들다. 지금은 당뇨병의 대표적 증상인 다음, 다뇨, 다식이 생긴 뒤 당뇨병이 의심되어 그때야 병원에 가는 시대가 아니라는 것이다. 내가 당뇨병이 생길지 안 생길지를 미리 확인해야 하는 시대다. 그래서 무증상일 때 당뇨병으로 발전할 가능성을 예측할 수 있는 방법에 대해 알아두면 도움이 된다(1장 참고).

세 줄 요약

❶ 당뇨병의 가장 흔한 전형적인 증상은 다음, 다뇨, 다식과 체중감소, 피로감 등이다.

❷ 그 외에 간과하기 쉬운 증상들로는 시야 흐림, 중증 치주염, 피부 질환, 거품뇨, 다리 저림, 발기 부전, 과호흡 등이 있다.

❸ 최근에는 무증상 당뇨병 환자들이 급속도로 증가해 무증상이 가장 흔해졌다. 따라서 증상이 없는 시기에 당뇨병을 조기 발견하거나 예측하는 것이 중요해졌다.

죽을 때까지
챙겨야 하는
11가지 수칙

진단받을 때 환자의 표정이 몹시 어두워지는 병 중 하나가 당뇨병이다. 평생 약을 먹어야 하고 식이조절을 해야 한다는 것도 있겠지만, 합병증의 위험이 늘 도사리고 있다는 불안감 때문일 것이다. 당뇨병 합병증은 뇌경색, 심근경색, 실명(망막병증), 하지 절단(당뇨발), 투석(신부전) 등 종류도 다양하고 병의 심각성도 무시무시하다. 그런 만큼 당뇨병 환자들이 챙겨야 할 수칙도 많다. 당뇨병은 환자와 의사가 함께 극복해나가야 하는 병이다.

✚ 당뇨병 판정을 받은 날부터 챙겨야 하는 수칙

당뇨병 판정을 받은 환자는 그날부터 챙겨야 할 것들이 많다. 무려 열한 가지나 되는데 혈당, 당화혈색소, 혈압, 콜레스테롤, 단백뇨, 눈, 감각, 발, 아스피린, 예방 접종, 암 검진이다.

첫째, 자가 혈당은 3장 앞부분에서 이미 자세하게 설명했듯이 1형 당뇨병과 2형 당뇨병 중 인슐린을 맞는 경우는 하루에 3회 이상 측정해야 한다. 약만 먹는 2형 당뇨병 환자는 하루에 1~2회 측정하게 되어 있지만, 1개월에 한 번 병원에 갈 때 공복혈당과 식후혈당을 측정한 기록을 가져가야 하므로 적어도 2회는 측정하는 것이 좋다. 대부분의 당뇨병 환자들이 혈당을 하루에 한 번, 그것도 공복혈당만 측정하고 있다. 문제는 공복혈당 수치만 보고 자신의 혈당이 잘 조절되고 있다고 착각한다는 것이다. 이 책을 읽는 독자들에게 다시 한번 강조하지만, 반드시 공복혈당과 식후혈당 둘 다 재야 한다는 것을 잊지 말자!

둘째는 당화혈색소다. 당화혈색소가 6.5% 미만이면 (물론 상황에 따라 매우 다르지만 보통은) 3~6개월에 한 번씩 측정하면 되고, 6.5% 이상이면 3개월마다 측정해야 한다. 앞서 말한 대로 당뇨병 환자의 가장 중요한 수치는 당화혈색소다.

셋째는 혈압이다. 혈압은 누구에게나 중요하지만, 당뇨병 환자에게는 특히 더 중요하다. 고혈압과 당뇨병은 둘 다 성인병으로 유전, 노화, 생활습관이라는 공통의 원리를 가지고 있어서 당뇨병이 생길 위험이 큰 사람은 고혈압이 될 위험 또한 크다. 대한당뇨병학회 진료지침에는 "당뇨병 환자는 병원 방문 시마다 혈압을 측정하고, 목표 혈압은 140/85mmHg 미만"이라고 되어 있다. 일반적으로 고혈압 치료 목표가 140/90mmHg 미만인 것과 비교하면 이완기 혈압이 5mmHg 더 낮다. 당뇨병이 있고 고혈압이 있으면, 비당뇨인이 고혈압만 있는 경우보다 손상이 훨씬 심하기 때문이다. 그래서 더 엄격하게 관리해야 하며, 혈압이 140/85$mmHg$가 넘으면 '즉각적으로' 약물치료를 시행해야 한다. 이런 당뇨병 환자의 혈압약으로 쓰이는 1차 약제는 단백뇨약으로도 쓰이는 ACEi, ARB이다. 특히 2021년 당뇨병 진료지침에서는 관상동맥 질환을 동반한 당뇨병 환자에게는 이 약제 사용을 권고하도록 다시 강조하고 있다.

넷째는 콜레스테롤이다. 콜레스테롤 역시 당뇨병 환자에게는 더더욱 중요한데, 당뇨병과 콜레스테롤이 강한 시너지를 일으키기 때문이다.

다음 그래프는 당뇨병이 없는 사람과 당뇨병이 있는 사람의 심혈관 사망률을 비교한 것이다. 당뇨병이 없는 사람의 혈청 콜레스테롤 수치가 300mg/dl를 넘을 때와 당뇨병이 있는 사람의 혈청 콜레스테롤 수치가 180mg/dl일 때를 비교해보면 콜레스테롤이 별로 높지 않아도 당뇨병이 있는 쪽이 사망률이 훨씬 높은 것을 알 수 있다. 즉 당뇨병이 있을 때는 콜레스테롤이 조금만 높아도 당뇨병이 없는 사람보다 훨씬 위험하다는 것이다. 심지어 당뇨병이 있을 때 콜레스테롤 수치까지 높으면 사망률은 급격하게 상승한다. 따라서 당뇨병 환자는 혈청 지질 검사를 매년 1회 이상, 즉 최소 1년에 한 번은 하는 게 좋다.

아무 질환이 없는 사람들은 콜레스테롤 수치를 160mg/dl 이하로 낮추면 되지만, 당뇨병 환자는 100mg/dl 미만으로 낮춰야 하며, 100mg/dl 이상이면 약을 먹어야 한다. 그리고 심혈관 질환 고위험군이면 당뇨병

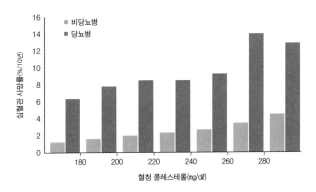

심혈관 질환 사망률과 콜레스테롤·당뇨병의 상관관계

이 없을 때는 콜레스테롤 수치가 $130mg/dl$ 미만이어야 하지만, 당뇨병 환자의 경우에는 $70mg/dl$ 미만으로 유지해야 한다. 즉 당뇨병이 있는 것만으로도 (위험도에 상관없이) 최소한 비당뇨인에 비해 $60mg/dl$를 추가로 더 낮춰야 한다.

당뇨병 환자의 이상지질혈증에는 스타틴을 1차 약제로 사용한다 (물론 당뇨병이 없어도 1차 약제는 스타틴이다). 유독 스타틴에 대해서는 인터넷상에서 마치 먹으면 안 될 것 같은 약으로 묘사된 각종 음모론(마치 '코로나19 백신'에 대한 허위 주장과도 같다)이 많은데, 스타틴은 나 역시 현재 복용하고 있을 정도로 매우 안전하고 효과 좋은 약이다. 그런데도 온라인상에서는 심각할 정도의 부정적인 주장들이 난무하고 있다. 대한당뇨병학회 진료지침에도 당뇨병 환자의 스타틴 사용 시 사망률 감소가 언급되어 있을 정도로 스타틴은 많은 당뇨병 환자의 심혈관 사망률을 줄여주는 약이다(4장 참고).

여기까지는 여러 가지 수치와 관련해 당뇨병 환자들이 지켜야 할 수칙이었다. 다음은 합병증과 관련해 지켜야 할 수칙들이다.

✚ 당뇨병 합병증에 따라 지켜야 할 수칙

다섯째는 단백뇨다. 단백뇨 검사는 당뇨병으로 인한 콩팥의 손상 여부를 가장 (오히려 혈액 검사보다 더) 확실하게 판단할 수 있는 검사다. 최소 1년마다 해야 한다.

여섯째는 눈이다. 당뇨병으로 망막병증이 생길 수 있다. 콩팥도 그렇지만 눈 입장에서도 가장 해로운 것이 당뇨병이다. 이 합병증을 예방하고 억제하기 위해서는 혈당과 혈압 조절 관리를 잘해야 하며, 그것보다 더 중요한 것이 안과를 가는 것이다. 만약 망막 검사가 정상 소견을 보이면 2년에 한 번씩 안과를 방문하도록 한다.

일곱째는 감각 검사다. 당뇨병이 눈과 콩팥을 망가뜨리기도 하지만 가장 흔하고 먼저 오는 합병증은 발이 저리는 당뇨병성 신경병증이다. 당뇨병 환자들은 1년에 한 번 신경과에 가서 10g 모노필라멘트 검사, 진동 감각 검사, 발목 반사 검사를 해야 한다.

여덟째는 발 검사다. 1년에 한 번 의사가 발을 관찰하고 족부 동맥을 평가해야 한다. 그리고 위팔 동맥 대비 하지동맥의 혈압을 확인하는 ABI(발목 위팔 지수) 검사도 1년에 한 번씩 해야 한다. 팔 위와 발목에 초음파를 대고 맥박을 측정해 혈류량을 체크하는 검사다. 하지동맥이 팔

동맥에 비해 90% 이하면 하지동맥 협착이 의심되기 때문에 하지동맥 혈관 검사를 고려해야 한다. ABI 검사는 50세 이상의 당뇨병 환자라면 무조건 해야 한다. 50세 미만이라도 다른 말초동맥 질환 위험인자, 즉 흡연이나 고혈압, 고지혈증 그리고 당뇨병을 앓은 지 10년 이상 된 경우에는 검사해야 한다. ABI 검사 결과 양성(0.9 이하)인 환자는 추가적인 혈관 검사를 해야 하고, 그 결과에 따라 운동과 약물치료, 수술까지도 고려해야 한다.

ABI 검사는 병원에서 해야 하지만, 발 관찰과 하지동맥 측정은 집에서도 가능하다. 발목 안쪽 복사뼈 뒤로 '뒤 정강(후경골) 동맥'을 촉진하고, 또 발등의 첫 번째 발가락과 두 번째 발가락 사이의 '발등(족배) 동맥'을 촉진하면 된다. 집에서 이 2개의 동맥을 가끔 관찰하면 된다. 원칙은 병원에서 주치의가 1년에 한 번씩 환자의 발에 상처가 있는지를 눈으로 관찰하고 족부 동맥 2개를 촉진하는 검사를 해야 하는 것이 지침이다.

아홉째는 대혈관 합병증 관리다. 아스피린은 당뇨병으로 인한 대혈관 합병증(뇌경색이나 심근경색)을 예방하기 위한 약이다. 이런 합병증을 확인할 방법이 있다. 먼저 'http://www.cvriskcalculator.com'으로 접속하면 'Heart Risk Calculator'라고 해서 심혈관 질환의 위험도를 체크해볼 수 있다. 이곳에 자신의 나이, 콜레스테롤 수치, 혈압 수치, 혈압약과 당뇨병약 복용 여부, 흡연 여부 등을 입력하면 심혈관 질환 위험도가 계산된다. 위험도가 10%가 넘으면 아스피린 복용을 고려해야 하고, 10% 미만이면 (심근경색, 뇌경색 환자가 아닌 이상) 아스피린을 복용하지 않는 것을 권한다. 다만 최근에는 1차 예방(심혈관 질환이 없는 상태에서 예방하는 것) 목적으로는 아스피린을 추천하지 않는 방향으로 지침이 변경되는 추세다. 대혈관 합병증 여부를 알 수 있는 또 하나의 방법으로는 경동맥 초음파 검사가 있다. 검사 결과 경동맥 두께가 두꺼우면 심혈관 위험도가 높다고 볼 수 있다.

열째는 예방 접종이다. 당뇨병 환자는 특히 세 가지 질환, 즉 '독감'과 '폐렴', 그리고 '코로나19'(2021년 지침부터 새로 추가)에 대한 예방 접종을 철저히 해야 한다. 당뇨병 관리의 백신 접종 지침은 당뇨병 환자가 매년 독감 백신 접종을 하도록 권고한다. 당뇨병 환자가 독감이 더 자주 걸리는 것은 아니지만, 독감에 걸렸을 때 일반인보다 중증도가 여섯 배 이상 증가하기 때문이다. 코로나19 사태를 보면 당뇨병 등의 기저 질환이 사망률을 높이는 것을 쉽게 이해할 수 있을 것이다. 폐렴도 마찬가지다. 당뇨병 환자가 폐렴에 걸리면 패혈증이나 뇌수막염, 신부전 등의 중증 합병증 발생 위험이 크기 때문에 반드시 접종해야 한다. 폐렴은 매년 접종하는 것이 아니라, 전 국민이 만 65세에 맞는 '23가 다당질 백신'에 더불어 '13가 단백결합 백신' 1회만 추가 접종하면 된다.

2021년부터는 내원하는 환자들이 '내가 당뇨가 있는데 코로나19 백신을 맞아도 되냐'는 질문을 정말 많이 한다. 2021년 8월 기준으로 사용 중인 백신(mRNA 백신, 바이러스벡터 백신, 단백질합성 백신, 불활성화 백신)은 대부분 당뇨병을 포함해 다양한 만성질환을 가진 피험자를 임상 연구에 포함했으며, 이런 만성질환을 가진 피험자에게서 유효성이나 안전성의 다른 양상이 나타나지는 않았다. 즉 당뇨병이 있다고 백신이 더 위험하다는 증거는 없다. 하지만 코로나19 감염 시 당뇨병 환자의 중증 진행률이나 사망률은 명백히 증가한다. 다시 말해 당뇨병과 백신은 상관이 없는데 당뇨병과 코로나는 매우 상관이 크다는 뜻이다. 따라서 2021년 새로운 당뇨병 진료지침에서는 당뇨병 환자에게 코로나19 백신 접종을 적극적으로 시행하도록 명시하고 있다.

마지막으로 암 검진이다. 안타깝게도 당뇨병 환자들은 암 발병 확률 또한 일반인들에 비해 높다. 당뇨병이 있으면 유방암, 대장암, 직장암, 자궁내막암, 췌장암, 식도암, 신장암, 담낭암, 간암 등의 발병률이 비당뇨인보다 높은데, 고혈당이 직접 암을 유발한다기보다는 당뇨병을 유발하는 비만이나 음주 같은 생활습관이 암을 유발하는 생활습관과 유사하기 때문이다. 그래서 기본적으로 국가에서 시행하는 암 검사를 반드시 해야 하며, 추가로 세 가지 암 검사를 고려할 수 있다. 당뇨병이 있을 때 발병 확률이 두 배 이상 높은 간암과 췌장암, 자궁내막암 검사다. 간암과 자궁내막암은 초음파 검사를 하면 된다. 문제는 췌장암인데 이 췌장암은 마땅한 조기 선별 검사가 없다. 췌장암은 (인체에 해가 없고 비교적 간단한) 초음파 검사로는 온전히 잘 보이지 않는다. 췌장을 살펴볼 좋은 방법으로는 복부 CT 촬영이 있지만, 방사선과 조영제 등의 문제가 있다 보니 단순히 췌장암이 걱정된다는 이유로 매년 CT를 찍을 수는 없는 노릇이다. 물론 나는 경제적으로 걱정이 없으니 매년 췌장

MRI를 찍어보겠다고 할 수도 있으나 일반적으로는 췌장암을 선별 검사할 수 있는 마땅한 지침은 없다고 보는 것이 맞다. 물론 당뇨병 가족력이 없는데 50세 이후에 갑자기 당뇨병이 생긴 경우라면 췌장의 이상을 확인하기 위해 CT 촬영을 권고한다.

✚ 당뇨병 환자는 수칙을 얼마나 잘 준수하고 있을까

앞에서 설명한 것처럼 당뇨병에서 가장 중요한 당화혈색소조차 우리는 1년에 한 번도 제대로 측정하지 않고 있다. 그러면 지금까지 설명한 열한 가지 수칙들은 얼마나 잘 지켜지고 있을까?

2005년 대한당뇨병학회와 건강보험심사평가원에서 20~79세 당뇨병 환자를 대상으로 공동 연구한 결과를 보면 6개월에 1회 이상 혈압 측정을 하는 환자는 55.62%, 발 관찰을 하는 환자는 0.72%에 불과했다. 혈압은 반 정도가, 발 관찰의 경우는 99%가 아예 측정하지 않고 있다는 이야기다. 이런 수치에 대해서는 환자보다는 특히 나를 포함한 의사들이 주로 반성해야 한다(수치스러운 수치다). 그리고 앞에서 설명했듯이 1년간 1회 이상 당화혈색소 검사를 하는 환자는 30.64%이고, 1년간 1회 이상 소변 검사를 하는 환자는 3.35%밖에 되지 않았다. 당뇨병 환자 30명 중 29명은 1년에 한 번도 소변 검사를 하지 않는다는 것이다. 당화혈색소 검사를 하는 것만으로도 당 관리가 되는 것처럼, 소변 검사를 하는 것만으로도 콩팥 질환을 예방할 수 있으며, 발 검사를 하는 것만으로도 발을 절단하는 위기를 막을 수 있다. 지금까지 정리한 내용을 다시 한번 짚어보자.

1. 수시로 해야 할 것: 자가 혈당, 가정 혈압, 발 검사
2. 주기적으로 해야 할 것: 혈액 검사, 소변 검사
3. 1년마다 해야 할 것: 안과·신경과 검사, ABI 검사, 독감 백신 접종, 국가 암 검진
4. 폐렴 백신 접종, 코로나19 백신 접종, 아스피린 복용 고려

당뇨병은 그 어떤 병보다 자기관리가 중요한 병이다. 지금까지 제시한 열한 가지 수칙을 잘 지키면 비당뇨인보다 오히려 더 건강하게 오래 산다고 하니 지레 좌절하지 말고 잘 준수해 건강한 삶을 살도록 하자.

세 줄 요약

❶ 당뇨병 환자는 당뇨병 진단 이후부터 평생 혈당 수치(자가 혈당, 당화혈색소)와 혈압, 콜레스테롤 수치를 자주 검사하고 관리해야 한다.

❷ 당뇨병 환자는 당뇨병 진단 이후부터 합병증 발생 여부를 관찰하기 위해 소변 검사, 안저 검사, 신경과 검사, 발 관찰을 해야 하며, 심혈관 위험도를 평가해 아스피린 복용을 고려한다.

❸ 당뇨병 환자는 당뇨병 진단 이후부터 매년 독감 백신을 접종해야 하며, 폐렴과 코로나19 백신 접종도 적극 고려해야 한다. 또한 국가 암 검진을 잘 받아야 하며, 간암과 췌장암, 자궁내막암 검진도 고려해야 한다.

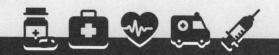

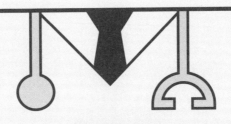

4장

고지혈증과
콜레스테롤 바로 알기

고지혈증을
진단하는 방법

고지혈증은 당뇨병이나 고혈압보다는 조금 덜 심각한 병으로 여기는 분들이 많다. 고지혈증이 구체적으로 어떤 병인지, 콜레스테롤은 또 무엇인지, 그리고 내가 고지혈증인지 아닌지 잘 모르기 때문이다. 하지만 고지혈증은 생각보다 많이 위험한 병이다.

일러두기

고지혈증의 올바른 표현은 이상지질혈증이며, 이상지질혈증은 고LDL-콜레스테롤혈증, 고중성지방혈증, 저HDL-콜레스테롤혈증 세 가지 중 한 가지 이상이 있을 때를 지칭하는 용어다. 엄격히 정의하면 그렇지만 실제로는 이런 다양한 용어를 각각 모두 사용해야 할 다양한 상황이 존재하므로 여기서는 고지혈증, 이상지질혈증, 고콜레스테롤혈증, 고LDL-콜레스테롤혈증, 고중성지방혈증, 저HDL-콜레스테롤혈증 등의 여러 용어를 그때그때 상황에 맞춰 사용하도록 하겠다.

✛ 이상지질혈증의 위험성

'고지혈'이라는 말은 핏속에 지질이 많다는 뜻이다. 우리 몸의 3대 영양소인 탄수화물, 단백질, 지방은 당질(탄수화물), 단백질, 지질(지방/콜레스테롤)로 달리 표현할 수 있다. 여기서 지질은 지방(산)과 콜레스테롤로 나눌 수 있고, 콜레스테롤은 다시 'HDL-콜레스테롤'과 'LDL-콜레스테롤'로 나뉜다. 결국 지질은 지방, HDL, LDL로 나뉘며, 혈중 지방은 대부분 중성지방(TG)이라는 형태로 구성되어 있다. 따라서 지방, HDL, LDL 등이 높은 병을 고지혈증이라고 생각할 수 있다. 하지만 HDL은 높은 것이 좋고, 오히려 낮은 게 문제가 되기 때문에 고(高)지혈증이라는 표현은 틀린 표현이다. 중성지방과 LDL이 높고, HDL이 낮은 것이 질병이기 때문에 '고지혈증'이 아니라 '이상지혈증' 또는 '이상지질혈증'이라고 명명해야 옳다.

지방은 우리 몸에서 연료 역할을 하며, 콜레스테롤은 (우리 몸의 기름 성분인 건 맞지만) 일종의 단백질과 같은 역할을 한다. 성호르몬, 비타민D, 담즙, 세포막 등을 만드는 구조적인 역할을 하기 때문이다. 그래서 지방은 휘발유, 등유, 경유, LPG 같은 연료에 비유할 수 있고, 콜레스테롤은 플라스틱이나 고무 같은 석유로 만든 어떤 물질에 비유할 수 있다.

그러면 이 이상지질혈증은 고혈압이나 당뇨병만큼 위험한 병일까? 이상지질혈증 역시 심뇌혈관 질환의 주요 요인이다. 물론 드물게는 고중성지방혈증으로 인해 췌장염 등의 합병증이 생길 수도 있지만, 심뇌혈관 질환을 제외한 합병증들은 매우 드물고, 이상지질혈증 치료의 주요 목적 또한 심뇌혈관 질환에 초점이 맞춰져 있다. WHO의 2016년 세계 10대 사망원인을 보면 심혈관 질환이 1위, 뇌혈관 질환이 2위다. 다시 말해 전 세계 인류의 사망원인 1위는 심근경색이고, 2위는 뇌졸중 (중풍)이라는 뜻이다.

하지만 2018년 우리나라 사망원인 통계에는 암이 1위다. 우리나라는 세계 통계처럼 암을 각각 종류별로 분류하지 않고 모든 암을 하나로 묶어 통계를 내기 때문이다. 사망원인 2위는 심장 질환, 3위는 폐렴, 4위가 뇌혈관 질환이다. 발병 원인이 거의 유사한 뇌졸중과 심근경색을 하나의 범주로 묶으면 모든 암을 합친 것과 거의 맞먹는다. 이 말은 곧 우리나라도 암을 종류별로 각각 분류해 통계를 내면 단일 질환으로서 사망원인 1위는 단연 심장 질환 내지는 심뇌혈관 질환이라는 뜻이다.

전 세계 국가들의 통계를 비교해봐도 사망원인 1위는 대부분이 심장 질환이다. 결국 인류는 뇌졸중, 심근경색, 암 이렇게 3대 질환으로 가장 많이 사망한다. 이 질환들의 공통점은 갑자기 생기는 병이 아니라는 점이다. 그릇된 생활습관이 중간 단계의 병인 고혈압, 당뇨병, 고지혈증, 비만 등을 일으키고, 이 중간 단계의 병들로 인해 심근경색과 뇌졸중, 암이라는 최종적인 병으로 발전한다. 바꿔 말하면 생활습관 교정으로 3대 사망 질환을 예방할 수 있다는 뜻이기도 하다.

이상지질혈증은 전 세계 사망원인 1, 2위를 다투는 심근경색과 뇌졸중에 어느 정도의 영향을 미칠까? 한국지질·동맥경화학회의 2018년 진료지침을 보면 이상지질혈증이 전 세계적으로 허혈성 심장병의 원인 56%, 뇌졸중의 원인 18%로 추정된다고 보고하고 있다. 심근경색을 일으키는 원인의 절반이 이상지질혈증 때문이라는 것이다. 어떤가? 이상지질혈증이 결코 가벼운 병이 아니라는 것을 실감할 수 있을 것이다. 우리나라에서도 뇌졸중과 심근경색 질환에는 이상지질혈증이 당뇨병보다 더 큰 원인으로 작용한다. 당뇨병을 방치하는 것보다 이상지질혈증을 방치하는 쪽이 뇌졸중이나 심근경색 발병 확률이 더 높다.

뇌혈관에 기름 떡이 생겨 안쪽 벽이 터지면서 혈관이 막혀 뇌가 괴사하는 것이 뇌경색이다. 마찬가지로 심장혈관, 즉 관상동맥에 기름 떡이 생겨 안쪽 벽이 터지면서 혈관이 막혀 심근에 괴사가 일어나는 것이 심근경색이다. 요즘에는 의학이 발달해 두 질환 모두 초기에 발견할 경우 운이 좋으면 합병증 없이 깨끗하게 회복되기도 한다. 하지만 뇌경색의 경우는 대개 사망에 이르거나 치료가 되더라도 반신불수 등의 장애가 생길 수 있고, 심근경색의 경우는 사망에 이르거나 심부전이라는 합병증이 생길 수 있다.

우리나라의 이상지질혈증 환자 수는 2016년 기준으로 1,000만 명을 넘어섰다. 당뇨병보다 그 수가 훨씬 많고 거의 고혈압 환자 수에 육박한다. 문제는 이 중 약을 먹는 환자들은 660만 명에 불과하고, 콜레스테롤이 제대로 조절되는 사람은 360만 명밖에 되지 않는다는 것이다. 자신이 이상지질혈증인지를 알고 있는 사람의 수가 고혈압이나 당뇨병보다 훨씬 적다는 것이다. 설령 알고 있더라도 적극적으로 치료하지 않는다.

✚ 이상지질혈증 진단 기준

이상지질혈증은 어떻게 진단될까? 혈액에는 여러 가지 형태의 지질을

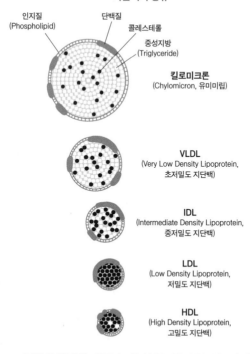

지단백의 종류

인지질
(Phospholipid)

단백질

콜레스테롤

중성지방
(Triglyceride)

킬로미크론
(Chylomicron, 유미미립)

VLDL
(Very Low Density Lipoprotein,
초저밀도 지단백)

IDL
(Intermediate Density Lipoprotein,
중저밀도 지단백)

LDL
(Low Density Lipoprotein,
저밀도 지단백)

HDL
(High Density Lipoprotein,
고밀도 지단백)

지단백의 종류로는 킬로미크론, VLDL, IDL, LDL, HDL이 있다.

일러두기

LDL의 정식 명칭은 Low density lipoprotein cholesterol(저밀도 지단백 콜레스테롤)이며, LDL, LDL-C, LDL-콜레스테롤, 저밀도 콜레스테롤, 저밀도 지단백 등으로 다양하게 부른다. HDL의 정식 명칭은 High density lipoprotein cholesterol(고밀도 지단백 콜레스테롤)이며, 역시 HDL, HDL-C, HDL-콜레스테롤, 고밀도 콜레스테롤, 고밀도 지단백 등으로 다양하게 부른다. TG의 정식 명칭은 Triglycerides(중성지방 또는 트리글리세리드)로, 보통 TG나 중성지방으로 부른다. 따라서 LDL=LDL-C=LDL-콜레스테롤=저밀도 콜레스테롤=저밀도 지단백, HDL=HDL-C=HDL-콜레스테롤=고밀도 콜레스테롤=고밀도 지단백, TG=중성지방은 모두 같은 말이며, 여기서는 다양한 용어를 그때그때 상황에 맞춰 사용하도록 하겠다.

운반하는 단백질이 떠다니는데 그것을 지단백이라고 한다.

우리나라에서 이상지질혈증을 가장 많이 발견하는 경우는 국가검진을 통해서다. 검진하고 나면 그 결과지가 집으로 배달되는데, 그 결과지의 이상지질혈증 칸에는 총콜레스테롤, 고밀도 콜레스테롤, 중성지방, 저밀도 콜레스테롤 이렇게 4개 항목의 수치들이 표시되어 있다. 고혈압이나 당뇨병 수치보다 훨씬 복잡해서 이해하기가 좀 어렵다.

도대체 저밀도 지단백, 고밀도 지단백, 중성지방은 무엇이며, 복잡하게 굳이 왜 분류해놓는 것일까? 먼저 총콜레스테롤은 각각의 지단백에 포함된 콜레스테롤의 총합을 말한다. 예전에는 그냥 콜레스테롤(지금의 총콜레스테롤 개념)은 모조리 뇌졸중과 심근경색을 일으키는 나쁜 물질로 생각했다. 그런데 연구 결과 중성지방과 LDL은 뇌졸중과 심근경색을 일으키는 요인이 맞지만, HDL은 반대로 예방하는 역할을 하는 것으로 밝혀졌다. LDL은 혈관을 통해 세포로 콜레스테롤을 가져가며 그 과정에서 산화되면 혈관 내막에 콜레스테롤이 쌓인다. 반면 HDL은 혈관벽과 세포에 쌓여 있는 콜레스테롤을 빼내 간으로 회수하는 역할을 한다. 쉽게 LDL은 콜레스테롤을 싣고 들어가는 차량이므로 유조차, HDL은 콜레스테롤을 싣고 나오는 차량이므로 청소차에 비유할 수 있다.

따라서 '총콜레스테롤'이라는 수치에는 크게 의미를 두지 않게 되었고, HDL과 LDL 각각을 검사해 LDL은 높으면 병이고, HDL은 낮으면 병이라고 규정하게 되었다. 그래서 이제는 총콜레스테롤로 고지혈증을 판단하지 않는다. 결국 LDL 수치가 기준보다 높거나 HDL 수치가 기준보다 낮으면 병이 되고, 이상지질혈증이라는 이름이 붙은 것도 이런 이유 때문이다.

중성지방과 HDL, LDL이 심뇌혈관 질환에 얼마나 위험한지를 연구
한 수없이 많은 논문을 모두 비교 조사한 논문이 있다.[20] 다음은 그 내
용을 정리해 표로 나타낸 것이다(실제 이 논문에서는 LDL이 아니라 non-
HDL에 대해 연구한 것이지만, 여기서 그러한 개념을 모두 설명하기엔 너무 복잡
하므로 non-HDL의 대부분을 차지하는 LDL로 생각하고 이해하면 된다).

그래프를 보면, 중성지방이 높아지면 심혈관 질환 위험도가 약간

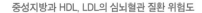

중성지방과 HDL, LDL의 심뇌혈관 질환 위험도

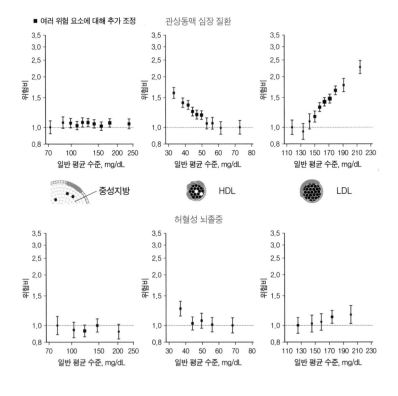

상승하는 듯하지만 큰 변화는 없다. HDL은 낮으면 낮을수록 심혈관 질환이 상승하고, LDL은 높으면 높을수록 심혈관 질환이 상승한다. 뇌혈관 질환 역시 중성지방은 거의 연관이 없고, HDL은 심혈관 질환만큼은 아니지만 낮을수록 뇌혈관 질환이 다소 상승하고, LDL 또한 심혈관 질환만큼은 아니지만 높을수록 뇌혈관 질환 발병률이 확실히 상승한다. 이 표를 통해 분명하게 알 수 있는 것은 LDL이 높으면 심뇌혈관 질환 위험이 가장 크고, HDL이 낮으면 두 번째, 중성지방이 높은 것이 세 번째라는 점이다.

LDL이 1mg/dl 올라가면 심혈관 질환이 (많게는) 2~3% 증가한다. 예를 들어 LDL이 170mg/dl인 사람은 160mg/dl인 사람에 비해 심혈관 질환 발병 확률이 20~30% 높은 셈이다. 이런 고LDL-콜레스테롤혈증은 남성의 경우 나이에 따라 서서히 증가하는 반면, 여성의 경우는 폐경기 이후로 급격하게 상승하는 추세를 보인다. 그래서 50대 이상 여성의 3분의 1이 고LDL-콜레스테롤혈증에 속한다(1장 참고).

9명의 환자를 대상으로 혈액 검사를 한 결과 아래와 같은 수치가

지질 프로파일 세부 수치 예시

	환자 1	환자 2	환자 3	환자 4	환자 5	환자 6	환자 7	환자 8	환자 9
총콜레스테롤	200	200	200	200	200	200	200	200	200
고밀도 콜레스테롤(HDL)	30	50	80	50	50	50	50	30	70
중성지방	100	100	100	50	250	350	200	50	350
저밀도 콜레스테롤(LDL)	150	130	100	140	100	80	110	160	60

나왔다고 해보자. 먼저 환자 1, 2, 3번의 경우 중성지방이 모두 똑같이 100일 때 1번은 매우 위험하고, 2번은 중간, 3번은 아주 건강한 상태라고 할 수 있다. 그다음 환자 4, 5, 6번의 경우 HDL이 모두 똑같이 50일 때 4번이 가장 위험하고, 6번이 그나마 안전하다. 이처럼 총콜레스테롤이 똑같은 환자 9명을 비교해봐도 각 LDL, HDL의 세부 수치에 따라 위험도가 모두 다르다. 여기서 총콜레스테롤 수치는 볼 필요가 없다는 것을 분명히 확인할 수 있다.

이 정도가 그나마 간단한 설명인데, 이렇게 해도 이해가 어렵다. 이상지질혈증은 고혈압, 당뇨병만큼 직관적이지 않다. 지금은 어떻게든 고지혈증이라는 병을 이해해야 하므로 어쩔 수 없이 복잡한 것들을 모두 빼고 최대한 간단히 정리하면, 고혈압은 혈압이 높으면 위험하고, 당뇨병은 혈당이 높으면 위험하고, 이상지질혈증은 LDL이 높으면 위험한 병이라고 생각하면 거의 80%는 맞다고 할 수 있다. 그렇게 이해하고 앞의 표를 다시 보자. 9명의 환자 중 8번이 LDL이 가장 높고 위험하다고 보면 어느 정도 맞는 해석이다.

그러면 LDL 수치가 정확히 어느 정도 이상이면 위험할까? 애석하게도 이상지질혈증의 기준은 환자가 어떤 질환을 동반하고 있는지에 따라 또 달라진다. LDL 하나만 봐도 단일 기준이 아니다. 뇌졸중, 심근경색, 말초혈관 질환 등이 있으면 LDL이 70mg/dl만 넘어도 병으로 간주하고, 경동맥 질환이나 복부동맥류, 당뇨병이 있으면 100mg/dl부터 병으로 진단한다. 그리고 아무 질환이 없을 때는 160mg/dl가 넘으면 병으로 진단한다. 그런데 동반 질환이 없더라도 고령, 심혈관 질환 가족력, 고혈압, 흡연,

HDL 40mg/dl 이하 중 2개 이상에 해당하면 130mg/dl부터 병으로 진단한다. 정말 복잡하기 그지없다. 그래서 모두 차치하고 당뇨병이 있을 때는 LDL이 100mg/dl 이상이면 병으로, 당뇨병이 없을 때는 160mg/dl 이상부터 병으로 진단한다고 보면 고지혈증 개념의 90% 이상 맞게 이해하는 거라고 할 수 있다.

지금까지의 내용을 총정리해보면, 혈압이 140/90$mmHg$ 이상이면 고혈압, 당화혈색소가 6.5% 이상이면 당뇨병, LDL이 160mg/dl 이상이면 이상지질혈증이라고 생각하면 된다. 단 당뇨병 환자는 100mg/dl 이상이면 이상지질혈증으로 진단한다. 이 정도만 이해해도 고지혈증에 대해 90% 정도는 이해한 것이다. 더 정확한 개념은 4장 마지막 부분에서 자세히 다루도록 하겠다.

세 줄 요약

❶ '고지혈증'의 바른말은 '이상지질혈증'으로 혈중에 LDL-콜레스테롤, 중성지방(TG)이 높거나 HDL-콜레스테롤이 낮은 병을 일컫는다.

❷ 세 가지 수치 중 LDL-콜레스테롤이 높을 때 심뇌혈관 질환 위험도가 가장 높고, HDL-콜레스테롤이 낮은 것은 두 번째로 위험하며, 중성지방이 낮은 것은 그 영향이 미미하다.

❸ 이상지질혈증의 진단 기준은 간단히 말해 다른 동반 질환이 없으면 LDL-콜레스테롤이 160mg/dl 이상, 당뇨병이 있으면 100mg/dl 이상일 때부터 고LDL-콜레스테롤혈증이라고 할 수 있다.

콜레스테롤과 중성지방 개념 이해하기

고지혈증은 왜 생길까? 고지혈증은 고혈압이나 당뇨병과 비교하면 그 개념을 이해하는 것부터가 쉽지 않다. 여러 가지 비유를 통해 설명할 텐데, 잘 상상하면서 따라오면 조금은 쉽게 이해할 수 있다. 또한 고지혈증에 대한 여러 음모론적 주장이 과연 진실인지, 거짓인지도 하나하나 파헤쳐보자.

➕ 지질, 지단백, 식이 지방

고지혈증의 정확한 명칭은 이상지질혈증으로 여기에는 고LDL-콜레스테롤혈증, 저HDL-콜레스테롤혈증, 고중성지방혈증이 있지만, 여기서는 고LDL-콜레스테롤의 원인에 대해서만 살펴볼 것이다. 따라서 여기서는 그냥 '고지혈증'으로 부르도록 하겠다. 고지혈증이 왜 생기는지에 대해 알아보기 전에 고지혈증을 둘러싼 음모론을 한번 살펴볼 필요가 있다.

1. 콜레스테롤은 세포막과 뇌 신경의 주요 성분이고, 비타민D와 성호르몬을 포함한 스테로이드 호르몬을 만드는 아주 중요한 재료이기 때문에 필수이며, 이것이 없으면 죽는다?
2. LDL은 우리 몸의 필수인 콜레스테롤을 세포에 운반하는 것일 뿐이다?
3. 채식에는 콜레스테롤이 없다?
4. 콜레스테롤은 대부분 간에서 만들어지기 때문에 음식으로 먹는 것은 거의 영향이 없다?
5. 미국영양학회의 2015년 식사지침자문위원회에서 콜레스테롤 섭취 제한을 삭제했다?

위의 내용은 사실 거의 다 맞는 말이다. 하지만 사실과 거짓을 말장난하듯 미묘하게 꼬아 마치 현대 의학이 사악한 존재인 것처럼 표현하는 것이 문제다. 지금부터 설명하는 내용을 충분히 이해하면 이런 음모론이 왜 음모론에 지나지 않는지 알게 될 것이다.

우선 우리 몸에 있는 지질, 지단백, 식이 지방의 세 가지 큰 개념에 대해 알아야 한다. 우리 몸의 지질은 대표적으로 지방산, 콜레스테롤, 인지질로 이루어져 있고, 혈중 지단백은 유미미립, VLDL, IDL, LDL, HDL이 있으며, 식이 지방은 포화지방, 불포화지방, 트랜스지방, 콜레스테롤 등으로 나뉜다. 핵심이 되는 지방과 콜레스테롤, 이 두 개념을 알고 있으면 이해가 조금 쉽다.

먼저 지단백부터 알아보자. 지방은 (소수의 유리지방산 등을 제외하면)

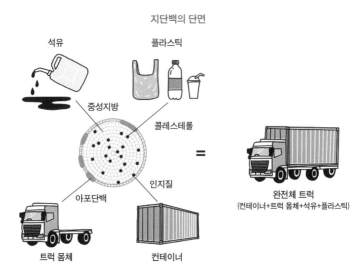

지단백의 단면

석유

플라스틱

중성지방

콜레스테롤

=

아포단백

인지질

완전체 트럭
(컨테이너+트럭 몸체+석유+플라스틱)

트럭 몸체

컨테이너

지단백의 단면을 트럭의 구조와 기능으로 비유하면 좀 더 쉽게 이해할 수 있다.

혈액 속에서 혼자 이동할 수 없으며 일반적으로 단백질을 타고 이동한다. 이를 지방이 타고 있는 단백질이라고 해서 지단백이라고 한다.

혈중 지단백인 유미미립, VLDL, IDL, LDL, HDL이 어떤 구조로 이루어져 있는지 살펴보자. 지단백의 껍데기는 단백질과 인지질로 이루어져 있다. 그 안에 싣고 있는 것은 중성지방과 콜레스테롤이다. 모든 지단백은 비율의 차이만 있을 뿐 이처럼 껍데기 2종(단백질, 인지질), 내용물 2종(중성지방, 콜레스테롤)으로 이루어져 있다.

그러면 이 지단백을 기름을 싣고 다니는 트럭(추레라)에 비유해보자. 지단백을 둘러싸고 있는 단백질인 아포단백은 트럭의 앞부분(트랙터)으로 지단백을 끌고 다니는 주체라고 할 수 있고, 나머지 껍데기인 인지질은 컨테이너 박스에 해당한다. 그리고 그 안에 있는 중성지방은 큰 에너지를 내재하고 있는 주요 에너지원으로 석유에 비유할 수 있고, 콜레스테롤은 에너지원이 아닌 플라스틱과 같은 석유로 만든 제품에 비유할 수 있다.

이렇게 비유했을 때 가벼운 석유가 많이 들어 있는 유미미립과 VLDL은 밀도가 가장 낮다. 그래서 VLDL=초저밀도 지단백이라고 한다. 플라스틱이 가득 차 있는 LDL은 그보다 밀도가 좀 더 높다. 그래서 LDL=저밀도 지단백이라고 한다. HDL은 석유나 플라스틱 같은 내용물이 매우 적고, 대부분이 차량으로 이루어져 있어서 밀도가 가장 높고 무겁다. 그래서 HDL=고밀도 지단백이라고 명명한다. 이름의 유래를 설명한 것이므로 그냥 넘어가도 무방하다.

지방의 구조는 다음 페이지의 그림에 표현해놓은 것처럼 탄소와 수소가 마치 긴 막대풍선 같은 모양으로 연결되어 있으며, 이 원소 하나하나를 모두 에너지로 태워 사용할 수 있으므로 에너지 효율이 엄청나다. 우리가 음식으로 섭취하는 지방(식이 지방)은 대부분 포화지방과 불포화지방으로 이루어져 있다.

각각의 구조를 보면 포화지방은 일직선의 막대풍선 모양으로 이루어져 있고, 불포화지방은 중간에 1, 2개 정도가 꺾여 있다. 이 꺾인 모양에 따라 하나가 꺾여 있으면 단일 불포화지방, 2개가 꺾여 있으면 다가 불포화지방이라고 한다. 그리고 좀 어려운 이야기지만 트랜스 모양으로 꺾여 있는 것을 트랜스지방이라고 한다.

지질의 종류에는 지방산, 인지질, 콜레스테롤이 있는데 지방산이 바로 앞서 말한 포화지방, 불포화지방 등이고, 중성지방은 포화든 불포화

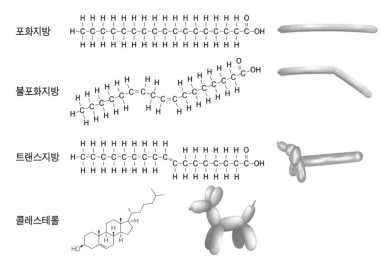

식이 지방의 종류와 기본 구조

포화지방

불포화지방

트랜스지방

콜레스테롤

포화지방은 일직선의 막대풍선, 불포화지방은 중간이 꺾인 모양의 막대풍선, 트랜스지방은 살짝 복잡한 트랜스 모양으로 꺾어 있는 막대풍선, 콜레스테롤은 막대풍선으로 강아지 모양을 만든 것으로 비유할 수 있다.

든 지방산 3개가 합쳐진 구조다. 여기서 유리지방산과 중성지방, 인지질을 보면 구조가 상당히 유사한데, 콜레스테롤은 그림에서도 알 수 있듯이 그 모양이 전혀 달라서 같은 지질이 맞나 싶을 정도다.

여기서 콜레스테롤과 유리지방산, 중성지방을 막대풍선에 비유해 보면, 유리지방산은 긴 막대풍선 1개, 중성지방은 긴 막대풍선 3개, 콜레스테롤은 이 긴 막대풍선으로 강아지 모양을 만들어놓은 것에 비유할 수 있다. 이 강아지는 강아지 형태로서만 어떤 역할을 할 수 있을 뿐, 에너지로 사용되지는 않는다. 물론 아주 드물게 다 풀어서 에너지로 사용할 수도 있지만 실제로 우리 몸에서 그런 일이 일어나는 경우는

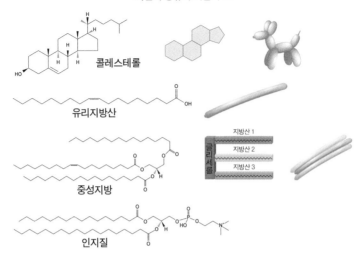

지질의 종류와 기본 구조

콜레스테롤

유리지방산

중성지방

지방산 1
지방산 2
지방산 3
글리세롤

인지질

유리지방산은 긴 막대풍선 1개, 중성지방은 긴 막대풍선 3개, 콜레스테롤은 이 긴 막대풍선으로 강아지 모양을 만들어놓은 것에 비유할 수 있다.

거의 없다.

다시 식이 지방으로 넘어가보자. 포화지방은 긴 막대풍선이고, 불포화지방은 꺾인 막대풍선에 비유할 수 있는데, 꺾인 풍선은 다시 펴서 강아지 모양으로 만들기가 힘들다. 그래서 불포화지방은 콜레스테롤을 많이 올리지 않는다고 기억하면 된다. 반면 포화지방은 긴 막대 모양으로 생겼기 때문에 강아지 접기가 쉬우므로 콜레스테롤을 많이 올린다고 비유적으로 생각하면 이해가 조금 쉬울 수 있다. 트랜스지방은 강아지를 미리 약간 접어놓은 지방이어서 강아지 접기가 굉장히 쉽고, 소량으로도 콜레스테롤을 크게 상승시킨다.

중성지방과 콜레스테롤을 풍선에 비교해 중성지방은 긴 막대풍선

3개, 콜레스테롤은 강아지 풍선이라고 설명했다. 이것을 금으로 비유하면 중성지방은 돈으로 사용할 수 있는 금괴에 해당하고, 콜레스테롤은 화폐의 역할이 아닌 실제 용도로 쓰이는 금반지에 비유할 수 있다.

✚ 콜레스테롤과 중성지방의 역할

콜레스테롤은 우리 몸에서 어떤 역할을 할까? 과학자들이 쓸개에 들어 있는 담즙에서 처음으로 콜레스테롤을 추출했는데, 쓸개의 의학적 용어인 콜레(chole)와 스테로이드(steroid)가 합쳐져 콜레스테롤이 되었다. 그래서 이름처럼 콜레스테롤은 담즙과 스테로이드 호르몬을 만든다. 부신피질 호르몬, 남성 호르몬, 난포 호르몬 등도 만들고, 담즙, 비타민D, 세포막, 신경 등을 생산해내는 (음모론자들 말마따나) 우리 몸의 아주 중요한 물질이 맞다.

콜레스테롤은 100% 동물에만 들어 있고, (역시 음모론자들 말처럼) 식물에는 전혀 들어 있지 않다. 식물에는 대신 파이토스테롤(phytosterol)이라는 것이 들어 있다. 이것은 콜레스테롤과 유사한 구조로 인해 콜레스테롤이 장에서 흡수되는 것을 경쟁적으로 방해해, 파이토스테롤을 먹으면 혈중 콜레스테롤 수치를 다소 낮추는 기능이 있다.

중성지방은 우리 몸에서 어떤 역할을 할까? 흔히 중성지방은 우리 몸의 뱃살에 해당하고, 돼지고기로 치면 삼겹살에 해당한다. 그래서 오늘날 지방은 인류의 건강을 위협하는 적으로 인식된다. 그런데 동식물 입장에서 중성지방은 반드시 그렇게 나쁜 물질만은 아니다. 중성지방의 원래 용도는 음식을 섭취하지 못할 때를 대비해 에너지를 저장해두는 것이다. 예를 들어 사자가 항상 사냥에 성공하는 것은 아니므로 실패해도 굶어 죽지 않기 위해 보관해놓은 에너지가 바로 중성지방이다. 곰이 겨울잠을 자거나, 또는 씨앗이 다른 외부 영양소 없이 스스로 발아할 수 있는 것도 저장된 중성지방 덕분이다.

그러면 우리가 음식을 섭취했을 때 지방과 콜레스테롤의 비율은 어떻게 될까? 삼겹살 100g의 경우 지방이 $28.21g$(=2만 8,210mg), 콜레스테롤이 60mg 들어 있고, 치킨 1인분은 지방이 1만 4,680mg, 콜레스테롤이 72mg, 그나마 콜레스테롤 비율이 월등히 높은 달걀노른자조차도 지방이 4,510mg인데 비해 콜레스테롤은 210mg에 불과하다. 즉 우리가 섭취하는 지방은 95% 이상이 중성지방이고, 콜레스테롤은 아무리 많아도 5%도 안 된다. 이 지방을 섭취하면 피를 통해 가장 먼저 들어오는 것이 유미미립이고, 따라서 유미미립의 95% 이상은 중성지방으로 이루어져 있으며, 콜레스테롤은 5%가 되지 않는다.

우리 몸의 지방도 다르지 않다. 우리나라 성인의 평균 체지방은 대략 14kg 정도다(남녀가 거의 비슷). 이 14kg의 체지방 중 대략 12kg 정도가 중성지방이다. 그러면 우리 몸에 있는 콜레스테롤은 얼마나 될까? 우리 몸의 전체 콜레스테롤은 고작 140g이다. 우리 몸에 중성지방이 평균 최소 10kg 넘게 있는데, 그 중요한 콜레스테롤은 고작 140g밖에 안 된다. 그 140g조차도 대부분(100g 정도)은 세포막에 안정된 상태로 있다. 정작 동맥경화를 일으키는 식의 문제가 되는 혈중 콜레스테롤은 8~12g 정도밖에 되지 않는다. 우리 몸에 있는 중성지방 10~12kg이 문제가 아니라, 혈중에 있는 이 8~12g의 콜레스테롤이 문제를 일으키는 것이다. 혈중에 있는 이 8~12g 중 우리가 실제로 하루에 사용하는 양은 단 1g이다. 그리고 이 1g 중에서도 500mg은 담즙으로 배설되고, 500mg만 사용한다(콜레500/스테롤500이다). 결국 세포막, 뇌 신경, 비타민D, 성호르몬 등을 만드는 데 필요한 콜레스테롤 양은 하루 500mg에 불과하다.

그런데도 전 세계 사람들의 평균 LDL 수치는 120mg/dl로 지나치게 높다. 이누이트족이나 아프리카의 원시 수렵 채집인들은 총콜레스테롤이 대략 120mg/dl 정도이며, LDL은 그것의 절반인 60mg/dl 정도다. 심지어 유인원들도 이 정도 수치에서 크게 벗어나지 않는다. 하지만 수렵 채집인이나 유인원과는 식습관이 전혀 다른 현대 미국 성인의 총콜레스테롤은 208mg/dl, LDL이 130mg/dl 정도로 확연히 높다. 현대 한국인도 총콜레스테롤이 190mg/dl, LDL이 116mg/dl로 역시 만만찮게 높다. 현대 인류라도 아직 서구적 식습관에 길들지 않은 아기들은 LDL이 30mg/dl 정도밖에 되지 않는다. 자라면서 식습관에 따라 120mg/dl(세계 성인 평균)까지 상승하는 것이다.

그렇다면 평균 120mg/dl인 LDL을 얼마나 낮춰야 할까? 원시 수렵 채집인 수준인 60mg/dl까지 낮춰도 안전한 것일까? 실제로 LDL-콜레스테롤이 40mg/dl까지 떨어져도 아직 J 곡선, 즉 수치를 너무 떨어뜨림으로써 오히려 사망률이 올라가는 그런 결과가 관찰된 바는 없다.[21] 약물 복용이든 식이요법이든 수술이든 그 어떤 방법으로 LDL을 떨어뜨려도 마찬가지다. 심지어 유전적으로 LDL이 매우 낮거나 매우 높은 사람을 비교해도 J 곡선이 나타나지 않는다.[22] LDL은 최소 40mg/dl까지는 낮추면 낮출수록 건강하다는 것은 모든 연구 결과를 통해 공통으로 밝혀진 점이다.

다시 말해 콜레스테롤이 우리 몸에서 중요한 역할을 하므로 낮추는 것은 도리어 건강에 좋지 않다는 음모론자들의 주장은 LDL $40mg/dl$ 언저리에서나 할 수 있는 말이다. 지금의 LDL-콜레스테롤 $120mg/dl$ 는 확실히 지나치게 높은 것이 맞다. 심지어 고지혈증 환자로 분류되는, LDL $160mg/dl$가 넘는 분들은 얼마나 문제가 심각한지 이해될 것이다.

세 줄 요약

❶ 지질은 중성지방과 콜레스테롤로 나뉜다. 중성지방은 우리 몸에서 에너지를 담당하고, 콜레스테롤은 에너지원이 아닌 담즙, 세포막, 뇌 신경, 비타민 D, 성호르몬 등을 구성하는 중요 물질이다.

❷ 혈중 지단백의 종류로 유미미립, VLDL, IDL, LDL, HDL 등이 있고, 다섯 가지 모두 껍질(아포단백, 인지질)과 내용물(중성지방, 콜레스테롤)로 구성되어 있다.

❸ 이 중 혈관 내 과도한 콜레스테롤이 문제를 일으키므로 대부분 콜레스테롤로 구성된 LDL이 심혈관 질환에 가장 나쁜 콜레스테롤이고, 콜레스테롤을 역수송하는 HDL은 좋은 콜레스테롤이며, TG(중성지방)는 영향이 거의 없다.

무엇이 콜레스테롤을
증가시키는가

콜레스테롤과 중성지방은 어떤 과정으로 우리 몸에 흡수되고 어떤 식으로 합성될까? 먼저 한 방향으로 움직이는 외인성 경로 과정이 있고, 또 하나는 간과 혈액 안에서만 움직이는 내인성 경로 과정이 있다. 그리고 혈액 속에는 콜레스테롤과 지방을 운반하는 지단백들이 있고, 그 중심에는 간이라는 우리 몸에서 가장 중요한 공장이 있다. 또 지방을 저장하거나 사용하는 뱃살이나 근육이 있다. 그리고 HDL에는 두 종류가 있는데, 간에서 막 만들어진 따끈따끈한 '신생 HDL'이 있고, 세포나 혈관에서 콜레스테롤을 받아 컨테이너를 채운 '성숙한 HDL'이 있다. 신생 HDL은 컨테이너 안이 비어 있는 트럭과 같다.

✚ 콜레스테롤과 중성지방의 흡수와 대사 원리
다음 그림을 토대로 흡수 과정을 금에 비교해보자. 장에서 최초 혈액으로 흡수되는 유미미립은 금괴가 가득 차 있고 금반지가 아주 소수 박혀 있다. 이 유미미립이 근육과 지방에 금괴를 일부 떨어뜨리고 남은 것을 '유미미립 잔여물'이라고 한다. 이 '유미미립 잔여물'이 간으로 들어가 다시 분해·재합성되어 혈관을 나가는 지단백을 VLDL이라 하고, VLDL 이 또 지방과 근육에 금괴를 일부 떨어뜨리고 남은 것을 IDL이라고 한 다. 이 과정을 몇 번 반복해 금괴를 소진하고 오직 금반지만 수송하는 작은 컨테이너 트럭을 LDL이라고 하고, 최초로 간에서 만들어진 신생 HDL은 빈 트럭, 금반지로 꽉 찬 트럭을 HDL이라고 해보자.

콜레스테롤과 중성지방의 흡수와 대사 원리

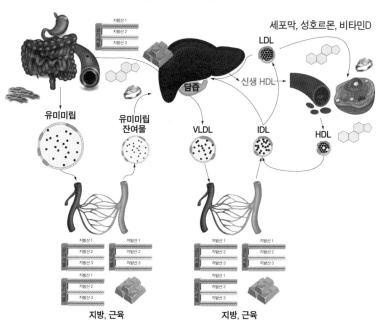

유미미립과 유미미립 잔여물은 아주 큰 규모의 컨테이너선으로, VLDL과 IDL은 다소 적은 수의 컨테이너를 실은 화물 기차로 비유할 수 있다. 이들은 각각의 대사 원리에 따라 금괴(중성지방)와 금반지(콜레스테롤)를 몸 안에서 수송하게 된다.

이렇게 비유했을 때 유미미립과 유미미립 잔여물은 아주 큰 규모의 컨테이너선이다. 이 컨테이너선에는 금괴(중성지방) 컨테이너가 19개, 금반지(콜레스테롤)를 실은 컨테이너는 1개로 구성되어 있다. 바닷길을 오가는 이 컨테이너선을 외인성 경로라고 한다.

우리 몸에 직접 들어와 혈관을 돌아다니는 VLDL과 IDL은 다소 적은 수의 컨테이너를 실은 화물 기차에 비유할 수 있다. 이 컨테이너에는 5개의 금괴(중성지방) 컨테이너가 있고, 5개당 1개의 금반지(콜레스테롤) 컨테이너가 있다. 그리고 LDL은 금반지만 채운 1, 2개의 컨테이너를 실은 트럭이고, HDL은 그보다 조금 더 작은 화물트럭으로 컨테이너가 비어 있거나 금반지로 채워져 있으며, 이 두 트럭은 도로를 오간다. HDL은 주로 LDL이 수송해 쓰고 남은 콜레스테롤을 받아 채우는 역할을 한다.

삼겹살을 먹었다고 가정해보자. 삼겹살은 대부분이 중성지방(금괴)이고, 1% 정도가 콜레스테롤(금반지)로 이루어져 있다. 그것이 몸에 들어오면 유미미립, 즉 큰 컨테이너선이라는 지단백이 된다. 이 안은 대부분 중성지방으로 가득 차 있다. 이것이 동맥을 거쳐 모세혈관으로 들어가면서 지방과 근육에 에너지가 필요하면 금괴(중성지방)를 하나씩 떨어뜨려 준다. 근육은 보통 즉시 사용하고, 지방은 에너지를 축적한다. 이렇게 금괴를 소량 떨어뜨려 주고 남은 것이 유미미립 잔여물이며, 유미미립에 비해 중성지방의 비율이 줄어들어 금괴가 줄고 콜레스테롤의 비율이 높아진다. 이 잔여물, 즉 컨테이너선은 간으로 들어간다.

간은 이 컨테이너선의 모든 것을 분해한다. 컨테이너(지방과 콜레스테롤)는 물론 그것을 실었던 배까지 모두 분해한다(여기서부터는 내인성 경로다). 그리고 VLDL이라는 기차를 하나 만들어 이 기차에 금괴 컨테이너 5개와 금반지 컨테이너 1개를 실어 동맥으로 보낸다. 이 기차가 다시 에너지가 필요한 곳에 금괴 컨테이너를 떨어뜨려 주고 나면 금괴와 금반지의 비율이 비슷해지는데 이것이 IDL이다.

이 IDL은 간으로 들어가 모두 분해되기도 하지만 간을 통과해 다시 한 바퀴 더 돌 수도 있다. 마치 서울 시내를 도는 2호선 순환선과도 같다. 이렇게 여러 차례 반복 순환하면서 금괴를 모두 떨어뜨려 주고 나면 순수 금반지(콜레스테롤) 컨테이너만 남게 되는데 그것이 바로 LDL이다. LDL 트럭은 에너지, 즉 중성지방이 없으므로 이제는 지방과 근육으로 향하는 철로로 가지 않고 도로를 다니면서 세포막이나 성호르몬, 비타민D가 필요한 곳에 금반지(콜레스테롤)를 떨어뜨려 준다. 그리고 신생 HDL인 빈 트럭이 와서 남은 금반지 컨테이너를 싣고 다시 간으로 들어가는데, 여기까지가 우리 몸에서 일어나는 콜레스테롤과 중성지방의 흡수와 대사의 원리다.

여기서도 알 수 있듯이 LDL은 콜레스테롤이 필요한 세포에 전달해 주어 세포막, 성호르몬을 만드는 우리 몸에 아주 꼭 필요한 물질이 맞다. 그런데 이 LDL 수가 지나치게 많아지면 문제가 된다. LDL, 즉 금반지 수송 트럭이 100년 전에는 40대였는데 불과 100년 사이에 120대로 늘어났다. 그래서 40대는 여전히 세포막을 만드는 등의 중요한 일을 하지만 나머지 초과 금반지 80대는 혈관에 박혀 쌓이는 상황이 발생한다. 말하자면 차가 적당히 많아야 하는데 너무 많아서 교통사고가 끊이지 않는 것이다.

　유미미립에 해당하는 컨테이너선은 교통사고를 거의 일으키지 않는다. 만에 하나 일으킨다 해도 대부분 그 안의 극소수인 금반지 컨테이너가 혈관에 손상을 주며 금괴가 직접 문제를 일으키지는 않는다. 기차는 배보다는 사고 확률이 조금 더 많지만 역시 별로 일어나지 않는다. 설령 일어난다 해도 금반지 컨테이너가 문제를 만드는 것이고, 따라서 LDL보다 피해가 적다. 결국 금반지가 꽉 차 있는 LDL이 동맥경화를 일으키는 99%의 주범이며, 이것을 막아주는 것이 HDL이다. 그래서 LDL은 나쁜 콜레스테롤, HDL은 좋은 콜레스테롤이라고 말하는 것이다.

　미미하기는 하지만 중성지방도 심혈관 질환 위험을 높인다고 알려져 있다. 금괴 자체는 교통사고를 일으키지 않지만, 중성지방이 너무 많아지면 HDL 트럭의 수를 줄이고, LDL 트럭의 크기를 작게 만든다. 그러면 이 덩치가 작은 LDL 트럭은 교통사고가 일어날 확률이 더 높아진다. 최근 연구에서는 유미미립의 남은 껍데기와 VLDL에서 남은 껍데기가 심혈관 질환을 일으킨다는 보고가 주목받고 있기도 하다. 하지만 이런 작용들은 모두 LDL(금반지) 트럭이 사고를 일으키는 것에 비하면 매우 미미하다. 그런데도 이 중성지방이 HDL을 낮추고, LDL크기를 작게 만드는 것이 훨씬 더 위험하다는 음모론이 난무하고 있다. 물론 작고 조밀한 LDL이 큰 LDL에 비해 더 위험한 것은 맞다. 하지만 진짜 중요한 것은 LDL 수치가 얼마나 높은가 하는 것이지, 작은 LDL만 위험하고 큰 LDL은 위험하지 않다는 주장은 틀린 말이다. LDL 크기가 큰 놈들도 결국 수가 많으면 위험하다.

다시 정리하면 LDL(금반지 컨테이너 트럭)이 높은 것이 가장 중요하고, 그다음 신생 HDL(빈 트럭)이 중요하며, 중성지방(금괴 컨테이너를 실은 배나 기차)은 그 영향이 미미하다.

➕ LDL은 왜 높아지는가

앞서 말한 대로 콜레스테롤은 하루에 1g만 (추가로 더) 있으면 된다. 콜레스테롤은 간에서 800mg, 음식에서 200mg 생산된다. 2019년 대한민국 성인의 평균 콜레스테롤 섭취량은 261mg이다. 이렇게 음식이 과잉(200→261mg)되면 간에서 알아서 콜레스테롤 생산을 줄여(800→739mg) 총합을 대충 1g 정도로 맞춰 유지한다. 실제로 혈중 중성지방은 음식 섭취로 그 수치가 널뛰기하며 한 끼만 굶어도 중성지방 수치는 확 떨어지지만, 콜레스테롤은 식사와 관련해 수치 변화가 거의 없다.

그러면 정말 이상하다. 콜레스테롤을 먹어도 안 오르면 대체 고지혈증은 왜 생기는 걸까? 탄수화물 섭취와 지방 섭취 중 어느 쪽이 더 뱃살에 많이 저장되는지, 즉 살을 찌게 하는지는 여전히 논란이 많지만, 결국 어느 쪽이든 열량이 과잉되면 살이 찌게 마련이다. 밥(탄수화물)을 먹으면 간에 글리코겐 수표로 저장하고 남은 것은 금으로 바꿔 뱃살에 저장한다. 삼겹살(지방)은 금괴와 금반지로 이루어져 있는데 이것을 섭취하면 똑같이 지방 중 일부는 에너지로 쓰고 남은 것은 뱃살에 저장된다. 이렇게 탄수화물과 지방에 의해 저장된 뱃살(내장지방)이 다소 금반지(콜레스테롤)를 합성하는 과정을 자극한다.

그럼 이 금반지가 만들어지는 것을 촉진하는 결정적인 역할을 하는 것은 무엇일까? 식이 지방을 섭취하면 간에서 콜레스테롤 생성이 자극된다. 이것이 하루에 800mg이다. 그리고 음식에 있던 합성된 금반지는 200mg밖에 되지 않는다. 콜레스테롤을 먹는 것보다 식이 지방을 섭취하는 것 자체가 훨씬 더 많이 금반지가 만들어지도록 자극한다.

현대 인류의 LDL은 왜 100년 만에 40mg/dl에서 120mg/dl까지 세 배나 올랐을까? LDL-콜레스테롤 수치에 가장 영향을 끼치는 식사 요인은 바로 '포화지방'이다. 많은 음모론자가 부정하고 있는 것 중 하나다. 포화지방은 육류의 지방, 가금류의 껍질, 버터, 야자유 등에 많이 포함되어 있다. '고지혈증의 기여도'를 간단히 정리하면 다음과 같다.

총포화지방량 또는 포화지방의 비율 〉 총지방량 〉 총열량 과잉

포화지방을 많이 먹는 것이 1순위, 어떤 형태든 지방을 많이 먹는 것이 2순위, 지방이든 탄수화물이든 그냥 많이 먹는 것이 3순위다(5장 참고). 중성지방에서도 특히 포화지방이 LDL을 가장 많이 자극하긴 하지만, 포화든 불포화든 중성지방을 많이 섭취하면 역시 콜레스테롤 수치가 올라가므로 총지방량이 그다음으로 중요하다. 식이 콜레스테롤은 섭취한 만큼 콜레스테롤로 합성되지만 양 자체가 워낙 미미하고, 앞에서 말했듯이 많이 먹으면 간에서 어느 정도 알아서 합성량을 줄이기 때문에 크게 영향이 없다. 물론 그렇더라도 LDL 수치가 190mg/dl가 넘는 환자들은 달걀노른자 등 콜레스테롤이 다량 함유된 음식을 양껏 먹어서는 안 된다.

그러면 채소에는 콜레스테롤이 없는데 왜 채식주의자도 콜레스테롤이 높은지 이제 어느 정도 이해되었을 것이다. 동물성 지방뿐만 아니라 식물성 지방에도 포화지방, 불포화지방이 모두 포함되어 있으므로 콜레스테롤 섭취가 전혀 없는 채식주의자도 콜레스테롤이 올라갈 수 있다. 물론 채식주의자들의 콜레스테롤이 전반적으로 낮아 고콜레스테롤혈증이 거의 없는 것은 사실이나 채식을 해도 콜레스테롤이 높으려면 얼마든지 높을 수 있다는 것이다.

한국인의 포화지방 섭취량은 얼마나 될까? 하루 평균 지방을 총 46.1g 섭취하고, 그중 긴 막대풍선에 해당하는 포화지방을 하루 14.2g 섭취한다. 특히 20대는 무려 평균 19.7g이나 섭취하고 있는데, 포화지방 일일 권장량은 15g 이하이므로 20대 대부분은 포화지방 섭취가 이미 권장량을 초과했다. 이것이 현대 한국인의 고LDL-콜레스테롤혈증, 즉 고지혈증의 원인이 된 것이다. 반면 콜레스테롤 섭취는 261mg으로 전체 식이 지방의 0.5%에 불과하다.

밥이나 삼겹살을 많이 섭취해 배 안에 금이 저장되고 그 내장지방이 톨게이트를 고장 내면 대사증후군이 된다. 이 대사증후군으로 당뇨병이 생기고, 중성지방이 오르고 HDL이 낮아지는 이상지질혈증이 생기게 된다. 이 경로는 여기서 설명한 다량의 포화지방을 먹고 콜레스테롤을 만드는 과정을 자극해 LDL이 높아지는 고지혈증의 원인 경로와는 분명 다르다. 그런데도 유튜브에 올라와 있는 고지혈증 관련 동영상에서는 99%가 이 경로는 아예 무시한 채 중성지방이 올라가고 HDL이 내려가는 이상지질혈증과 당뇨병의 경로만이 중요하다고 주장한다. 하지만 심뇌혈관 질환에는 당뇨병보다 고콜레스테롤혈증이 더 위험하다. 따라서 그런 주장은 유사의학이 맞다.

포화지방이 콜레스테롤을 증가시키는 기전의 원리는 이미 낱낱이 밝혀져 있다. 하지만 그 설명이 너무 어렵고 복잡해서 조금이라도 쉽게 설명하기 위해 막대풍선과 금괴에 비유해 지방으로 콜레스테롤을 만드는 것처럼 설명했는데, 이것은 어디까지나 비유일 뿐이다.

지금까지 내용을 정리하면 첫째, 음식 콜레스테롤은 혈중 콜레스테롤을 거의 올리지 않는다. 둘째, 혈중 지방(중성지방)은 동맥경화를 (직접적으로는) 일으키지 않는다. 결론적으로 먹는 지방(콜레스테롤 아님)이 혈중의 콜레스테롤을 올리고, 혈중의 콜레스테롤(지방 아님)이 직접 동맥경화를 만든다. 바로 이 부분에서 지방과 콜레스테롤의 의미를 혼용해 말장난하듯 온갖 음모론이 만들어진다. 다시 강조하지만 '먹는 지방이 혈중의 콜레스테롤을 올려 동맥경화를 일으킨다!'라는 것을 꼭 기억하자.

세 줄 요약

❶ LDL 콜레스테롤은 세포막, 뇌 신경, 비타민D, 성호르몬 등이 필요한 세포에 콜레스테롤을 공급하는 매우 중요한 지단백이지만, 과도하면 혈관 벽 내에 침착되어 죽상동맥경화를 유발한다.

❷ 혈중 LDL을 증가시키는 가장 큰 식이 요인은 포화지방의 양 또는 비율이며, 식이 콜레스테롤은 영향이 크지 않다.

❸ 따라서 과다한 식이 포화지방 섭취가 혈중의 LDL을 100년간 세 배 가까이 증가시켜 현대 인류의 심혈관 질환을 증가시키는 요인이 되었다.

중성지방
낮추는 법

고지혈증의 세 가지 수치인 LDL, HDL, 중성지방 중 중성지방을 교정하는 법, 즉 고중성지방혈증의 치료에 대해 알아보도록 하겠다.

➕ 고중성지방혈증의 원인

보통 우리 몸에는 평균 10~12kg(1만~1만 2,000g) 정도의 중성지방이 있으며, 이는 지질의 95% 이상 차지한다. 물론 10kg이 모두 혈액 속에 있는 것은 아니고, 대부분은 배에 비계 형태로 저장되어 있다. 혈중 중성지방은 수치가 150mg/dl 미만이 정상이며 낮을수록 좋다. 그리고 150~199mg/dl까지는 일종의 고중성지방혈증의 전단계로 볼 수 있고, 200mg/dl가 넘으면 고중성지방혈증으로 정의한다. 중성지방은 10mg/dl 단위로 살금살금 오르는 것이 아니라 하루 동안에도 100mg/dl 단위로 오르내리기를 반복한다. 그래서 진료실에서는 수치가 무려 1,000mg/dl가 넘는 경우도 종종 볼 수 있다.

중성지방의 대사는 아주 간단하다. 수익이 들어오면 세포와 근육에서 필요한 만큼 사용하고, 잉여 수익을 뱃살에 저장해두는데 그 뱃살에서 혈관으로 금이 흘러나오면 그것이 혈중 중성지방이 늘어난 거라고 보면 된다. 탄수화물이나 지방을 섭취하면 에너지로 쓰고 남은 것이 뱃살에 중성지방으로 저장된다. 살이 찌면 가장 먼저 피하지방이 차고, 우리 몸의 금고라고 할 수 있는 내장지방에도 쌓인다. 내장지방이 차 있는데도 계속 더 많은 에너지가 들어오면 중성지방이 간에도 쌓이고, 더 심해지면 혈관으로 흘러나와 고중성지방혈증이 된다. 거기서 시간이 더 지나면 내장지방이 세포의 톨게이트를 차츰 고장 내면서 인슐린 저항성이 생겨 2형 당뇨병까지 오게 되는 것이다(1장 참고).

지방과 탄수화물 섭취로 뱃살에 쌓인 내장지방은 중성지방과 같다. 그래서 뱃살이 많은 사람이 혈액 검사를 하면 중성지방이 높게 나오는 것은 당연하다. 중성지방 자체가 비계이고, 비계에 있는 것이 중성지방이기 때문이다. 혈액을 검사한 결과 중성지방이 높으면 그냥 내장지방이 많다는 뜻이다. 물론 내장지방이 많아도 아직 혈중에 중성지방이 덜 올라 있는 때도 있긴 있다.

고중성지방혈증은 남성이 압도적으로 많아서 '남성의 병'이라고 부를 정도다. 70대 이후에는 여성도 많아지긴 하지만 전반적으로 모든 연령대에서 대체로 남성이 많고, 40대 남성의 무려 28%가 고중성지방혈증을 앓고 있다. HDL과 LDL은 식사와 별로 상관이 없지만, 혈중 중성지방은 편차가 매우 심하므로 검사하기 전에 금식해야 한다. 최대한 정확하게 검사하려면 14시간 이상 금식하는 것을 권한다.

앞에서 언급한 것처럼 중성지방도 심혈관 질환 위험률을 조금이나마 높인다. HDL 수치를 감소시키거나 LDL의 크기를 작고 조밀하게 만들어서 심혈관 질환 위험을 높이는 데에 기여한다. 그렇더라도 LDL과 HDL이 심혈관 질환에 영향을 미치는 것에 비하면 그 기여도가 미미하다.

그러면 이런 중성지방을 왜 약을 먹으면서까지 치료해야 할까? 첫째는 아무리 기여도가 낮더라도 확실한 독립적 심뇌혈관 위험이 있기 때문이다. 둘째는 중성지방이 극단적으로 높은 경우, 즉 500~1,000mg/dl 이상이면 급성췌장염이 생길 수 있고, 1,000~2,000mg/dl 이상이면 망막지혈증이 생겨 실명의 위험이 있기 때문이다. 셋째는 중성지방 자체의 문제라기보다 중성지방이 높은 것은 당뇨병이 온다는 신호로 볼 수 있기 때문이다. 중성지방을 낮추려는 노력은 결국 당뇨병을 예방하거나 초기 당뇨병에서 탈출하기 위한 노력과 같다.

✚ 중성지방 증가 원인

중성지방이 증가하는 원인은 앞서 말한 대로 다른 질환에 비하면 아주 간단하다. 첫째, 전체 열량이 높고 과체중이며 내장지방이 많으면 올라가는데, 이것이 증가 원인의 90% 이상이다. 그런데 특이한 점은 서양인이 한국인보다 평균적으로 더 비만한데 중성지방은 대체로 한국인이 더 높다. 그 이유는 첫째, 당뇨병과 거의 유사하게 마른 비만이 많기 때문이다. 전체 체중이 높은 것보다 내장지방이 많은 것이 훨씬 더 중성지방을 증가시킨다. 둘째는 유전적 체질 때문이다. 동아시아인들이 중성지방을 제거하는 유전자가 서양인들과 차이가 있어서 기본적으로 중성지방이 높은 편이다. 셋째는 고탄수화물(밥) 중심의 식문화를 가지고 있기 때문이다.

다시 중성지방의 증가 원인으로 돌아가보자. 중성지방 증가 원인으로 내장지방이 가장 중요하다. 이를 제외한 나머지 조건들은 영향력이 크지 않다. 규칙적으로 운동하거나, 식이섬유, 전곡물, 오메가-3(캡슐이 아닌 생선 등 음식으로 섭취하는 것을 말함) 등을 섭취하면 중성지방이 내려간다. 반면 단순당이나 과당, 포화지방과 트랜스지방 섭취가 많고 음주를 하면 중성지방이 올라간다. 보통 정말 말랐는데 유독 중성지방이 높은 경우는 과음이 원인인 경우가 많다.

지방도 많이 섭취하면 잉여 에너지가 뱃살에 저장되어 중성지방이 되고, 탄수화물도 마찬가지다. 보통 고중성지방혈증은 지방보다는 탄수화물을 많이 섭취한 쪽이 좀 더 영향이 크다. 그런데 채식은 일반적으로 지방 비율이 낮고, 전체 열량의 80% 이상이 탄수화물로 구성되어 있는데도 불구하고 채식주의자들은 중성지방이 높은 경우가 많지 않다. 왜일까? 첫째는 평균적으로 열량을 적게 섭취하는 경우가 많고, 둘째는 식이섬유가 풍부하며, 셋째는 전곡류를 많이 섭취하고, 넷째는 식물성 단백질을 많이 섭취하기 때문이다. 이 말은 곧 채식하더라도 열량이 높고, 식이섬유를 적게 먹으면 중성지방이 올라간다는 뜻이다.

➕ 중성지방 낮추는 법

중성지방을 낮추는 방법은 체중감량이 1순위이고 절대적이다. 한국지질·동맥경화학회의 2018년 진료지침에서는 이상지질혈증 치료지침으로 체중을 1kg 빼면 중성지방이 1.5mg/dl 감소한다고 말한다. 또한 탄수화물 섭취를 줄이는 것이 지방 섭취를 줄이는 것보다 중성지방 감소 효과가 크다. 포화지방을 불포화지방으로 바꾸면 중성지방이 다소 떨어지고, 트랜스지방을 불포화지방으로 바꾸면 더 확실하게 떨어진다. 또 식이섬유도 중성지방을 떨어뜨리는 효과가 있다. 체중감량을 위해 200mg/dl가 넘으면 열량을 10% 이상 제한하는 것이 좋고, 500mg/dl가 넘으면 20% 가까이 줄여야 한다.

지침에 있는 생활습관 교정을 요약하자면, 혈중 중성지방이 높으면 높을수록 단백질과 불포화지방 섭취량은 어느 정도 유지하고, 복합탄수화물(밥)은 다소 낮추고, 포화지방과 단순당의 비율은 아주 많이 낮춰야 한다. 이것이 중성지방 수치를 낮추는 방법이다.

여기에 추가로 운동량과 식이섬유 섭취를 늘리고, 오메가-3도 섭취하는 것이 좋다. 여기서 말하는 오메가-3는 캡슐로 된 약이 아니라 생선처럼 음식에 들어 있는 것을 말한다. 중성지방은 애초 우리 몸의 에너지원이므로 휴대전화의 배터리에 비유할 수 있다. 따라서 배터리를 사용하면 떨어지게 되어 있다. 운동을 말하는 것이다. 심지어 1회 운동만으로도 중성지방은 상당히 떨어진다.

중성지방이 150~199mg/dl인 경우에는 먼저 생활습관 교정을 시도하도록 한다. 200mg/dl가 넘을 때는 특이하게 LDL-콜레스테롤 수치를 먼저 확인해야 한다. 이 말은 스타틴을 처방할 적응증이 되는지를 확인해야 한다는 뜻이다. 스타틴을 복용하면 중성지방도 어느 정도 떨어지는 효과가 있기 때문이다. 중성지방이 200~499mg/dl인 경우에는 물론 생활습관 교정도 해야 하지만, LDL을 확인해 기준이 되면 스타틴을 복용하는 것이 심혈관 질환 위험을 낮추는 최선의 방법이다. 500mg/dl 이상은 급성췌장염 등이 올 수 있으므로 즉시 약물치료를 해야 한다. 이때는 스타틴이 아니고 중성지방 자체만을 떨어뜨릴 수 있는 약인 피브레이트를 먹어야 한다.

그런데 여기서 잠깐, 150mg/dl 이상이면 생활습관을 교정하고, 200mg/dl 이상이면 스타틴을 복용할지 고민하고, 500mg/dl 이상이면 피브레이트를 사용하면 되는 것으로 오해하면 안 된다. 150mg/dl이든 200mg/dl이든 500mg/dl이든 기본적으로 체중을 감량하고 음식을 조절하고 운동하는 생활습관 교정은 '무조건' 해야 한다. 그러면서 추가로 약물치료를 병행하는 것을 고민해야 한다는 이야기다.

결론적으로 중성지방을 떨어뜨리는 방법은 체중감량과 운동이며 단순당, 포화지방, 트랜스지방을 제한하고, 식이섬유와 전곡물, 오메가-3를 섭취하고, 금주하는 것이다. 우리가 언뜻 건강이라고 하면 떠오르는 방법들이 모두 정답이다. 중성지방 수치는 유전적 요인의 극소수를 제외하고는 결국 내가 한 만큼 떨어진다. 콜레스테롤처럼 복잡할 게 전혀 없다. 쉽게 떠오르는 건강하게 사는 방법을 그대로 실천하면 떨어지게 되어 있다. 중성지방 수치가 1,000mg/dl에 가깝던 사람이 약물을 복용하지 않고도 생활습관 교정을 정말 열심히 해서 1개월 만에 150mg/dl까지 떨어뜨린 경우도 실제 종종 있다.

중성지방이야말로 약에 의존하기보다는 스스로 노력하면 얼마든지 떨어뜨릴 수 있다. 물론 생활습관 교정이 말처럼 쉽지는 않다. 그렇더라도 LDL처럼 아무리 생활습관 교정을 열심히 해도 효과가 크게 없는 병들에 비하면 효과가 엄청 좋은 편이다. 생각만 하지 말고 지금 당장 실천하자.

세 줄 요약

❶ 중성지방의 역할은 기아에 대비해 에너지를 저장하는 것이다. 따라서 열량이 초과하면 내장지방이 축적되어 혈중 중성지방이 상승하며, 이런 고중성지방혈증은 주로 중년 남성에게서 흔하게 나타난다.

❷ 고중성지방혈증은 콜레스테롤보다 심혈관 위험이 제한적이긴 하나 분명히 독립적인 위험도가 있고, 500mg/㎗ 이상이면 그 자체로 급성췌장염의 위험이 있다. 또 중성지방이 높은 것은 무엇보다 당뇨병 발병의 위험 신호이기 때문에 반드시 치료해야 한다.

❸ 고중성지방혈증의 치료는 전체 열량을 줄이고 체중을 감량하는 것이 핵심이다. 그 외에 운동량을 늘리고, 단순당과 포화지방을 줄이며, 식이섬유 섭취를 늘리고, 금주하는 것이 중요하다. 500mg/㎗가 넘으면 생활습관 교정과 더불어 약물치료(피브레이트 등)를 고려해야 한다.

HDL
높이는 법

모든 지단백이 혈관에 다 해로운 것만은 아니다. HDL처럼 혈관에 좋은
역할을 하는 콜레스테롤도 있다. HDL은 LDL이나 중성지방과는 달리
수치가 높을수록 좋고 낮은 것이 병이다. 어떻게 하면 우리 몸에 이로
운 HDL 수치를 높일 수 있을까?

✚ HDL 콜레스테롤의 역할

HDL은 정확히 '고밀도 지단백 콜레스테롤'이라고 한다. HDL의 수치
기준은 $40mg/dl$보다 낮으면 위험하고, $60mg/dl$보다 높은 것이 정상이
다. 그래서 다른 수치들이 상승할수록 위험한 것과 달리 HDL은 낮아질
수록 위험하므로 이 HDL 때문에 '고지혈증'이 아니라 '이상지질혈증'
이라는 이름으로 불린다.

다섯 가지 지단백 중 유미미립, VLDL, LDL, IDL은 우리 혈관에 해
로움을 끼치지만, HDL은 혈관 벽과 세포에 있는 콜레스테롤을 오히

려 간으로 역수송해 과다 공급된 콜레스테롤을 제거하는 청소부 역할을 한다. HDL이 높고, LDL이 낮아야 혈관을 깨끗하게 유지할 수 있다. 그러므로 HDL이 기준보다 낮으면 심혈관 질환에 영향을 끼친다. 물론 LDL 수치가 높은 것이 더 중요하지만, HDL이 낮은 것도 LDL이 높은 것과 거의 맞먹을 정도로 혈관에 좋지 않은 것은 분명하다.

HDL이 낮아서 생기는 심혈관 질환 위험은 LDL의 높고 낮음에 따라 그 정도가 매우 다르다. HDL이 낮아도 LDL이 크게 높지 않으면 그 위험도가 조금 덜하고, HDL이 높아도 LDL이 매우 높으면 훨씬 더 위험하다. 다시 말해 LDL이 높은 경우가 HDL이 낮은 경우보다 훨씬 더 중요하고 위험하다는 뜻이다. 결국 HDL이 아무리 높아도 LDL 수치가 높으면 아무 소용이 없다. 이것을 잘 이해해야 한다. LDL이 $1mg/dl$ 상승하는 것과 HDL이 $1mg/dl$ 감소하는 것의 심혈관 손상 정도는 사실 비슷하다.

문제는 LDL은 천정부지로 올라갈 수 있고, 반대로 내려가는 것도 거의 한계가 없이 건강에 도움을 주지만, 반면 HDL은 내려가는 것도 (마이너스로 내려갈 순 없으니까) 한계가 명확할뿐더러 높아지는 것도 무작정 건강에 도움이 되는 게 아니어서 혈관 건강에는 LDL이 갑(甲)이고, HDL은 부수적인 역할을 한다는 것이다. LDL $1mg/dl$와 HDL $1mg/dl$ 간 영향력의 크기 자체는 큰 차이가 없다. LDL이 한도 끝도 없이 많이 올라가기 때문에 심혈관 질환의 주체라는 것이다.

HDL 역시 중성지방처럼 평균적으로 여성보다 남성이 더 낮고 나이가 들수록 더 심해지는 남자의 병이다. 간에서 신생 HDL이라는 빈 트력이 출동해 세포나 혈관에서 사용하고 남은 잉여 콜레스테롤을 수거해 다시 간으로 들어가는 것이 HDL의 역할이다. 하지만 현대에 이르러 LDL 수치가 급격히 상승한 것에 비해 HDL은 그만큼 충분히 늘어나지 못해 잉여 콜레스테롤을 다 수거하지 못하면서 심혈관 질환 발병률이 급격하게 늘어났다. 중성지방이 높고 HDL이 낮은 것은 보통 한 세트로 진행되며 이것을 대사증후군이라고 한다. HDL이 낮아지는 이유는 여러 가지가 있지만 대사증후군, 즉 중성지방이 높아져서 생기는 경우가 대부분이다.

진료지침에서 제시하는 HDL 권고 수치는 60mg/dl 이상이다. 그러면 100mg/dl이면 좋고, 150mg/dl이면 더 좋고, 200mg/dl이면 엄청나게 좋은 거 아니냐고 생각할 수도 있다. 과연 HDL은 무조건 높으면 좋을까?

심뇌혈관 합병증을 포함한 전체 사망률을 보면 HDL의 수치가 어느 정도까지 높으면 사망률이 떨어지지만, 남성의 경우에는 73.5mg/dl, 여성의 경우에는 92.8mg/dl가 넘으면 오히려 사망률이 증가한다. J 곡선 현상이 나타나는 것이다. 그래서 HDL의 적정한 수준은 남성은 대략 75mg/dl 정도까지, 여성은 95mg/dl 정도까지만 높을수록 좋다고 이해하면 된다(이 또한 여러 건강 상태에 따라 달라지며 절대적인 기준은 아니다).

HDL이 적당히 높아야 하는데, 그 수치가 극단적으로 올라가는 것은 음주나 고지방 섭취로 인한 경우가 많기 때문이다. 이렇게 부정적 요인으로 HDL 양이 증가하면 그 성상이 달라진다. 콜레스테롤을 수거해가는 좋은 역할의 빈 트럭이 아니라, 트럭의 모양도 바뀌고 콜레스테롤을 역수송하는 기능도 떨어지고 염증 수치도 올라가고 혈전도 상승한다. 이런 것을 제 기능을 못하는 '기능부전 HDL(dysfunctional HDL)'이라고 한다.

이렇게 극단적으로 높은 HDL을 살펴보면, 빈 트럭의 앞부분(트랙터)이 '아포 A-I'이라는 좋은 것이었는데 '아포 C-III'라는 안 좋은 것으로 교체되어버린다. 그래서 HDL이 적당히 높은 쪽이 건강한 것이고, 극단적으로 높으면 오히려 좋지 않을 수 있다.

✚ HDL 올리는 방법

한국지질·동맥경화학회의 2018년 이상지질혈증 치료지침을 한번 살펴보자. 대시 식단, 지중해 식단, 발트해 식단 등 고지혈증에 좋다는 여러 가지 특정 식단이 HDL을 올리는 효과에 대해서는 명확하게 증명된 바가 없고, 이를 권고하지도 않는다.

특정 식단을 권고하진 않지만, 섭취 에너지의 일부를 불포화지방으로 대체했을 때 HDL 수치를 상승시키는 효과는 있기에 불포화지방의 비율을 다소 높이도록 하고 있다. 다만 대체했을 때 효과는 있지만 그렇더라도 양을 늘리거나 추가하라는 권고는 없다. 단지 대체하는 것만이 다소의 효과가 있을 뿐이다.

트랜스지방도 일부 불포화지방으로 대체하면 HDL을 높이는 개선 효과가 있다. 그리고 포화지방 섭취를 줄였을 때 HDL 수치를 개선하는 효과도 뚜렷하게 보고된 바 없다. 여기서 특이한 점은 포화지방을 오히려 많이 먹으면 HDL이 늘어난다는 것이다! (상식적으로 건강할 것 같아서)

포화지방을 줄였을 때는 HDL 개선이 안 되는데, 희한하게 포화지방을 늘리면 확실히 HDL이 증가한다는 것이다.

하지만 문제는 그러면 LDL은 더 급격히 올라간다. 따라서 HDL을 올리기 위해 포화지방을 많이 섭취하는 것은 우리나라 학회의 지침에서는 아예 언급조차 되어 있지 않다. 일부 유사의학자들이 이런 방법을 권하고 있는데 정말 위험한 일이다. HDL의 양을 증가시키려다 되려 LDL을 급격하게 증가시켜 훨씬 위험한 상황을 만들 수 있기 때문이다. 다시 말하지만 LDL이 높은 것이 심혈관 질환의 주체다.

그 외 HDL 수치를 높이는 생활습관 교정들을 정리해보자. 술을 마시면 대부분 HDL이 올라간다. 그래서 하루에 한 잔 정도는 유익하다는 의견도 다소 일리가 있지만, 문제는 술을 마심으로써 증가하는 HDL은 기능부전 HDL이 많다. 또 술은 중성지방도 증가시킨다.

운동의 경우는 확실히 긍정적이기는 하지만 상승 폭이 크지 않다. 아주 극단적인 운동에서는 확실한 효과가 있다는 연구 보고도 있다. 운동해서 올라가는 HDL은 기능이 좋은 건강한 HDL이기 때문에 HDL이 낮은 환자는 수치가 올라가든 아니든 반드시 운동을 해야 한다. 오를 수 있는 여지가 충분하고 효과 또한 긍정적이며, 어차피 내가 HDL을 올리려는 목적 자체가 심혈관 질환 예방이기 때문에 운동은 필수다(6장 참고).

중성지방이 높고 HDL이 낮은 사람이라면 중성지방만 낮추면 HDL은 확실히 올라간다. 중성지방이 많아서 HDL이 떨어지는 것이기 때문이다. 이것을 대사증후군이라고 하는데, 이런 높은 중성지방으로 인해

HDL이 낮은 경우는 앞에서 자세하게 설명한 '중성지방 낮추는 법'을 참고하면 확실하게 올릴 수 있다. 그리고 금연은 HDL을 확실하게 올려 줄 뿐 아니라 모든 건강과 관련된 측면에서 아주 유익하다.

이런 생활습관 교정 말고 HDL을 올리는 약은 없을까? 지침에서 권고하는 약이 딱 두 가지 있다. 스타틴과 피브레이트다. 스타틴은 혈관 건강에 도움이 되고, LDL을 떨어뜨리는 기본적인 효과도 있으며, HDL까지 올려주니 그 역할이 무궁무진해 심혈관계의 '고인물' 급이다. 단 스타틴과 피브레이트 둘 다 '저HDL-콜레스테롤혈증' 단독에는 추천하지 않는다. 스타틴은 기본적으로 LDL을 떨어뜨리는 약이고, 피브레이트는 기본적으로 중성지방을 낮추는 약이기 때문이다.

이외에도 HDL을 올리기 위한 많은 약이 연구되고 있다. 폴리코사놀은 HDL을 상승시키는 효과도 불분명하고, 심혈관 예방 효과는 증명된 바 없어서 추천하기 어렵다. 오메가-3는 음식으로 섭취할 때 일부 효과가 있지만, 약으로 먹을 때는 HDL의 기능이 개선되긴 하나 수치를 올려주는 효과는 크지 않고 LDL도 함께 증가시켜 역시 적극적으로 권하긴 어렵다.

'CETP 저해제'라고 해서 딱 HDL만 (그것도 굉장히 많이) 올려주는 약도 개발되어 있는데, 논문을 보면 HDL 상승 효과는 확실하지만 심혈관질환 예방 효과가 불분명해 쓰이지 않는다. '아포 A-I'이라는 제제 역시 임상 연구 중이나 구체적인 성과는 없다.

나이아신은 비타민B의 일종인데, 스타틴이 나오기 전인 1970년대에는 이상지질혈증 치료제로 많이 쓰였다. LDL을 떨어뜨리는 효과는 크지 않지만, HDL을 올리는 효과가 확실했기 때문이다. 처음에는 심혈관 질환 예방 효과가 있는 것으로 보여 많이 사용했으나, 최근 연구에서 (특히 스타틴 사용자에서) 심혈관 질환 예방의 추가적 이득이 없고 오히려 부작용만 증가한다는 결과가 보고되면서 지금은 거의 사용하지 않는다.

지금까지의 내용을 바탕으로 HDL을 올리는 확실한 방법을 간단하게 정리해보자. 첫째, 탄수화물, 포화지방, 트랜스지방을 불포화지방으로 대체한다. 둘째, 운동과 금연은 HDL을 올리는 효과가 크진 않지만, 논란의 여지가 없으며 심혈관 질환 예방에도 그 효과가 절대적이다. 셋째, 중성지방이 높아서 HDL이 낮은 경우는 생활습관 교정과 피브레이트를 고려한다. 넷째, LDL이 높으면서 HDL이 낮은 경우는 스타틴을 고려한다.

실제로 이런 방법을 사용했을 때 각각의 HDL 상승 효과는 운동이 5~30%, 금연이 5% 증가하고, 중성지방이 높은 경우 체중을 감량하면 5~20%, 피브레이트를 복용하면 5~15%, 스타틴을 복용하면 5~10% 증가한다. 사실 효과가 모두 미미하다.

LDL이 높을 때 스타틴을 먹거나, 중성지방이 높을 때 피브레이트를 먹는 것처럼 획기적으로 수치가 개선되는 방법은 없다. 하지만 결국 심혈관 건강에 중요한 것은 LDL이지 HDL은 보조 역할에 지나지 않는다. HDL이 낮은 것에 너무 강박적인 불안을 가질 필요 없이 지금까지 말했던 소확행(소소하지만 확실한 행동)을 착실히 실행해보자.

❶ HDL은 혈관이나 세포에서 잉여 콜레스테롤을 회수해 간으로 역수송하는 지단백으로 죽상동맥경화를 예방하는 역할을 한다. 따라서 HDL이 낮은 것을 이상지질혈증으로 정의한다.

❷ 트랜스지방과 탄수화물을 불포화지방으로 대체하면 다소 HDL이 상승할 수 있다. 또한 운동과 금연은 HDL이 오르는 것을 기대할 수 있고, 심혈관 예방에 매우 유익하므로 저HDL-콜레스테롤혈증 환자는 반드시 운동과 금연을 실천해야 한다.

❸ 고중성지방혈증으로 발생한 저HDL-콜레스테롤혈증 환자는 중성지방을 낮추는 생활습관이나 약물(피브레이트)을 사용하면 HDL이 상승할 수 있다. 또한 LDL이 높고 HDL이 낮은 환자는 LDL 기준에 맞춰 스타틴 사용을 고려한다.

고지혈증 치료제에 관한
음모론과 오해

고혈압 환자가 혈압을 낮추고 당뇨병 환자가 혈당을 낮추듯이, 콜레스
테롤이 높은 사람은 LDL-콜레스테롤을 낮춰 정상 수준 이하로 유지해
야 뇌경색, 심근경색 등 심혈관 질환을 예방할 수 있다. 하지만 고지혈
증(특히 고LDL-콜레스테롤혈증)은 유난히 각종 음모론이 널리 퍼져 있어
서 치료에 심각한 방해가 된다. 여기에는 '콜레스테롤 무해론'이나 '동
맥경화의 원인이 콜레스테롤이 아닌 다른 곳에 있다는 음모론'도 있지
만 가장 위험한 것은 '스타틴 유해론'이다.

스타틴은 고지혈증 치료에서 가장 중요한 약이다. 혈압약, 당뇨약에
비하면 효과도 훨씬 좋고, 지나치게 수치가 낮아지는 단점도 거의 없
다. 웬만하면 적당한 수치로 딱 맞춰진다. 그리고 사실상 대체재가 없
다시피 하다. 스타틴이 없었다면 고지혈증 치료를 어떻게 했을까 싶을
정도다. 개인적으로는 이렇게 만능에 가깝고 유일하며 안전하기까지
하다 보니 스타틴에 대한 음모론이 오히려 창궐(?)하는 게 아닌가 하는

생각도 든다. '저 약은 뭔데 저렇게 좋기만 해? 정말 문제가 없어?' 하는 생각들 말이다.

스타틴의 부작용에 대한 잘못된 정보가 많이 알려져 있는데 여기서는 가장 널리 퍼져 있는 근육통, 당뇨병, 암, 치매 이 네 가지에 대해 알아보고, 과연 진짜 스타틴의 부작용은 무엇인지, 그리고 환자들이 어떻게 대처해야 하는지를 알아보도록 하겠다.

✚ 근육통

실제 임상에서 스타틴을 먹고 경험하는 가장 흔한 부작용은 근육통이다. 이런 증상을 의학 용어로 '스타틴 관련 근육 증상(Statin-Associated Muscle Symptoms, 이하 SAMS)'이라고 한다. 사실 스타틴의 근육 관련 부작용 중에는 대표 격인 SAMS보다 더 심각한 '횡문근융해증'이라는 부작용이 있는데, 이 횡문근융해증은 차라리 SAMS에 비하면 좀 더 실체가 명확하고 확실히 발생하는 것으로 알려져 있으며, 기전도 상당 부분 이해되고 있다. 이 횡문근융해증부터 잠시 알아보자.

SAMS가 그냥 주관적인 근육 통증이라면 횡문근융해증은 실제로 근육이 다소 파괴(융해)되어 혈액 검사상 근육 수치가 상승(보통은 정상 상한치의 열 배 이상으로 정의)하는 것을 의미한다. 따라서 이는 때로 콩팥이 망가진다거나 심한 경우 사망에 이를 수도 있는 무서운 합병증이다. 하지만 횡문근융해증은 스타틴 복용자 1만 명당 1명 정도(0.01%)로 발생하는 극히 드문 부작용이며, 발생 즉시 스타틴을 중단하면 대부분 문제가 없다. 물론 근육 수치가 오를 만큼 과격한 운동을 하지 않았는데 스타틴을 먹고 근육 수치가 열 배 이상 오른다면 즉시 스타틴 치료를 중단해야 한다.

이렇게 횡문근융해증은 비록 드물긴 해도 실체가 명확하게 드러나 있는 반면, SAMS는 굉장히 흔하지만 실체가 명확하지 않다. SAMS는 스타틴 복용자의 7~29%로 알려져 있다. 그러나 연구마다 유병률의 편차도 큰 편이며, 대부분 '관찰연구'여서 이 연구로는 정말 스타틴 때문에 근육통이 생기는 것인지 확정할 수 없다. 그래서 잘 설계된 이중 맹검법의 무작위 대조 연구가 필요하며, 지금까지 1994년 OCS 연구, 2002년 HPS 연구, 2007년 CORONA 연구, 2013년 STOMP 연구 등이 발표되었다. 그런데 이 네 가지 연구 모두에서 SAMS의 통계적 유의성을 발견하지 못했다. 스타틴을 먹고 근육통이 있었던 사람의 수가 위약을 먹은 사람보다 더 의미 있게 많지 않았다는 것이다.

또한 2017년 학술지 《란셋》에 실린 연구에 따르면, 스타틴인지 위약인지 모르게 라벨을 가린 채 복용케 했을 때는 양쪽 사이에 근육통의 차이가 없었으나, 라벨을 공개하는 순간 스타틴 복용 군에서 근육통 호소가 급격히 늘어났다는 연구도 있다. 소위 말해 '원효대사 해골 물' 연구라고 할 수 있겠다.

하지만 여러 이중맹검 스위치실험(실제 스타틴과 가짜 약을 라벨을 가리고 교차로 복용하게 하는 실험)에서 SAMS 환자의 30~50%는 실제로 스타틴에만 근육통을 일으키고, 위약에서는 근육통이 발생하지 않은 것으로 나타났다. 그래서 SAMS가 전혀 실체가 없는 허무맹랑한 것만은 아닌 것으로 보인다(실제 내 진료실에서도 근육통을 호소하는 사람들 중에 진짜로 많이 아파 보이는 경우가 있어서 '내가 너무 억지로 스타틴을 먹이는 것 아닌가' 라는 걱정이 들 때도 많다).

그러나 이는 반대로 말하면 SAMS의 50~70%는 스타틴 때문이 아니라는 것이다. 이 50~70%에 해당하는 상황을 노세보 효과(nocebo effect, 부정적인 플라세보 효과)라고 한다. 그렇게 생각하고 먹으면 진짜 그런 부작용이 생긴다는 것이다. 따라서 SAMS가 실체가 있기는 하지만 실제보다는 노세보에 의한 것이 더 많다는 결론이다. 이런 노세보 현상이 나타나는 원인은 여러 가지가 있겠으나, 부정적이고 자극적인 기사를 양산하기 좋아하는 언론에도 일부 책임이 있을 수 있다. 실제로 유럽죽상동맥경화학회(EAS)는 SAMS에 대한 대책을 협의하는 과정에서 언론의 책임을 공론화하기도 했다. 또는 횡문근융해증이 워낙 유명하고, 기억에 남는 강렬한 부작용이다 보니 한 번이라도 스타틴이 횡문근융해증을 유발할 수 있다는 문구를 보고 나면 괜히 내 근육이 아픈 것처럼 느껴질 수도 있다.

그렇다면 근육통 때문에 스타틴을 복용하지 못하고 있다면 어떻게 대처해야 할까. 실제 SAMS 환자의 90%는 그냥 약을 같은 스타틴 계열 내에서 다른 스타틴으로 바꾸는 것만으로도 근육통이 사라진다. 또 나머지 10% 중 5%는 용량을 줄이거나, 2일에 한 번 먹는 방식으로 바꾸면 복용이 가능해진다. 이렇게 해도 스타틴을 다시 먹을 수 없는 '완전 불내성'은 전체 SAMS 환자의 5%에 불과하다. 사실 이렇게까지 해서라도 약을 먹어야 하는 이유는 그만큼 스타틴의 이점이 크고, 약을 끊었을 때 문제가 생기기 때문이다.

✚ 당뇨병

스타틴을 복용하면 새로 발병한 당뇨병(New Onset Diabetes, 이하 NOD)의 확률이 증가한다는 사실은 널리 알려져 있다. 여러 메타분석(비슷한 주제의 많은 연구물의 결과를 객관적·계량적으로 종합해 고찰하는 연구 방법)과 검토 논문들에서 스타틴과 NOD의 관계에 대해 엇갈리는 결과들이 존재하지만, 그래도 근육통에 비하면 훨씬 더 실체가 있고, 현재로서는 거의 타당한 부작용으로 받아들여지고 있다. 현재까지는 여러 연구에서 스타틴을 먹으면 당뇨병이 새로 발병할 확률이 아주 조금이라도 높아지는 게 옳다고 보고 있다.

하지만 그 확률이 대략 1,000인년당 1명으로 극히 낮다. 예를 들어 1,000명의 비당뇨인이 모두 스타틴을 먹지 않았을 때 1년 뒤 20명이 새로 당뇨병이 발병한다고 가정해보자. 1,000명이 모두 스타틴을 1년간 먹는다면 1년 뒤 21명이 당뇨병이 발생한다는 것이다.

스타틴은 고지혈증이 있어서 먹는 약이므로 고지혈증 환자는 기본적으로 비만하거나 여러 생활습관 등에서 당뇨병이 발생할 위험을 함께 가지고 있을 가능성이 크다. 그런 사람이 스타틴을 먹으면 1,000명당 1명 더 발생하는 것이니 아주 낮은 확률의 부작용이다(이 좋은 스타틴이 당뇨병까지 예방해주면 얼마나 좋을까만). 그러나 고지혈증 환자가 스타틴을 먹었을 때 얻는 이점은 이 NOD 발생 위험도를 훨씬 상회해 가히 비교되지 않을 정도다.

일반적으로 당뇨병이 잘 발생하는 위험인자로는 과체중, 가족력, 당뇨병 전단계, 고혈압, 이상지질혈증, 인슐린 저항성 등이 있으며, 이는 스타틴에 의한 NOD도 마찬가지다. 그래서 스타틴과 당뇨병 사이의 관계를 연구한 JUPITER 1차 예방 시험에서 이런 위험인자가 있는 사람과 없는 사람을 대상으로 스타틴을 투여했을 때 심혈관 예방률과 NOD 발생률을 조사했다. 5년간 추적 관찰했을 때 주요 당뇨병 위험인자가 없는 사람에게서는 전혀 당뇨병 발병 없이 순수하게 39%의 중풍, 심근경색 예방 효과만 있었고(NOD 진단 0건당 86건의 심혈관 사건 및 사망 감소), 당뇨병이 어차피 생길 수 있는 위험인자를 가진 사람에게서는 당뇨병이 28% 증가하는 동안 중풍, 심근경색으로 사망할 확률을 39%나 줄인 것으로 나타났다(NOD 진단 54건당 93건의 심혈관 사건 및 사망 감소).

더욱이 스타틴 치료가 위약보다 NOD에 걸리는 추가 시간이 5.4주 (37.8일)에 불과했다. 즉 스타틴을 먹은 사람이 평균 84.3주 만에 당뇨병에 걸렸고, 스타틴을 먹지 않은 사람도 평균 89.7주 만에 당뇨병에 걸린 것이다.

그렇더라도 중풍, 심근경색을 몇 퍼센트 예방해주고 당뇨 발병률이 1,000명당 1명 추가라고 의사가 열심히 설파해봐야 당뇨병이 생기는 건 끔찍한 일이다. 아무리 목숨을 구해준다고 해도 당뇨병이 생기는 건 그 자체만으로도 정말 싫을 것이다. 그래서 스타틴 관련 NOD에 대한 두 가지 해결방법이 있다.

첫째, 스타틴을 복용하는 사람은 운동, 열량 섭취량 감소, 체중감량, 금연 등의 당뇨병을 예방할 수 있는 모든 조치를 해야 한다(이것은 스타틴을 먹지 않더라도 고지혈증이 있으면 당뇨병 예방을 위해 당연히 해야 하는 조치다. 당뇨병이 내장지방 때문에 생기므로 지금 체중을 2kg만 감량하더라도 스타틴으로 인한 NOD 발생 위험도를 만회하고도 남는다).

둘째, 본인이 당뇨병 가족력도 있고 이미 당뇨병 전단계여서 당뇨병 발병이 걱정된다면 피타바스타틴을 먹으면 된다. 2014년 일본 도쿄대학교 의대 오다와라 교수가 발표한 연구(J-PREDICT)에서 스타틴 계열 약물을 사용하는 내당능장애(당뇨병 전단계) 고지혈증 환자 1,269명을 2007년부터 5년간 추적 조사한 결과, 스타틴 약물 중 피타바스타틴 제제의 경우 당뇨병 유발 가능성이 위약보다 18% 낮다는 사실이 밝혀졌다.

이 약은 다른 스타틴과 달리 오히려 당뇨병 발병을 낮춰 준다. 이 같은 학술적 근거로 인해 영국·독일·프랑스 등 해외 21개국 보건당국은 피타바스타틴 제제의 당뇨병 유발 징후가 없다는 사실을 공인하고 의약품 설명서에 '당뇨병 위험 징후 없음'이라는 문구를 삽입하도록 했다. 이는 스타틴 계열 약물 중 유일하다.

어차피 스타틴은 콜레스테롤이 높아 중풍, 심근경색 발병 위험도가 높은 사람들이 먹는 약이다. 심혈관 위험이 크지도 않은 멀쩡한 사람에게 처방해서 괜히 당뇨병이나 만드는 약이 아니라는 것이다. 고지혈증이 있는 사람이 스타틴을 먹고 당뇨병이 발생해 그 당뇨병으로 인해 중풍, 심근경색이 걸릴 위험도보다는 그냥 콜레스테롤을 낮춰 중풍, 심근경색을 예방하는 효과가 비교도 안 될 정도로 훨씬 더 크므로 상기 두 가지 방법을 잘 숙지하면서 복용하면 된다.

✚ 암

스타틴이 암을 유발할 거라는 걱정은 콜레스테롤이 낮은 사람일수록 암 발생률이 높다는 관찰연구에서 비롯되었다. 실제로 여러 관찰연구를 보면 콜레스테롤이 낮을수록 암 발생률이 높아지는 것처럼 보이기도 한다. 하지만 관찰연구는 앞서 말한 것처럼 명확한 한계가 있다. 콜레스테롤이 낮은 것 자체가 암 발생률을 높인 것인지, 암이 발생한 사람들의 콜레스테롤 수치가 낮은 것인지 알 수 없다는 것이다. 따라서 스타틴을 써서 콜레스테롤을 인위적으로 낮췄을 때 실제로 암 발생률이 증가하는지에 대한 잘 설계된 이중맹검 무작위 시험이 필요했는데, 2002년 PROSPER 연구에서 프라바스타틴을 복용하며 3.2년 관찰했을 때 실제로 암 발생률이 증가할 수도 있다는 결과가 나오면서 다시금 이 부작용 논쟁에 불을 지폈다.

하지만 2013년에 PROSPER 연구에서 다시 총 8.6년을 지켜본 연장 후속 연구가 나왔고, 여기에서는 최종적으로 암 발생률을 높이지 않는 것으로 나왔다(보통은 이 연장 연구에 대한 후속 보도는 없고 사람들은 그저 암 발생률을 높일 수 있다는 자극적인 기사만 기억한다. 그리고 이런 자극적인 기사가 다시 유사의학자, 음모론자들에 의해 확대 재생산되는 것이 현실이다). 연구를 거듭한 결과, 최근에는 여러 메타분석에서 암 위험이 증가하지 않을 뿐더러 일부 메타분석에서는 오히려 위험이 감소한 것으로 나타났다. 식도암, 대장암, 위암, 간세포암, 전립선암 등의 위험도를 특히 감소시키는 것으로 제시되고 있다(스타틴이 항암 효과가 있다고 주장하는 게 아니라, 최소한 여러 연구를 종합해봤을 때 스타틴은 확실히 발암 효과가 없다는 것이다).

✚ 치매

스타틴이 치매를 유발할 거라는 걱정은 뇌가 다량의 콜레스테롤을 포함하고 있으니 스타틴에 해롭지 않겠느냐는 단순한 발상에서 비롯되었다. 심지어 일부 음모론자들은 스타틴을 먹으면 뇌가 녹는다고 주장하기도 한다. 이후 스타틴이 가역적 단기 기억장애를 발생시킬 수 있다는 한 연구가 발표되면서 2012년 FDA는 스타틴 제제의 제품 라벨에 '일부 환자에게서 기억상실, 혼란 등의 가역적 인지 기능 문제가 발생할 수 있다'라는 경고문을 추가하도록 주문해 이런 논란은 더욱 커졌다.

하지만 여기서 중요한 것은, 끊으면 돌아온다는 의미의 '가역적'이라는 말은 완전히 비가역적으로 변형되어버린 것을 뜻하는 '치매'나 '스타틴에 의해 뇌가 녹는 것'과는 전혀 무관하다. 스타틴은 혈관 속에 있는 혈중 콜레스테롤만 줄이지, 뇌 실질에 있는 콜레스테롤에는 전혀 관여하지 않는다. 스타틴과 치매에 관해서는 도리어 '스타틴이 치매를 예방하지 않을까'라는 생각을 검증하려는 논문이 훨씬 더 많다.

여러 차례의 체계적인 검토와 메타분석을 통해 학계는 스타틴 사용과 인지 저하 사이의 연관성을 지지하지 않는다는 결론을 내렸다. 심지어 수많은 후속 연구에서 스타틴이 치매, 알츠하이머병의 위험을 감소시키고 때에 따라 인지장애를 개선한다고 보고되기도 했지만, 치매 예방이나 인지 기능 호전 효과가 명백하다는 결론이 나오지 않으면서 라벨에 제시된 가역적 인지장애 경고 문구는 아직 그대로 유지되고 있다.

하지만 스타틴이 가역적 인지장애를 드물게 유발할 수도 있다는 것이지, 치매를 유발한다고 생각하는 의사나 논문은 애초에 있지도 않았고 지금도 존재하지 않는다. 참고로 나는 5년째 스타틴을 복용 중이지만 기억력이나 인지 기능에 대한 가역적 문제를 전혀 느낀 적이 없다.

지금까지의 내용을 바탕으로 스타틴의 실제 부작용을 정리하면 다음과 같다.

1. 7~29%에서 스타틴 관련 근육 증상(그중 5%만 스타틴 완전 불내성)
2. 1만 명당 1명꼴로 횡문근융해증
3. 1,000명당 1명꼴로 새로 발병하는 당뇨병
4. (위에서는 설명하지 않았지만) 1~3%에서 간 수치 상승이 나타날 수 있음

이 세상 모든 약은 부작용이 있으며, 이 정도의 부작용도 없는 약은 존재하지 않는다. 그러나 고지혈증이 아닌 사람이 굳이 기대할 수 있는 이점도 없다면, 아무리 작은 부작용이라도 감수할 필요는 없다. 애초 모든 사람에게 스타틴을 먹으라고 한 적도 없다. 심혈관 질환의 위험도가 높은 사람은 이런 부작용에 비해 이득이 훨씬 크기 때문에 위험인자를 잘 따져보고 먹으면 된다. 위험인자는 바로 이어서 자세히 설명하도록 하겠다.

❶ 고지혈증의 대표 치료제인 '스타틴 계열 약물'은 효과가 매우 좋지만, 잘못 알려진 부작용으로 꺼리는 환자가 많아 치료에 큰 방해가 되고 있다.

❷ 가장 흔한 부작용인 근육통은 7~29% 정도 발생하는데, 보통 다른 스타틴 으로 바꾸면 90%가 사라진다. 당뇨병은 1,000인년당 1명 발생해 극히 드 물며, 당뇨병이 발병해 위험을 주는 정도에 비해 스타틴이 심혈관 질환을 예방하는 효과가 훨씬 상회한다. 암과 치매는 잘못 알려진 것과 달리 발생 률을 높이지 않는다.

❸ 스타틴은 알려진 것과 달리 매우 안전한 약이며, 그 이점이 매우 크므로 심 혈관 질환의 위험도가 높은 사람은 너무 걱정하지 말고 위험인자를 잘 따 져보고 먹으면 된다.

언제부터
약을 먹어야 할까

이상지질혈증(고지혈증)에는 LDL-콜레스테롤(이하 LDL), 중성지방(이하 TG) HDL-콜레스테롤(이하 HDL)이라는 세 가지 변수가 있으므로 세 수치 각각의 약물치료에 대해 모두 알아야 하는 것 아니냐고 생각할 수 있다.

하지만 다행히(?) TG 와 HDL의 약물치료는 그렇게까지 중요하지 않고, 치료제도 피브레이트 메인에 오메가-3가 보조로 쓰일 정도로 단순하다. LDL의 약물에도 스타틴, 에제티미브, PCSK9 저해제 등 여러 가지가 있지만 그중 스타틴 사용이 절대적이며 압도적이다. 따라서 고지혈증의 약물치료는 90%가 스타틴이라고 할 수 있으므로 여기서는 스타틴에 관해서만 이야기해보겠다.

✚ LDL 수치에 따른 치료 기준
LDL 수치가 얼마가 되면 스타틴 치료를 시작해야 할까? 2018년 한국지질·동맥경화학회의 이상지질혈증 치료지침 제4판의 LDL-콜레스테롤 농도에 따른 스타틴 치료 기준을 정답부터 공개하겠다.

아래 제시한 도표가 고지혈증 약물치료의 기준이다. 고혈압은 140/90mmHg, 당뇨는 당화혈색소 6.5%부터 치료하며, 그 기준이 매우 간결하고 명확하다. 하지만 고지혈증은 그렇지 않다. 표에 나타나 있듯이 본인이 가지고 있는 신체 상황이나 질병에 따라 먼저 위험군을 네

위험도 및 LDL-콜레스테롤 농도에 따른 치료 기준

위험도		LDL-콜레스테롤 농도(mg/dL)					
		<70	70~99	100~129	130~159	160~189	≥190
초고위험군[1]	관상동맥 질환	생활습관 교정 및 투약 고려	생활습관 교정 및 투약 시작	생활습관 교정 및 투약 시작	생활습관 교정 및 투약 시작	생활습관 교정 및 투약 시작	생활습관 교정 및 투약 시작
	죽상경화성 허혈 뇌졸중 및 일과성 뇌허혈 발작						
	말초혈관 질환						
고위험군	경동맥 질환[2]	생활습관 교정	생활습관 교정 및 투약 고려	생활습관 교정 및 투약 시작	생활습관 교정 및 투약 시작	생활습관 교정 및 투약 시작	생활습관 교정 및 투약 시작
	복부동맥류						
	당뇨병[3]						
중등도 위험군[4]	주요 위험인자 2개 이상	생활습관 교정	생활습관 교정	생활습관 교정 및 투약 고려	생활습관 교정 및 투약 시작	생활습관 교정 및 투약 시작	생활습관 교정 및 투약 시작
저위험군[4]	주요 위험인자 1개 이하	생활습관 교정	생활습관 교정	생활습관 교정	생활습관 교정 및 투약 고려	생활습관 교정 및 투약 시작	생활습관 교정 및 투약 시작

1) 급성심근경색증은 기저치의 LDL-콜레스테롤 농도와 상관없이 바로 스타틴을 투약한다. 급성심근경색증 이외의 초고위험군의 경우에 LDL-콜레스테롤 70mg/dℓ 미만에서도 스타틴 투약을 고려할 수 있다.

2) 유의한 경동맥 협착이 확인된 경우.

3) 표적 장기 손상 혹은 심혈관계 질환의 위험인자를 가지고 있는 경우 환자에 따라 위험도를 상향 조정할 수 있다.

4) 중등도 위험군과 저위험군의 경우는 수주 혹은 수개월간 생활습관 교정을 시행한 뒤에도 LDL-콜레스테롤 농도가 높을 때 스타틴 투약을 고려한다.

단계로 분류한다.

그다음 본인이 급성심근경색증을 앓고 있으면 LDL 수치와 관계없이 복용, 초고위험군이면 LDL 수치가 70mg/dl 이상일 때 복용, 고위험군이면 LDL 수치가 100mg/dl 이상일 때 복용, 중등도 위험군이면 LDL 수치가 130mg/dl 이상일 때 복용, 저위험군이면 LDL 수치가 160mg/dl 이상일 때 복용하는 것이 스타틴 치료의 적응증이자 오늘의 최종 결론이다.

도대체 왜 이렇게 복잡할까? 이것을 설명하기 위해선 먼저 스타틴이 콜레스테롤 수치가 아닌 어떤 다른 수치를 기준으로 치료한다는 개념을 알아야 한다.

우선 고지혈증은 LDL 수치에 치료 하한선이 (아직은) 존재하지 않는다. 고혈압의 경우 140/90mmHg에는 약을 쓰면 이득이지만, 90/60mmHg인 환자에게 혈압약을 쓰면 오히려 해롭다. 치료의 하한선이 존재하는 것이다. 당뇨병도 저혈당이라는 하한선이 있다.

하지만 고지혈증은 LDL 수치가 160mg/dl인 사람에게 쓰든, 100mg/dl인 사람에게 쓰든, 70mg/dl인 사람에게 쓰든 지속해서 심혈관 예방 효과가 나타난다. 아직 40mg/dl 이하로 낮춰도 예방 효과가 유지되는지, 아니면 사망률이 도리어 반등하는지에 대해서는 확실한 연구가 없으나, 40mg/dl까지는 확실히 계속 이점이 나타나 하한선이 거의 없는 것으로 본다.

또한 고지혈증이 일으키는 합병증은 사실상 뇌경색과 심근경색밖에 없으며, 이것도 2개의 질환이 아니라 죽상경화성 심혈관 질환

(Atherosclerotic Cardiovascular Disease, 이하 심혈관 질환)이라는 일종의 한 개의 질병이나 마찬가지다. 고혈압과 당뇨병은 심혈관 질환 외에도 망막 합병증이나 만성콩팥병 등의 다양한 합병증 스펙트럼을 가지고 있어서 혈압약은 혈압 수치를 적절히 맞추는 것에 집중할 수밖에 없고, 일일이 심부전이나 실명 등 각각의 합병증에 맞출 수가 없다. 마찬가지로 당뇨약도 혈당 수치에 집중할 수밖에 없다. 하지만 고지혈증은 그렇지 않다. 스타틴은 고지혈증약이지만 고지혈증의 수치를 기준으로 치료하지 않고 '심혈관 수치'를 기준으로 치료하면 된다. 어차피 고지혈증 수치와 관계없이 심혈관 질환을 예방하는 데다 고지혈증이 일으키는 합병증이 심혈관 질환밖에 없으므로 스타틴은 심혈관 수치만 보면 되는 것이다.

문제는 그 '심혈관 수치'가 대체 무엇인가 하는 것이다. 미국의 경우를 보자. 2018년 미국심장협회/미국심장학회(AHA/ACC) 콜레스테롤 진료지침을 보면, 이미 심혈관 질환이 있거나 LDL 수치가 $190mg/dl$가 넘으면 무조건 약을 먹는다는 정도는 우리나라와 같지만, 미국 기준에는 좀 특별한 수치가 있다. 바로 '10-year ASCVD risk(10년 죽상경화성 심혈관 질환 발생 위험도)'라는 것이다. 미국은 대체로 이 '10년 죽상경화성 심혈관 질환 발생 위험도'가 7.5%가 넘으면 스타틴을 먹게 되어 있다. 이것이 소위 말하는 미국판 '심혈관 수치'다. 본인의 연령, 당뇨병 유무, 성별, 인종, 총콜레스테롤 수치, HDL-콜레스테롤 수치, 수축기 혈압, 고혈압 유무, 흡연 여부를 입력하면 10년 내 죽상경화성 심혈관 질환(뇌경색, 심근경색)이 걸릴 확률을 계산해준다. 인터넷에 '10-year

ASCVD risk'라고 검색하면 쉽게 찾을 수 있으니 궁금하신 분들은 계산해보면 된다.

하지만 이 계산 방식에는 치명적인 약점이 있다. 바로 동아시아인인 한국인에게는 잘 맞지 않는다는 것이다. 실제로 인터넷에 있는 계산기에 인종을 '기타'로 입력하면 잘 맞지 않을 수 있다는 경고 문구가 나온다. 주로 미국 내 백인과 흑인을 대상으로 연구되어 도출된 계산 방식이기 때문에 한국인에게 적용하는 것은 다소 무리가 있다.

따라서 이렇게 간단한 계산기가 있음에도 불구하고 한국지질·동맥경화학회에서는 이 계산 방식을 추천하지 않는다. 왜냐하면 한국인을 대상으로 한 심혈관 위험도를 계산할 수 있는 대규모 연구가 없기 때문이다.

한국에서는 아직 간편한 계산 알고리듬보다는 동반 질환이 무엇인지, 내 수치가 얼마인지에 따라 전통적인 개별 위험인자 하나하나를 따져 위험군을 네 단계로 분류하고, LDL 수치를 $30mg/dl$씩 끊어 약의 복용 기준을 설정하고 있다. 그냥 단순하게 '심혈관 수치 10%부터 스타틴을 먹어라' 이런 식의 지침이면 좋겠지만 우리나라는 아직 하나하나 따져봐야 한다.

다시 치료 기준으로 돌아가보자. 초고위험군과 고위험군은 질병의 유무만 확인하면 되기 때문에 어려울 게 없다. 자세한 것은 표를 참고하면 된다. 굳이 하나만 설명하자면, 당뇨병이 있다면 LDL이 $100mg/dl$가 넘으면 약을 먹어야 한다는 것은 반드시 기억하는 게 좋다(3장 참고).

중등도와 저위험군은 '주요 위험인자'를 다시 따져야 한다. 주요 위험인자는 총 다섯 가지다.

1. 고령(남자는 45세 이상, 여자는 55세 이상)
2. 관상동맥 질환 조기 발병의 가족력(부모, 형제자매 중 남자 55세 미만, 여자 65세 미만에서 관상동맥 질환이 발병한 경우)
3. 고혈압(약을 먹거나 고혈압 수치인 경우)
4. 흡연
5. HDL-콜레스테롤 수치가 40㎎/dl 미만인 경우

이상의 다섯 가지 중 해당 사항이 2개 이상이면 중등도 위험군, 1개 이하면 저위험군이다. 그런데 여기서 HDL 수치가 60㎎/dl 이상일 경우, 좋은 콜레스테롤이 많아 심혈관 질환이 예방될 수 있는 상황이므로 위험인자 수를 하나 감하게 된다. 즉 'HDL 60㎎/dl 이상'은 위험인자가 아니라 보호인자인 셈이다.

굉장히 복잡하니 예를 들어보자. A라는 남성은 46세이고, 부친이 64세에 심근경색을 앓은 가족력이 있다. 고혈압은 없으며, 흡연자다. HDL 수치는 41㎎/dl다. 고위험군에 해당하는 질환은 없다. 이 경우 위험인자가 고령과 흡연 2개이므로 중등도 위험군이며, 이때는 LDL 수치가 130㎎/dl가 넘으면 약을 먹어야 한다.

또 다른 예를 하나 더 들어보자. B라는 여성은 53세이고, 모친이 64세에 심근경색을 앓았으며, 고혈압이 있고, 흡연은 하지 않는다. HDL 수치는 65㎎/dl이다. 역시 고위험군에 해당하는 질환은 없다. 이 경우에

는 위험인자가 가족력과 고혈압 2개이지만, HDL이 높아 위험인자 하나를 감해 총 위험인자는 하나다. 따라서 LDL 수치가 $160mg/dl$가 넘으면 약을 먹어야 한다.

이렇게 복잡하니 환자들도 이해하기 힘들고, 의사들도 설명하기가 참 난감하다. 게다가 음모론자들은 LDL이 높다고 다 위험한 것이 아니라는 둥, 지침이 복잡한 것을 교묘하게 이용해 콜레스테롤 무해론을 주장하는 데에 쓰기도 한다. 여러모로 이른 시일 내에 한국형 심혈관 위험도 계산 공식이 개발되어야 하는 이유다.

✚ 의사가 스타틴을 처방하는 이유

고위험군이 아닌 중등도와 저위험군에서는 약물치료부터 먼저 하는 게 아니라 식습관 등의 생활습관 교정을 먼저 시도해본다. 일반적으로 수 주에서 수개월 동안 음식 조절을 하고 그래도 LDL이 각 기준치만큼 떨어지지 않으면 스타틴 처방을 받아야 한다.

그런데 이런 식으로 고위험군이 아니든, 고위험군임에도 불구하고 본인이 약을 먹기 싫다고 버틴 경우든 약물치료를 뒤로 미룰 때는 반드시 경동맥 초음파, 당뇨병 검사 등의 혈관 합병증이 있거나 고위험군이 아닌지 먼저 검사를 철저히 해야 한다.

검사를 통해 이상이 없고, 나이도 젊다면 생활습관 교정을 먼저 해보고 그래도 LDL이 안 떨어지면 스타틴을 먹는 것이 맞다. 왜냐하면 스타틴도 앞에서 설명한 대로 그 나름의 약간의 부작용이 있고, 거기다 고지혈증은 고혈압과 당뇨병보다 더 생활습관만으로는 수치 조절이 쉽지 않아 평생 약을 먹을 가능성이 크기 때문이다(물론 이 경우도 혈압약과 마찬가지로 한 번 스타틴을 먹었기 때문에 평생 먹는 것은 절대 아니다). 이런 생활습관 교정, 그중에서도 특히 식습관 개선은 다음 장에서 자세히 알아보도록 하겠다.

여기서 조금 근원적인 이야기를 해보자. 이렇게 복잡한 약의 복용 기준을 환자들이 왜 알아야 할까? '환자 본인이 얼마나 위험한 상황인지 인지하기 위해서'라는 답변이 이상적이긴 하지만, 사실 너무 복잡하므로 이런 건 그냥 의사에게 다 맡기는 게 훨씬 더 편할 수 있다. 그런데도 환자가 알아야 하는 이유가 뭘까?

솔직히 말하면 의사가 먹으라고 해도 약을 먹기 싫어하기 때문일 것이다. 약을 먹어야 하는 상황임에도 불구하고 환자들이 약에 대한 거부감이 크기 때문에 결국은 이런 기준을 상세하고 투명하게 환자들에게 공개함으로써 약을 먹어야 하는 근거를 제시하는 것이다. 스타틴이 혈압약이나 당뇨약보다 먹는 기준도 훨씬 더 복잡하고, 또 가장 먹기 싫어하는 약이기도 하기 때문이다.

따라서 의사들이 이런 기준을 바탕으로 약을 처방한다는 것을 이 책을 읽는 환자나 독자들이 꼭 알아주었으면 좋겠다. 약을 팔기 위해서가 아니라 환자의 심혈관 위험도가 높은 것이 염려스러워 처방하는 것임을 알아야 한다. 물론 환자들도 여기에 나와 있는 여러 위험인자를 잘 숙지해 평소 콜레스테롤 관리를 잘하고 그래도 필요하다면 약을 복용하도록 하자.

❶ 고혈압과 당뇨병은 투약에 있어 단일 수치 기준을 가지고 있지만, 고LDL-콜레스테롤혈증은 환자의 기저 질환 여부에 따라 스타틴 투약 기준이 다르다.

❷ 급성심근경색증 환자는 기저치의 LDL-콜레스테롤 농도와 상관없이 바로 스타틴을 투여한다. 초고위험군(관상동맥질환, 죽상경화성 허혈뇌졸중, 말초혈관 질환 등)은 LDL이 70㎎/㎗를 넘으면 스타틴을 먹어야 한다. 고위험군(경동맥 질환, 복부동맥류, 당뇨병)의 경우 LDL이 100㎎/㎗가 넘으면 투약한다.

❸ 기저 질환이 없는 저위험군이라면 LDL이 160㎎/㎗가 넘으면 투약한다. 하지만 주요 위험인자 다섯 가지(고령, 관상동맥 질환 조기 발병 가족력, 고혈압, 흡연, 저HDL-콜레스테롤혈증) 중 2개 이상에 해당하는 중등도 위험군일 경우 130㎎/㎗부터 투약한다.

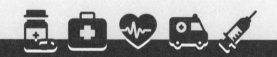

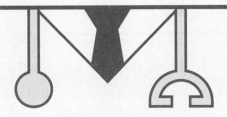

5장

생활습관병 치료는
밥상에서부터

성인병은
곧 생활습관병

지금까지 고혈압, 당뇨병, 고지혈증 등 세 가지 생활습관병의 자세한 원리에 대해 알아보았다. 이번 장에서는 이 생활습관병을 스스로 고치는 방법, 즉 생활습관의 교정에 대해 살펴볼 텐데, 그중에서도 음주, 흡연, 수면에 대해 자세히 알아보자.

✚ 음주에 대한 원칙

고혈압: 술은 고혈압에 직접적인 영향을 미친다. 과도하게 마시면 혈압이 상승하고 혈압약에 대한 저항성이 올라간다. 따라서 알코올 양의 기준을 남성은 하루 20~30g, 여성은 하루 10~20g 미만으로 줄여야 한다. 이 양은 고혈압, 당뇨병, 고지혈증 등 모든 대사 질환에 똑같이 적용되니 잘 기억하자. 잘 모르겠다면 남자는 하루 '두 잔'까지, 여자는 하루 '한 잔'까지라고 외우면 된다. 소주(잔)든, 맥주(글라스)든 똑같다. 저체중의 경우는 여기서 다시 절반을 줄인 양까지만 허용된다. 1주일로 계산

하면 남자는 소주 두 병, 여자는 한 병까지다. '한 주만 참았다가 주말에 소주 두 병 먹으면 되겠네'라며 회심의 미소를 짓는 분도 있을 텐데, 매일 두 잔씩 먹는 것보다 참았다가 한 번에 두 병 먹는 것이 더 위험하다. 그러니 주중에 참았더라도 한 번에 반 병 이상은 마시지 않도록 한다. WHO는 1주일에 적어도 2일 이상의 금주 기간을 두도록 권고하기 때문에 매일 마시는 것도 안 된다. 과음자는 특히 고혈압과 관련해 뇌졸중(중풍)의 위험이 훨씬 크다는 것을 기억하자.

당뇨병: 합병증이 없고 간 질환을 동반하지 않는 혈당 조절이 양호한 환자라면 알코올 섭취를 반드시 금지할 필요는 없다. 무슨 말이냐면 당뇨병에 한해서는 술을 전혀 안 마시는 것보다 오히려 하루 한 잔 정도 마시는 게 더 건강할 수도 있다는 것이다. 이를 J 곡선 현상이라고 한다. 메타분석에서 알코올 섭취와 당뇨병 발생 위험도는 J 형태의 관계를 보이며, 소량의 알코올 섭취(5~25g/일)는 오히려 낮은 당뇨병 위험도와 관련이 있다고 보고되고 있다. 그러나 메타분석에서도 결국 과도한 알코올 섭취(>30g/일)는 당뇨병 위험도의 증가 및 고혈당, 체중증가 등을 초래할 수 있으므로 남성은 하루 15g, 여성은 7.5g까지로 제한한다. 15g은 소주 두 잔 또는 맥주 500cc 정도다. 지침대로 음주량을 제한하지 못한다면 그냥 끊는 게 낫다.

국내 환자들을 대상으로 한 알코올 섭취 허용량에 관한 연구는 아직 부족한 상황이나, 알코올과 관련된 다양한 건강 문제를 고려했을 때 당뇨병 환자에게는 기본적으로는 금주를 권하며, 만약 마실 경우 한 잔 이내로 제한한다. 또한 당뇨약(특히 설폰요소제) 복용 및 인슐린을 주사하는 환자는 음주 시 저혈당의 위험이 있으므로 혈당 측정을 자주 하고 식사를 거르지 않도록 주의가 필요하다. 당뇨병 환자가 술에 관해 꼭 알아두어야 할 열 가지 기본 원칙을 정리하면 다음과 같다.

1. 술은 주치의와 반드시 상의한 후 먹는다.
2. 술은 혈당 조절이 잘되는 경우에만 여성은 하루 한 잔, 남성은 두 잔까지 먹는다.
3. 간 질환, 고지혈증, 비만, 만성 췌장염 등이 있는 당뇨병 환자는 마시지 않는다.
4. 공복 상태나 운동 직후에는 마시지 않는다.
5. 음주 후 아침 저혈당이 나타날 수 있으므로 혈당 검사와 아침 식사를 거르지 않는다.
6. 당분이 많은 술은 곡류군으로 선정한다.
7. 술은 천천히 마시고, 도수가 높은 술은 희석해서 마신다.
8. 일부 약물과 술을 함께 복용하지 않도록 한다.
9. 안주는 대체로 열량이 매우 높으므로 많이 먹지 않도록 한다.
10. 음주량을 한두 잔으로 제한할 수 없다면 금주가 바람직하다.

고지혈증: 여러 연구에서 LDL-콜레스테롤은 음주와 연관이 거의 없는 것으로 보인다. 특이하게 HDL-콜레스테롤은 오히려 마실수록 수치가 상승한다. 하지만 이런 식으로 술을 마셔서 증가한 HDL-콜레스

테롤은 동맥경화를 예방하는 그 좋은 효과가 없거나, 오히려 나쁜 영향을 미치기 때문에 단순히 HDL-콜레스테롤 수치만 높인다고 해서 건강이 좋아지는 것은 아니다(4장 참고).

중성지방도 일부 연구에서 알코올 섭취와 관련이 없다는 보고가 있으며, 오히려 여성을 대상으로 한 연구에서는 하루 한 잔 이하의 알코올 섭취가 당뇨병처럼 중성지방을 낮춘다고 한다. 그러나 과도한 알코올 섭취는 결국 중성지방을 높이며, 비음주자에게 하루 1온스(약 28g)의 알코올 섭취는 혈청 중성지방을 5~10% 증가시킨다. 알코올을 남용하는 사람에게서 고중성지방혈증이 많이 나타나는데, 알코올 중독으로 입원하는 5명 중 1명의 혈청 중성지방이 250mg/dl 이상이었다. 또한 중성지방이 1000mg/dl 이상 극단적으로 높을 때 췌장염이 발생할 수 있는데, 음주가 췌장염 위험을 상승시키므로 중성지방이 높으면 하루 한 잔씩 마셔서 중성지방을 낮추겠다고 생각하기보다는 아예 금주해야 한다.

✚ 흡연에 대한 원칙

고혈압: 담배를 피우면 니코틴에 의해 일시적으로 혈압과 맥박이 상승한다. 문제는 이 일시적이라는 것이 한 개비당 15~30분 정도 지속하는 걸 말하는데, 하루에 한 갑을 피우는 사람은 거의 30분~1시간마다 피우니 사실상 거의 온종일 혈압을 높이는 꼴이 된다. 실제 연구에서도 24시간 활동 혈압 중 낮 시간 혈압을 높이는 것으로 나타났다. 또한 흡연은 고혈압과 별도로 하나의 매우 강력한 심뇌혈관 질환(중풍, 심

근경색) 위험인자다. 그렇기 때문에 심지어 담배가 혈압을 올리지 않는다 하더라도, 그리고 아무리 혈압이 잘 조절되고 있다 하더라도 흡연을 하면 고혈압의 합병증인 중풍, 심근경색에 걸리게 된다. 술이 고혈압, 당뇨병, 고지혈증을 직접 유발해 중풍, 심근경색을 간접적으로 일으킨다면, 담배는 고혈압, 당뇨병, 고지혈증과는 별도로 직접 중풍, 심근경색을 일으키므로 결국 고혈압, 당뇨병, 고지혈증을 치료하는 게 허사가 되어버린다. 다만 금연을 하면 체중이 늘 수 있는데 체중증가가 혈압, 혈당, 콜레스테롤 등을 높일 수 있으므로 이 점은 주의해야 한다. 그렇더라도 체중증가보다 담배가 훨씬 더 위험하니 이를 핑계 삼아 금연을 미루는 일은 없도록 하자.

당뇨병: 흡연은 일반인과 당뇨병 환자 모두에게서 대혈관 질환(중풍, 심근경색) 발생과 전체 사망률 증가에 강력한 영향을 미치지만, 교정이 가능한 위험요인이다. 다만 흡연량을 줄이기만 한 환자에게서는 유의한 사망률 감소가 없으므로 담배를 줄이기보다는 완전히 끊어야 한다. 술은 하루 한 잔이라는 적정량이 있지만, 담배는 오로지 완전한 금연뿐이다. 또한 흡연은 당뇨발과 하지 절단의 위험도를 증가시킨다. 따라서 당뇨병 환자의 흡연은 대혈관 합병증(관상동맥 질환, 뇌졸중, 하지동맥경화증)의 재발과 병변의 악화를 초래할 수 있다고 보고되고 있으며, 미세혈관 합병증(신경병증, 망막병증, 당뇨발)의 조기 발생에 영향을 줄 수 있다. 한마디로 흡연은 당뇨병과 관련된 모든 합병증 확률을 매우 높게 증가시킨다.

또한 흡연은 당뇨병 발생 자체에도 영향을 줄 수 있다. 흡연과 혈당의 관계를 조사한 여러 연구에서 일일 흡연 개수·흡연 기간·당화혈색소의 용량-반응(dose-response) 관계에서 오래, 그리고 많이 흡연할수록 당뇨병이 잘 생기는 것으로 나타났다. 이런 여러 문제점을 고려할때 모든 당뇨병 환자는 반드시 금연해야 한다. 고혈압에서 언급한 대로 금연 시 체중증가가 주요한 장애 요인이 되고 있고, 특히 당뇨병은 체중에 직격탄이다. 그래서 사실 환자를 상대로 설득하기도 쉽지 않고, 환자들도 핑계 대기가 좋다. 그러나 항상 이것만 명심하도록 하자. '비만이 아무리 나빠도 담배보단 낫다!'

고지혈증: 흡연으로 인한 지질대사 변화는 여러 연구에서 일관되게 보고되고 있다. 흡연으로 지방산 분해가 증가해 혈중에 유리지방산이 증가하고 역콜레스테롤 수송에 문제를 유발해 이상지질혈증을 초래한다. 발표된 54개의 논문을 메타분석한 결과, 흡연자의 총콜레스테롤, 중성지방, VLDL-콜레스테롤, LDL-콜레스테롤 농도는 비흡연자보다 각각 3%, 9.1%, 10.4%, 1.7% 증가했다. 반면 HDL-콜레스테롤은 흡연자에게서 5.7% 정도 감소하는 것으로 보고되었다. 금연 시에는 특히 HDL-콜레스테롤이 유의하게 상승했다. 정리하면 흡연 시 LDL, TG는 상승하고 HDL은 떨어지는데, 금연하면 LDL, TG이 다시 떨어지는 폭은 크지 않지만 HDL은 확실히 오른다는 것이다.

누차 말한 대로 흡연은 심혈관 질환의 강력한 위험인자로 흡연의 양이 위험도와 양적인 상관관계가 있고, 안전한 하한선은 없다. 흡연 양을 줄이는 것은 향후 금연 가능성을 높이지 못하고, 오히려 금연을 어렵게 한다. 술은 조금씩 마셔도 되지만, 담배는 단 한 개비도 안 된다. 간접흡연도 심혈관 질환의 위험을 높이는데, 비흡연자가 흡연자인 배우자와 생활할 때 심혈관 질환 위험이 30% 증가한다고 보고되었다. 따라서 이상지질혈증과 심혈관 질환 예방을 위해 반드시 금연해야 한다.

✚ 수면에 대한 원칙

고혈압: 자는 동안에는 외부의 정보를 모두 차단해 소리도 들리지 않고 빛의 영향도 안 받는다고 생각할 수 있지만, 실제로는 수면 중에도 뇌는 귀와 망막을 통해 소리와 빛을 모두 감지한다. 따라서 잡음이 있는 곳에서 자면 자신은 의식하지 못하더라도 수면이 얕아지고 수면 중에 몇 번이나 잠이 깨는데 이것을 미소 각성이라고 한다. 이 경우 본래 부교감신경이 우위여야 할 수면 시에 교감신경이 활성화된다. 교감신경은 심박수와 혈압을 올리므로 불면증이 있거나 깊게 잠들지 못하면 혈압이 상승한다. 주로 하루 여섯 시간 이하로 자면 고혈압의 위험도가 상승하거나 고혈압 환자의 혈압이 상승하는 것으로 나타났으며, 이는 국내의 2010년 제5차 국민건강영양조사를 바탕으로 한 연구에서도 동일하게 확인되었다. 실제 진료실에서는 고혈압 환자에게 수면제를 투여할 경우 혈압이 떨어지는 일도 종종 볼 수 있다. 또한 수면무호흡증이 있으면 확실히 혈압이 상승한다고 밝혀졌으며, '지속적 상기도 양압 치료'의 혈압 감소 효과는 2~3mmHg로 보고되었으므로, 고혈압과 수면무호흡증이 동시에 있는 분이라면 반드시 체중을 감량함과 동시에 의

사와 양압 치료를 상담하도록 하자.

당뇨병: 불면증은 여러 연구에서 일시적으로 인슐린 저항성을 높인다고 입증되었다. 실제로 하루만 제대로 잠을 자지 못해도 다음날 공복 혈당이 급격히 뛰는 경험을 많이 해봤을 것이다. 다만 수면 부족이 비당뇨인에게서 당뇨병을 유발하는지는 연구마다 차이가 있다. 실제로 45~65세 스웨덴 남성 2,663명을 대상으로 12년간 장기 추적관찰을 시행한 결과, 잠을 잘 자지 못하면 당뇨병 발병 위험이 커지는 것으로 나타났다. 또한 영국이나 (같은 아시아인인) 일본인을 대상으로 한 연구에서도 수면 부족이 당뇨병 발병 위험률을 높이는 것으로 나타났다. 하지만 국내의 제5차 국민건강영양조사의 자료를 바탕으로 한 연구에서는 한국 성인에게서 남녀 모두 수면 시간과 당뇨병과의 통계적으로 유의한 관련성이 나타나지 않아 이 관계를 정확히 밝히려면 좀 더 잘 설계된 전향적 연구가 필요하다. 한 가지 재미있는 것은 밤에 불을 켜놓고 자면 인슐린 저항성이 상승해 당뇨병을 유발하거나, 당뇨병 환자의 혈당이 상승할 수 있다고 한다. 그러니 잘 때는 꼭 불을 끄고 자도록 하자.

고지혈증: 수면은 고중성지방혈증과 저HDL-콜레스테롤혈증을 포함하는 대사증후군이라는 질환과 연관이 높다. 따라서 수면 부족으로 대사증후군이 발생하는 일이 없도록 충분히 자도록 한다. 또한 미국 펜실베이니아주립대학교 의대 수면신경생물학센터의 마이클 그랜드너

(Michael Grandner) 박사가 5만여 명의 조사 자료를 분석한 결과, 수면 시간이 5시간 미만인 사람은 7~8시간인 사람에 비해 혈중 콜레스테롤 수치가 높을 가능성이 두 배인 것으로 나타났다. 따라서 수면 부족이 고LDL-콜레스테롤혈증에도 영향을 미칠 수 있을 것으로 보인다. 물론 잠을 안 자고 싶어서 안자는 사람은 10%도 안 될 것이다. 불면증이 얼마나 힘들고 괴로운지도 잘 안다. 그렇더라도 불면증은 어떻게든 극복해야 한다. '닥터딩요' 채널의 불면증 영상도 열심히 보고, 그래도 못 잘 때는 정신건강의학과에서 불면증 상담을 받도록 하자.

세 줄 요약

❶ 일반적으로 음주는 고혈압, 당뇨병, 고지혈증을 유발하고 환자의 혈압, 혈당을 직접 상승시킨다. 그러나 혈압, 혈당, 콜레스테롤이 잘 조절되고 있는 환자에게는 하루 한 잔 정도는 허용 가능하므로, 주치의와 잘 상의해 줄여 마시도록 한다.

❷ 흡연이 혈압, 혈당, 콜레스테롤을 상승시키는 작용은 명확하지 않으나, 이런 병들과 별도로 직접 심혈관 질환을 일으켜 결국 고혈압, 당뇨병, 고지혈증 치료가 허사가 되어버리기 때문에 반드시 완전히 금연해야 한다.

❸ 수면 부족은 고혈압, 당뇨병, 고지혈증을 대체로 일시적 또는 영구적으로 유발한다.

고혈압 식단, DASH

당뇨병과 고지혈증의 다양한 식단 관리와 달리 고혈압은 가장 좋은 식단을 아예 통으로 만들어놓은 것이 있다. 고혈압 환자들을 위한, 고혈압 환자들이 평생 먹어야 하는 식단인 대시(DASH)에 대해 알아보자.

✚ 대시 식단의 특징과 효과

대시는 고혈압 환자들을 위한 궁극의 식단이라고 할 수 있다. 마치 세종대왕이 한국인만을 위해 한글을 창제한 것처럼, 대시는 과학자들이 고혈압 환자를 위해 별도로 창제(?)한 식단이다. 보통 고혈압에 좋다고 알려진 식단이 세 가지 있는데 대시, 지중해, 비건(순채식)이다. 이 중 고혈압과 관련한 모든 지침에서 반드시 권하는 식단이 바로 대시다.

　대시의 첫 번째 특징은 채식이 가지고 있는 한계를 보완한 식단으로 고기나 우유, 달걀 등의 음식들이 골고루 포함되어 있어서 좀 더 쉽게 유지할 수 있다는 점이다. 두 번째 특징은 저지방 우유, 견과류 등 고혈압에 좋은 음식들의 비율을 모두 정해놓은 식단이라는 것이며, 세 번째 특징은 의사들이 대시로 논문을 쓸 수 있도록 환자들 스스로 이 식단이 잘 실천되고 있는지 자가 점수 확인이 가능하다는 점이다.

'DASH'는 'Dietary Approaches to Stop Hypertension'의 약자로 '고혈압을 막기 위한 식이요법'이라는 뜻이다. DASH라는 말 자체가 '고혈압 식단'이라는 의미다. 대시의 구성은 과일, 채소, 전곡물(통곡물), 저지방 낙농식품(유제품), 고기, 생선, 가금류, 견과류 및 콩류를 포함하며, 설탕이 첨가된 식품이나 음료, 붉은 고기, 지방은 소량만 섭취하도록 구성되어 있다. 대시는 미국국립보건원 산하 단체인 미국국립심폐혈액연구소(National Heart Lung and Blood Institute, 이하 NHLBI)에서 미국 유수의 5개 대학병원과 협력해 만든 식단이다. 《U.S.뉴스&월드리포트》에서 (고혈압이 아니라) 모든 질병에, 그리고 전체 식단 중 가장 훌륭한 식단으로 5년 연속 선정(2018년 기준)되기도 했는데, 2019년부터는 지중해 식단에 1위 자리를 내주었다. 하지만 고혈압과 심장 건강 부문에서는 여전히 1위이며, 전체 식단에서도 지중해 식단과 함께 1~2위를 유지하고 있다.

채식은 다음 표에 나타나 있듯이 대시에 비하면 여러 부분에서 순위가 조금 낮은 것을 알 수 있다. 특히 가장 중요한 혈압을 떨어뜨리는 데에 얼마나 효과가 있는지를 비교한 결과, 대시가 채식의 두 배 효과가 있었다.[23] 이렇게 대시만 시도한 연구에서 혈압 강하 효과를 확인하자 대시와 저염식을 같이 시도하면 더 큰 혈압 강하 효과가 있지 않을까 하는 추측에서 '대시+저염식' 연구가 진행되었다.[24] 효과를 비교하

대시와 채식 비교

부문	대시		채식	
총합	4.1점	2위	3.1점	20위
당뇨병 치료/예방	3.5점	2위	3.4범	6위
따라하기 쉬움	3.3점	5위	1.5점	37위
심장 건강	4.3점	3위	4.0점	4위
체중감량(장기)	3.3점		3.2점	
영양	4.8점		2.8점	
안정성	4.8점		3.3점	
체중감량(단기)	3.0점	26위	3.6점	11위

자 대시와 저염식을 함께했을 때 무려 20mmHg의 혈압 강하 효과가 나타났다. 참고로 혈압약 한 알의 효과는 평균 5~10mmHg 정도다.

여기서 더 나아가 대시와 운동(체중감량)을 병행하면 더 큰 혈압 강하 효과가 있을지도 모른다는 생각에서 앙코르(ENCORE, 심혈관 건강을 위한 운동 및 영양 중재) 연구를 진행했다. 그러자 대시와 체중감량을 병행한 그룹에서 혈압이 무려 16mmHg나 떨어지는 결과를 보였다. 이렇듯 대시의 혈압 강하 효과는 여러 논문을 통해 이미 과학적으로 검증되어 있는 만큼 고혈압에 확실히 좋은 식단이 맞다. 우리나라의 건강 정보 프로그램에서도 대시 식단을 한 뒤 혈압약을 끊었다는 환자들의 증언을 어렵지 않게 볼 수 있다.

대시 식단을 위해 가장 먼저 해야 할 일은 자신이 하루 동안 섭취해야 하는 열량을 확인하는 것이다. NHLBI 사이트[25]에 들어가 자신의 성별과 나이, 하루의 활동량을 대입하면 바로 열량이 정해진다. 활동량은

'정적인 활동량'과 '중간 활동량', '활동적인 활동량'으로 나눌 수 있다.

자신의 열량을 정하고 나면 영양소별 열량을 알아야 한다. 대시 식단에서 기본적으로 알아야 하는 개념이 있는데 바로 '서빙(serving)'이다. 이는 음식의 양을 결정하는 단위로, 이 개념이 살짝 어려울 수 있다. 왜냐하면 서빙이라는 단위가 곡물류냐, 과일류냐에 따라 규정하는 양이 다르기 때문이다. 뒤에 자세히 설명하겠지만 곡류만 예로 들면 식빵 한 장, 1온스(약 28.35g)의 시리얼, 밥 반 그릇, 파스타 반인분 등이 각각 1서빙에 해당한다. 환자들이 쉽게 이해하도록 과학자들이 음식의 단위를 정해놓은 것인데, 사실 이것 때문에 더 헷갈린다는 의견도 많다. '서빙'은 대시에서 쓰이는 음식량의 단위라는 사실을 꼭 기억하자!

2,000kcal를 기준으로 통곡류는 하루에 6~8서빙, 채소는 하루에 4~5서빙, 과일은 하루에 4~5서빙, 유제품은 하루에 2~3서빙, 고기나 생선은 6서빙 이하, 견과류는 1주일에 4~5서빙, 지방류는 하루에 2~3서빙, 당류는 1주일(하루 아님)에 5서빙 이하로 섭취하는 것이 대시 식단의 전부라고 할 수 있다. 단 여기서 주의할 것은 지금 설명한 대시 식단의 레시피는 2,000kcal 기준이라는 점이다.

사실 NHLBI에서 만든 식단을 습득해 우리 실생활에 적용하고, 또 이를 꾸준히 유지하기에는 여러 면에서 어려운 부분이 많다. 서양 식단 기준이어서 우리 식생활에 잘 맞지 않는다. 사실 내가 생각하는 대시의 가장 큰 문제점은 서양은 곡물류, 채소류, 어육류를 먹는다고 하면 빵, 샐러드, 스테이크처럼 각각의 요리로 딱 분리해 먹는 게 가능한데, 한식은 여러 재료가 섞인 요리들이 많아 서빙 수대로 양을 딱딱 재단해 먹기가 쉽지 않다는 점이다. 그래서 보건복지부 홈페이지에 들어가면 '비만 예방 및 관리를 위한 바른 식생활 가이드북'[26]에 '제3권 질환 관리를 위한 바른 식생활 가이드' 파일이 올라와 있는데, 이 문서의 101쪽에 대시 식사에 관한 내용이 상세하게 제시되어 있다. NHLBI에서 제시한 기준과 거의 일치할 뿐만 아니라 레시피 예시가 통째로 나와 있어 이것을 참고하면 한국 식단에 곧바로 적용할 수 있다.

✚ 대시 식단 구성 방법

한국형 대시 식단을 가장 잘 설명해놓은 대한민국 보건복지부와 NHLBI의 대시 지침은 1서빙 기준과 하루에 먹어야 하는 서빙 수 등이 미묘하게 차이가 있다. 그래서 이 두 곳에서 제시하는 내용을 정리해 한눈에 비교할 수 있도록 표로 만들었다.

　NHLBI의 식단을 기준으로 하되 미국식 식단이 안 맞거나 이해하기 어렵다면 보건복지부의 식단을 참조하면 된다. NHLBI에서 제시하는 대시 식단과 보건복지부의 식단을 중심으로 만든 표를 한번 살펴보자. 여기서부터는 2,000kcal 기준이므로, 본인 하루 열량이 1,500kcal면 4분의 3으로 계산해서 먹어야 하고, 2,400kcal면 1.2배로 먹어야 한다. 곡물류, 채소류, 과일류, 유제품, 어육류, 견과류, 지방류, 당류 등 총 여덟 가지의 식품군이 있다. 하나씩 살펴보도록 하자.

　먼저 곡물류부터 보면 NHLBI 기준으로 1서빙이 식빵 1쪽, 마른 시리얼 28g, 밥 반 공기, 시리얼 반 그릇, 파스타 반 그릇이고, 보건복지부의 곡물류 1서빙은 밥 반 공기, 국수 반 그릇이다. 이때 곡물류는 통곡

미국국립보건원과 한국보건복지부 대시 식단

	미국국립보건원			한국보건복지부		
	1서빙	서빙 수	합계	1서빙	서빙 수	합계
곡물류	슬라이스 빵 1개 마른 시리얼 28g 밥, 파스타, 시리얼 반 그릇	6~8	슬라이스 빵 6~8개 마른 시리얼 170~227g 밥, 파스타, 시리얼 3~4그릇	빵 1쪽 밥 반 공기 삶은 국수 반 그릇	6~8	빵 6~8쪽 밥 3~4공기 삶은 국수 3~4그릇
채소류	생채소 1컵 자른/요리한 채소 반 컵 채소주스 반 컵	4~5	생채소 4~5컵 자른/요리한 채소 2~2.5컵 채소주스 2~2.5컵	잎채소 생것 1컵 익힌 채소 반 컵	4~5	잎채소 생것 4~5컵 익힌 채소 2~2.5컵
과일류	중간 크기 과일 1개 말린 과일 1/4컵 생/냉동/캔 과일 반 컵 과일주스 반 컵	4~5	중간 크기 과일 4~5개 말린 과일 1컵 생/냉동/캔 과일 2~2.5컵 과일주스 2~2.5컵	야구공 크기 과일 1개 과일주스 반 컵	4~5	야구공 크기 과일 4~5개 과일주스 2~2.5컵
유제품	우유/요거트 1컵 치즈 42.5g	2~3	우유/요거트 2~3컵 치즈 85~128g (슬라이스 4~6장)	저지방우유 1컵 무가당 요구르트 1컵	2~3	저지방우유 2~3컵 무가당 요구르트 2~3컵
어육류	육류/가금류/생선 28g 달걀 1개	6 이하	육류/가금류/생선 170g 이하 달걀 6개 이하	익힌 고기 30g 생선 작은 것 1토막 달걀 1개	6 이하	익힌 고기 180g 이하 생선 작은 것 6토막 이하 달걀 6개 이하
견과류	땅콩 1/3컵 또는 42.5g 땅콩버터 2큰술 씨앗류 2큰술/14g 익힌(말린 콩/완두 콩)반 컵	주 4~5	땅콩 1.5컵 또는 170~213g 땅콩버터 8~10큰술 씨앗류 8~10큰 술/57~71g 익힌(말린 콩/완두 콩)2~2.5컵	익힌 콩 반 컵 견과류 1/3컵	주 4~5	익힌 콩 2~2.5컵 견과류 1.5컵
지방류	마가린 1작은 술 식용유 1작은 술 마요네즈 1큰술 샐러드드레싱 2큰술	2~3	마가린 2~3작은술 식용유 2~3작은술 마요네즈 2~3큰술 샐러드드레싱 4~6큰술	기름 1작은술 마요네즈 1큰술	2~3	기름 2~3작은 술 마요네즈 2~3큰술
당류	설탕/젤리/잼 1큰술 샤베트/젤라틴 반 컵 레몬에이드 1컵	주 5 이하	설탕/젤리/잼 5큰술 이하 샤베트/젤라틴 2.5컵 이하 레몬에이드 5컵 이하	설탕 1큰술 잼 1큰술	주 5 이하	설탕 5큰술 이하 잼 5큰술 이하
나트륨			하루 2,300mg 이하			

물 섭취를 원칙으로 하므로 흰쌀밥, 소면보다 현미밥, 메밀국수로 하는 것이 좋다. 2,000㎉를 기준이므로 하루 서빙 수는 6~8이고, 이것은 곧 현미밥 3.5그릇 정도이므로 이 양을 하루 동안 나누어 먹으면 된다. 예를 들면 아침 1그릇, 점심 1그릇, 저녁 1.5그릇을 먹는 식이다.

채소류는 1서빙이 생채소 1컵, 자르거나 요리한 채소 반 컵, 채소주스 반 컵이다. 하루 서빙 수는 4~5이고, 이것을 생채소로 치면 4~5컵(생채소 한 컵은 대략 30g), 익힌 채소로 치면 2~2.5컵(익힌 채소 한 컵은 대략 90g)을 하루 동안 나누어 먹으면 된다.

과일류는 1서빙이 귤 크기의 과일 1개, 말린 과일 4분의 1컵, 통조림 과일 반 컵이다. 귤은 1서빙, 사과는 2서빙이라고 생각하면 된다. 하루 서빙 수는 4~5이고, 이것을 귤로 치면 4~5개, 사과로 치면 2~2.5개, 과일주스로 치면 2~2.5컵을 하루 동안 나누어 먹으면 된다(절대 귤 4개, 사과 2개, 주스 2컵을 하루에 다 먹으라는 뜻이 아니다. 이 중 한 가지만 먹어야 한다).

유제품은 1서빙이 저지방 우유나 무가당 요거트 1컵, 슬라이스 치즈 2장이다. 하루 서빙 수는 2~3이고, 이것을 저지방 우유나 무가당 요거트로 치면 2~3컵, 슬라이스 치즈 4~6장을 하루 동안 나누어 먹으면 된다.

어육류는 생선과 달걀 그리고 껍질을 제외한 닭고기(닭가슴살 또는 안심), 육류는 살코기를 말하며 1서빙이 28g이다. 한국 식단으로 하면 30g 정도로 생선 1토막, 달걀 1개다. 하루 서빙 수는 6서빙 이하이고, 고기는 170g 이하(삼겹살 1인분은 150~200g), 달걀은 6개 이하를 하루 동안 나누어 먹으면 된다.

견과류 1서빙은 땅콩 3분의 1컵, 땅콩버터 2큰술, 씨앗류 2큰술, 익힌 콩 반 컵이며, 1주 기준 서빙 수가 견과류 1.5컵 분량이다. 여기서 중요한 건 하루 서빙이 아닌 한 주 기준이라는 것이다. 즉 땅콩 기준 1.5컵을 1주일 동안 나누어 먹으면 된다. 여기서 1큰술은 밥숟가락, 1작은술은 티스푼 크기다.

지방류 1서빙은 마가린 1작은술, 식용유 1작은술, 마요네즈 1큰술, 샐러드드레싱 2큰술이다. 하루 서빙 수는 2~3이고, 이를 식용유로 치면 3작은술에 불과하며 이것이 하루 동안 섭취하는 식용유의 총량이다. 사실 식용유 티스푼 3숟가락 정도면 따로 챙겨 먹지 않아도 이미 요리에 다 들어 있다고 보면 된다. 오히려 적게 넣어 요리해야 한다.

당류의 1서빙은 설탕, 젤리, 잼 1큰술, 셔벗이나 젤라틴 아이스크림 반 컵, 레모네이드 한 컵이다. 한 주 서빙 수가 5서빙 이하다. 이것을 설

51세 이상 남성/중간 활동량/체격이 있는 경우의 서빙 수(2,400㎉ 기준)

분류	아침	점심	저녁	합계
곡물류	현미밥 1.5그릇	메밀국수 1.5 그릇	현미밥 1.5그릇	9서빙
채소류	채소 1.5컵	채소 1.5컵	채소 2컵	5서빙
과일류	과일주스 1컵	귤 1개	사과 1개	5서빙
유제품	저지방 우유 1컵	무가당 요거트 1개	슬라이스 치즈 2장	3서빙
어육류	삶은 달걀 1개	생선 작은 1토막	닭가슴살 100g	6서빙
견과류	견과류 1/3컵	-	-	1서빙
지방류	-	식용유 2작은술	샐러드드레싱 2큰술	3서빙
당류	-	콜라 1컵	-	1서빙

탕이나 젤리, 잼으로 치면 5큰술 이하, 음료수는 5컵 이하를 1주일 동안 나누어 먹어야 한다. 여기까지가 2,000kcal 기준의 대시 식단이다.

표를 토대로 고혈압 환자 중 남성 51세 이상, 그리고 중간 활동량을 가지고 있으면서 체격이 좀 있는 가상의 환자를 예로 들어 서빙 수를 계산해보자. 이들의 하루 열량 기준은 2,400kcal이며, 이를 기준으로 서빙 수를 계산하면 다음과 같다.

✚ 대시 식단을 실제로 해보자

고혈압 환자 중 (안 좋은 줄 알면서) 과자에 대한 미련을 버리지 못해 얼마나 먹으면 되는지 물어보는 경우가 있다. '맛동산'을 기준으로 설명하면, 1회 제공량인 70g 한 봉지에 당류가 19g 들어 있는데 이는 대략 콜라 250ml 1캔과 비슷하다. 당류만 본다면 하루에 한 봉지 정도 먹어도 괜찮지만, 문제는 탄수화물과 지방량이 상당하다. 따라서 맛동산 한 봉지를 먹으면 한 끼를 거의 통째로 굶어야 하고, 3~4일은 지방류를 완전히 끊어야 한다. 따라서 맛동산으로 치면 1주일에 한 번, 1/3봉지 정도 먹는 것이 허용 가능한 권고사항이 되겠다.

대시 식단이 정말 좋긴 하지만 우리나라 실정에 잘 맞지 않아 따라 하기도 힘들고, 대시를 제대로 소개해놓은 책자나 정보도 거의 없다시피 하며, 서빙이라는 단위도 쉽게 이해하기 힘든 부분이 있다. 따라서 처음에는 보건복지부 레시피를 그대로 따라 하면서 서빙에 대한 개념도 잡고 조금씩 내 몸에 맞춰가는 것이 그나마 가능한 방법이 되겠다.

보건복지부에서 제공하는 고혈압 식단에는 이와 관련된 여러 가지 정보가 함께 실려 있다. 그중 '혈압 조절을 위한 추천 레시피'를 보면 스파게티 대신 국수장국 만드는 법, 쌈장 대신 저염 쌈장 만드는 법 등 여러 레시피가 상세하게 실려 있다. 그리고 소금 섭취를 줄이는 방법과 식이섬유 섭취를 늘리는 방법 등 고혈압 환자에게 필요한 다양한 정보도 공개되어 있고, 혈압 식사 관리에 대한 오해에 대해서도 자세하게 설명되어 있다. 가령 전문가들이 왜 순채식(비건)을 권하지 않는지, 반드시 소고기만 먹어야 하는 건 아닌지, 저나트륨은 안심해도 되는지 등이 자세하게 설명되어 있으므로 꼭 읽어보기 바란다.

대시 식단을 잘, 그리고 꾸준히 실천하도록 하기 위해 미국국립보건원은 홈페이지에 '평생 성공하기 위한 팁'을 소개하고 있다. 만약 실패했다면 왜 실패했는지 스스로 그 원인을 찾고 식단 계획을 다시 세우도록 한다. 실패를 지나치게 걱정할 필요는 없다. 누구나 새로운 것을 익힐 때는 실패하기 마련이다. 특히 생활습관을 바꾸는 것은 장기적인 과정이라는 것을 반드시 기억하고, 한 번에 너무 많은 것을 바꾸지 않도록 한다. 당장 보건복지부 레시피를 내려받아 오늘부터 그 식단대로 평생 유지하며 생활한다는 것은 불가능하다. 한 끼씩 단계별로 실천하면서 서서히 바꿔나가는 것이 좋고, 결국 이런 느린 변화가 성공으로 이어진다. 목표를 아주 작고 간단한 단계로 나누어 설정해야 한다. 예를 들어 일단 밥부터 현미로 바꾸거나 고기 양을 줄이고 채소 양을 늘리는 식으로 작고 쉬운 단계부터 실천하는 것이다.

그리고 식단 일지를 쓰도록 하는데, 이와 관련한 PDF 파일이 함께 첨부되어 있으니 인터넷에서 내려받아 써보도록 하자.[27] 아침, 점심,

저녁 각각 무엇을 어떻게 먹었는지 영양소별로 기록하고, 간식은 무엇을 먹었고, 활동량은 얼마인지 등도 기록한다. 그리고 대시를 1일 또는 1주일 완벽하게 실천했다면 이를 축하하는 차원에서 영화를 보거나 쇼핑을 하는 식의 나에게 주는 작은 선물(물론 외식은 안 된다)을 하는 것도 식단을 유지하는 데에 도움이 된다.

대시를 자세히 설명하려면 책 한 권을 할애해도 부족하지만 여기서 제공하는 정보들이 작은 도움이라도 되었으면 한다. 혈압약보다 좋은 식단이므로 작은 것부터 꼭 실천해보자.

세 줄 요약

❶ 대시 식단은 과일, 채소, 통곡물, 저지방 유제품을 풍부하게 먹고, 고기나 생선, 가금류, 견과류와 콩류를 포함하며, 설탕이 첨가된 식품이나 음료, 붉은 고기, 지방을 소량 먹는 식단법이다.

❷ 대시는 고혈압 치료를 위해 미국국립보건원에서 5개 대학병원과 협력해 연구한 식단이다. 여러 연구를 통해 혈압 강하 효과가 충분히 입증되어 안전하며, 고혈압 치료뿐 아니라 모든 부문 총합에서 5년 연속 최고의 식단으로 선정된 바 있다.

❸ 한국형 대시 레시피는 한국 보건복지부 웹사이트에 공개되어 있고, 자신의 열량에 맞게 수정해 적용하면 된다.

평생 지속하는
당뇨병 식단

당뇨병을 진단받은 환자들이 제일 먼저 걱정하는 부분이 '무엇을 어떻게 먹어야 할 것인가?'다. 사실 당뇨병이라고 해서 특별할 것은 없다. 당뇨병에 걸렸으니 '이제 맛있는 음식 먹기는 틀렸다'며 좌절하지 말고 다음의 내용을 잘 숙지해 차근차근 실천하면 된다.

✚ 당뇨병 식단의 개요

당뇨병 식단에 완벽한 정답은 없다. 가령 사과 하나만 보더라도 그 안에 들어 있는 과당은 줄여야 하고, 식이섬유는 늘려야 한다. 하나의 음식에도 양면성과 모순이 따른다. 따라서 정답이 존재하기란 어렵다. 그렇더라도 정답에 가까운 기준은 있다. '이 음식은 드세요! 이건 드시지 마세요!'가 아니라 결국 모든 것은 '양을 얼마나 먹을 것인가?'의 문제다. 당뇨병 진료지침에도 "탄수화물, 단백질, 지방의 섭취 비율은 치료 목표와 선호에 따라 '개별화'한다"라고 명시되어 있다.

우리 사회에는 당뇨병과 관련된 식단들이 난무하고 있다. 실제 대한당뇨병학회에서 제공하는 지침은 이에 대해 뭐라고 말할까? '채식'은 어느 정도 일리가 있다. 반면 '간헐적 단식'과 '저탄고지'는 권장하지 않는다.

2021년 당뇨병 진료지침에는 간헐적 단식에 대해 이렇게 정의되어 있다. "시간 제한 식사는 단기간에는 효과적일 가능성이 있지만, 근거가 충분하지 않다. 반면 공복 동안 저혈당 위험을 높일 수 있고, 보상적 폭식으로 인해 식후혈당을 급격히 높일 수 있으며, 따라서 혈당 변동성이 커질 수 있으며, 장기간의 효과와 안전성에 대한 근거가 없다. 또한 일상적인 식사 방법과도 차이가 커서 환자에 따라 추가적인 위해 가능성이 크다."

그뿐만 아니라 2016년에 국내 5개 학회에서 저탄고지에 대해 공동 성명을 내기도 했는데 "저탄고지 식단은 국민 건강에 심각한 위해를 초래할 가능성이 있는 현상이라는 점에서 매우 큰 우려를 표한다"라는 공식 입장을 발표했다. "장기적인 이득을 입증하지 못한 극단적인 식사 방법은 권고하지 않는다"라는 문구가 대한당뇨병학회 진료지침에도 실릴 정도니 당뇨병 식단에 대한 잘못된 정보가 얼마나 많고, 또 여기에 휩쓸리는 환자들이 얼마나 많을지 짐작하기 어려울 정도다.

이 책에서는 대한당뇨병학회의 2021년 '당뇨병 진료지침'과 대한의학회와 질병관리본부가 만든 '당뇨병 임상 진료지침'을 참고해 당뇨병의 식단에 대해 구체적으로 살펴보도록 하겠다.

먼저 몸풀기로 소금부터 살펴보자. 대한당뇨병학회의 '임상 영양 요법'에 나트륨에 관한 지침이 나와 있는데, 당뇨병 환자들의 합병증 발생을 예방하기 위해서는 혈당뿐 아니라 혈압 조절이 중요하며, 이를 위해 나트륨 섭취를 줄이면 심혈관 위험을 개선한다고 되어 있다. 이것은 당뇨병에 대해 소금이 어떻다는 게 아니라, 일단 혈압도 중요하니 소금을 줄이라는 것이다. 지침에 소금과 당뇨병에 관한 상관관계의 언급이 없다 보니 소금물로 당뇨병을 치료할 수 있다는 주장을 하는 사람도 있다. 심지어 소금이 인슐린 저항성을 낮춘다는 해외 논문이 실제 존재하기도 한다.

그런 주장들을 확인하기 위해 2010년 '국민건강 영양조사'에서 우리나라 19세 이상 성인 3,800명을 대상으로 조사한 결과 1일 나트륨 섭취가 증가할수록 인슐린 저항성이 증가한다는 사실이 밝혀졌다. 음식량이나 체중, 나이 등 조건과 관계없이 소금과 인슐린 저항성만의 관계를 보았을 때 독립적으로 나트륨 섭취가 인슐린 저항성을 증가시킨다는 것이다. 소금을 많이 섭취하면 당뇨병이 발생하거나 악화할 수 있다는 뜻이다. 소금 섭취가 당뇨병을 악화시킬 가능성은 있어도 치료제로 쓰일 수는 없다는 게 한국인을 대상으로 입증된 셈이다. 따라서 2021년 당뇨병 진료지침에서는 나트륨 섭취를 1일 2,300mg 이내로 섭취하도록 권고하고 있다.

이상적인 당뇨병 식단은 급하게 잠깐 하고 마는 이벤트가 아니라 평생을 습관처럼 유지할 수 있는 식단, 영원히 지속할 수 있는 식단이다. 당뇨병은 시작 자체가 오랜 생활습관으로 인해 생긴 병이기에 치료도 똑같이 길게 보아야 한다.

✚ 외식과 열량 계산

외식에 대해 지켜야 할 중요한 원칙 여섯 가지가 있다. 첫째, 외식 자체를 줄여야 한다. 어쩔 수 없는 회식 등을 제외하고 일부러 하는 외식은 없애는 게 좋다. 배달 음식이나 라면도 줄이는 게 좋다. 도저히 불가능하다면 차라리 편의점 도시락을 먹는 게 (일종의 한식이므로) 그나마 낫다. 둘째, 어쩔 수 없이 외식한다면 섭취량을 줄여야 한다. 셋째, 군이 외식해야 한다면 가능한 한 한식과 일식을 선택하도록 한다. 넷째, 외식한 날은 추가로 운동을 더 하는 것이 좋다. 열량을 초과했을 가능성이 크기 때문이다. 다섯째, 외식할 때 미리 메뉴에 대한 열량과 영양성분을 확인하도록 한다. 예로 막창 1인분의 영양성분을 보면 포화지방이 20g, 콜레스테롤이 422mg이다. 권장량을 한참 초과하는 수치다. 마지막 여섯째는 골고루 먹고 모자란 영양군을 보충한다. 아침에 양식으로 빵 먹고, 점심에 중식으로 짜장면을 먹고, 저녁에 한식으로 밥을 먹은 걸 가지고 한식·중식·양식 골고루 먹었다고 생각하는 사람이 있는데, 이런 식단은 결코 영양을 골고루 섭취한 게 아니다. 빵, 짜장면, 밥모두 탄수화물인 곡류군이다. 골고루 먹으라는 것은 곡류군, 어육류군, 채소군, 과일군 등을 다양하게 섭취하라는 뜻이다.

외식할 때 한식은 기본적으로 괜찮은 선택일 수 있다. 다만 밥을 줄여야 하고, 염분이 많은 국이나 찌개, 젓갈류, 장아찌 등을 줄이고, 나물과 채소를 많이 섭취하도록 한다. 일식 또한 괜찮은 선택이다. 생선이 많은 음식이어서 바람직하지만 채소류가 부족할 수 있고, 초밥에 밥의 양이 의외로 많아서 한식처럼 주의가 필요하다. 그리고 튀김이나 조림 등 단 음식의 섭취는 줄인다. 양식은 샐러드를 반드시 추가하고 드레싱은 따로 먹도록 한다. 음료는 블랙커피나 녹차를 마시고, 디저트로 케이크나 쿠기, 아이스크림 등은 제한하는 것이 좋다.

중식은 기본적으로 지방과 염분이 많아 되도록 피해야 한다. 탕수육은 고열량이므로 1회 섭취량을 줄이고 소스는 따로 찍어 먹는 '찍먹'을 하도록 한다. 분식은 탄수화물이 매우 많고, 단백질과 채소가 부족할 수 있어서 양을 줄이고, 부족한 영양군은 다음 끼니에 보충하도록 한다. 뷔페는 일단 가지 않는 게 좋다. 결혼식장처럼 어쩔 수 없이 가야 할 때는 절대로 본전 뽑을 생각은 하지 않는 게 좋다. 당뇨병 치료비로 더 많은 돈을 날릴 수 있다.

좀 더 철저하게 조절하고 싶은 분들을 위해 세밀하게 열량을 계산해 음식을 섭취하는 방법에 관해 설명하겠다. 대한당뇨병학회 홈페이지에는 '나의 하루 열량 계산하기'[28]가 있다. 거기에 키, 체중, 성별을 입력하면 표준체중과 체질량지수, 나의 하루 필요 열량을 계산해 알려준다. 육체 활동이 많은 경우에는 '표준체중×35~40*cal*'를 계산하면 자신의 하루 필요 열량을 구할 수 있다. 복잡해 보이지만 사이트에 접속하면 아주 쉽게 계산해볼 수 있다. 이렇게 자신에게 필요한 열량을 구한 뒤 곡류군, 어육류군, 채소군, 지방군, 우유군, 과일군으로 나눠 각 열량에 해당하는 교환단위 수(서빙 수)를 곱하면 아침, 점심, 저녁으로 나누어 식단을 만들 수 있다. 이렇게 먹으면 가장 정확하다. 서빙 수 개념은 앞의 대시 식단을 참고하도록 한다.

레시피만 알고 싶다면 대학당뇨병학회의 계절별 1일 당뇨병 식단을 참고하자. 1,900kcal 기준으로 다양한 레시피 자료가 있다. 이게 부족하다 싶으면 보건복지부 홈페이지에 나와 있는 자료를 추가로 참고해도 된다. 이조차도 어렵다면 대학병원에서 하는 임상 영양요법 교육을 받아 실천하면 당화혈색소를 1~2% 감소시킬 수 있다. 비용 대비 효과적이다.

당뇨병의 식단 관리는 기본적으로 다이어트와 비슷하다. 많은 분이 나에게 "살찌는 게 제일 쉬워서 많이 먹기만 하면 살이 찌는데, 넌 왜 이렇게 말랐니?"라고 묻는 경우가 있다. 그분들께 되묻고 싶다. "살 빼는 게 제일 쉬운데, 그냥 안 먹으면 빠지는데 왜 못 빼세요?"라고. 물론 기본적으로 먹는 것을 좋아하는 사람들이 당뇨병이 생기고, 당뇨병은 메커니즘 자체가 세포에 당이 제대로 공급되지 않아 생기는 것이어서 먹어도 먹어도 배가 고프고 허기지는 게 당연하다. 그래서 당뇨병 환자들에게는 음식을 제한하는 것이 매우 힘든 일이다.

하지만 쉽게 살을 빼는 방법 같은 것은 없다. 나 역시 2개월간 10kg을 빼본 경험이 있는데, 나처럼 식욕이 적은 사람도 그 시간이 정말 고통스러웠다. 아쉽지만 이 힘든 과정을 줄일 방법은 없다. 세상에 괴롭지 않은 다이어트는 없다. 의학적으로도 명백하게 체중을 충분히 줄이는 방법은 오직 위절제술뿐이다. 물론 수술로 절제한 위는 결코 다시 되돌릴 수 없다.

간혹 병원에 가지 않고 스스로 운동과 식이요법, 그리고 본인만의 어떤 특별한 비법을 통해 1개월 만에 당뇨병 수치를 현저하게 낮췄다고 주장하는 사람들이 있다. 어찌 되었건 1개월 만에 그런 효과가 나타났다는 건 대단한 노력 없이는 불가능한 일이다. 하지만 그 노력을 쏙 빼고 본인만의 어떤 특별한 비법으로 이런 현상이 일어났다고 주장하는 것은 무리가 있다. 실제로 내 진료실에 내원하는 환자들 가운데 그냥 좋은 식습관과 운동, 체중감량만을 꾸준히 실천해 실제로 1개월 만에 당뇨병 수치가 정상으로 조절된 경우가 꽤 많다. 그 이유가 내가 권한 좋은 식습관과 운동, 체중감량이 특별해서일까? 그렇지 않다. 어떤 특별한 비법을 기대하고 그런 정보만 찾아다니는 것은 시간 낭비다. 기본적으로 해야 할 노력은 무시한 채 특별한 비법만으로 쉽게, 빨리 당뇨병에서 탈출할 방법은 어디에도 없다. 방법이 특별한 것이 아니라 노력이 특별한 것이다.

세 줄 요약

❶ 모든 당뇨병 고위험군 또는 당뇨병 환자는 개별화된 임상 영양요법 교육을 받아야 하며 반복 교육이 필요하다.

❷ 외식은 최대한 자제하고, 가능하면 한식과 일식을 선택한다. 골고루 먹고 모자란 영양군을 보충하며, 외식했다면 운동을 보충하도록 한다.

❸ 식이요법의 기본 원칙은 여러 영양소를 규칙적으로 골고루 먹는 것이고, 평생 유지할 수 있어야 한다.

식이요법,
무엇을 얼마나
먹어야 할까

보통 의사들은 단백질을 몇 그램, 탄수화물을 몇 그램 먹으라고 이야기해준다. 하지만 정작 환자들은 자신이 삼겹살은 먹어도 되는지, 과일은 몇 개를 먹어야 하는지, 커피믹스는 대체 몇 잔까지 마셔도 되는지 등을 알고 싶어 한다. 학문적인 영양소별로 이야기하는 의사와 음식별로 이해하는 환자들의 언어가 달라서 생기는 문제다. 여기서는 환자들이 이해하기 쉽도록, 최대한 환자들의 언어로 설명하도록 하겠다.

✚ 탄수화물, 당의 역습
당뇨병의 임상 영양요법 중 먼저 탄수화물에 대해 알아보자. 탄수화물은 당의 개수에 따라 다음과 같이 분류할 수 있다. 단당류, 이당류, 올리고당, 다당류가 있는데, 단당류는 당이 1개, 이당류는 당이 2개, 올리고당은 당이 3~10개, 다당류는 당이 100~수천 개다.

　이것을 돈에 한번 비유해보자. 단당류는 1만 원, 이당류는 5만 원짜리 지폐, 올리고당은 단맛은 나지만 소화는 잘 안 되기 때문에 현금인 듯 현금 아닌 현금 같은 10만 원짜리 수표, 그리고 다당류는 최소 100만 원에서 수천만 원에 이르는 고가의 수표다. 이 수표까지는 그래도 분해해서 현금으로 쓸 수 있지만, 소화가 전혀 안 되거나 일부밖에 분해가 되지 않는 것도 있는데 이런 다당류를 식이섬유라고 한다. 이것은 사용할 수 없는 장난감 돈, 즉 '부루마블 게임'에서 사용하는 돈에 비유할 수 있다. 탄수화물은 그 내용이 워낙 방대하므로 세 가지 짧은 퀴즈를 통해 설명하도록 하겠다.

첫 번째 퀴즈를 풀어보자. 술은 해롭다. 그 이유는 중독성이 있고 의존성이 강하기 때문이다. 또한 지방간, 간경화, 간암 등의 위험도 있고, 고혈압과 당뇨병, 고지혈증, 통풍을 유발하고 악화시키며, 체중이 증가한다. 이런 특징을 똑같이 가지고 있는 물질이 있는데 그게 무엇일까? 바로 설탕으로 대표되는 '당류'다.

당류는 비유적인 표현이 아니라 실제로 의존성이 있어서 진짜 중독이 된다. 그런데 왜 '당 중독'은 병으로 규정하지 않을까? 탄수화물은 인간이 반드시 먹어야 하는 영양소이기 때문이다. 당류는 중독을 일으킬 뿐만 아니라 고혈압, 당뇨병, 고지혈증, 지방간, 통풍을 유발하고 체중을 증가시킨다. 그런데도 우리는 설탕에 대해서는 술만큼의 경각심을 갖지 않는다. 설탕을 포함한 당류, 당류를 포함한 탄수화물이 인류 생활에 필수이기 때문이다.

술과 같은 해로움을 가지고 있는 물질인 당류는 당뇨병에 대한 해결책 또한 술과 똑같다. 당뇨병 환자들은 때에 따라 차이는 있지만, 보통 술을 완전히 끊을 필요는 없는데, 설탕을 포함한 당류도 이처럼 소량을 적절하게 먹을 수 있다. 탄수화물 섭취 지침에는 설탕을 포함한 당류를 하루 열량의 10% 이내로 제한한다. 10%가 어느 정도인지 잘 모르겠으면 하루 50g 미만으로 기억하면 된다.

한국인의 하루 평균 당류 섭취량은 대략 70g이므로 사실 평균적으로 이미 초과해 섭취하고 있다. 주로 어떤 음식을 통해 섭취할까? 연령대별로 다른데, 모든 것을 종합해보면 10~30대까지는 보통 탄산음료가 문제이고, 50대 이상은 과일과 커피믹스가 가장 문제라고 할 수 있다. 하루에 당류를 50g까지 제한해야 한다고 설명했는데, 실제로 당뇨병 환자의 대다수인 65세 이상 환자들의 평균 당류 섭취는 하루 39g밖에 되지 않는다. 자신이 평균적이라고 생각하는 고령의 당뇨병 환자라면 이미 50g 이하로 섭취하고 있는 것이기 때문에 과일이나 커피믹스를 필사적으로 끊을 필요는 없다. 하지만 몇 가지 당류 측면에서 주의할 게 있는데, 과일주스와 시리얼이다. 과일주스는 한 잔에 당류가 50g 넘게 들어 있는 것도 있어서 한 잔도 치명적이다. 시리얼도 마찬가지다. 그래서 이런 달달한 종류의 가공식품을 먹을 때는 식품 포장 뒷면에 적힌 영양 성분표의 당류를 반드시 확인해야 한다.

당류 섭취를 줄이는 방법으로는 바나나우유보다는 흰 우유를 마시고, 목이 마를 땐 단맛 음료보다 생수를 마시고, 커피는 시럽과 설탕을 빼고 마시면 된다고 한다. 사실 이런 방법들을 몰라서 안 지키는 경우는 많지 않다. 당류를 좋아해서 못 지키는 것인데, 당뇨병 환자들은 사실 이런 음식을 좋아할 수밖에 없다. 애초 이런 음식들을 좋아해서 당뇨병이 생긴 것이기 때문이다.

이렇게 도저히 당류를 끊을 수 없는 분들을 위한 대안이 있다. 당뇨병 관리를 위한 추천 레시피인데, 탄산음료 대신 레몬과 천연 탄산수, 아스파탐을 넣은 레모네이드를 마시도록 하고, 초코우유 대신 밤과 저지방 우유, 아스파탐을 넣은 밤 라떼를 추천한다. 그리고 아이스크림 대신 오렌지 셔벗을, 푸딩 대신 포도 주스 젤리로 대체해 먹는 방법이 있다.

여기에는 모두 공통으로 아스파탐이라는 인공감미료가 들어간다. 앞에서 탄수화물은 돈이며 그중 당류는 현금에 비유해 설명했는데, 인공감미료는 바로 위조지폐라고 할 수 있다. 달다고 느끼도록 속이는 물질이다. 인공감미료도 설탕처럼 사실 아예 안 먹으면 더 좋겠지만, 도저히 단맛을 끊을 수 없다면 차라리 인공감미료를 대안으로 선택할 수 있다. 일부에서는 인공감미료가 우리의 뇌를 속여 식욕을 자극해 오히려 더 많이 먹게 되면서 체중을 증가시킨다는 보고도 있다. 이런 점만 주의한다면 설탕의 좋은 대체품이 될 수 있다. 실제로 2021년 당뇨병 진료지침에도 "당류 섭취를 줄이는 데에 어려움이 있는 경우, 인공감미료 사용을 제한적으로 고려할 수 있다"라는 문구가 명시되어 있다.

마지막으로 당류 섭취를 줄이는 방법으로 몇 가지 당부하고 싶은 게 있다. 탄수화물은 우리 몸에 들어가면 행복감을 유발함으로써 중독성이 생기는데, 그런 이유로 갑자기 당류를 끊으면 우울증이 생길 수 있다. 따라서 늘 긍정적인 생각을 하고 스트레스를 덜 받도록 하는 것 또한 중요하다.

➕ 식이섬유의 놀라운 힘

두 번째 퀴즈를 풀어보자. 지구상에서 생물의 밀도가 가장 높은 곳이 어디일까? 바로 우리 몸속에 있는 대장이다. 대장 안에는 세균이 무려 100조 마리가 들어앉아 있고, 무게로 치면 1.5kg가량 된다. 우리 모두 배에 1.5kg씩 세균을 넣고 다니는 셈이다. 이 100조 마리의 세균은 심지어 대장 안에서 생태계도 이루고 있다. 이런 장내 세균은 우리의 건강에 큰 영향을 미치며, 그래서 우리가 섭취하는 음식은 중요할 수밖에 없다. 배 안에 있는 세균들의 먹이를 넣어주는 것이기도 하기 때문이다.

이 세균 먹이를 프리바이오틱스(prebiotics)라고 한다. 프리바이오틱스에서 가장 중요한 것이 바로 식이섬유다. 프리바이오틱스 종류는 올리고당과 식이섬유로 나눌 수 있는데, 여기서는 식이섬유를 중심으로 살펴보도록 하겠다.

우리가 식이섬유를 섭취하면 장내 세균인 프리바이오틱스들이 이 식이섬유를 먹고 자라면서 많은 활동을 한다. 식이섬유는 물에 녹는 수용성과 녹지 않는 불용성으로 나뉘는데, 이 내용이 어렵다면 꼭 구분할 필요는 없다. 예를 들어 사과처럼 불용성과 수용성 식이섬유가 둘 다 풍부하게 들어 있는 식품이 많기 때문이다.

식이섬유는 우리의 (특히 당뇨병 환자의) 몸 안에서 크게 다섯 가지 일을 한다. 첫째는 식욕 억제다. 위 내에서 부풀어 올라 포만감을 줌으로써 식욕을 떨어뜨린다. 둘째는 위벽과 소장벽을 보호해 당 흡수를 억제하고, 부푼 식이섬유가 위와 소장 통과 시간을 늘려 혈당을 천천히 올리는 역할을 한다. 셋째는 콜레스테롤을 떨어뜨리고, 넷째는 장내 세균 중 유익균의 수를 증가시킨다. 다섯째는 변비를 완화하고 대장암을 예방한다.

식이섬유와 전체 사망률, 심혈관 질환, 2형 당뇨병, 대장암에 대한 모든 논문을 메타분석한 결과 식이섬유를 많이 섭취하면 할수록 전체 사망률과 심혈관 질환(다소 J 곡선 현상이 존재)이 어느 정도 감소하지만, 2형 당뇨병의 경우에는 많이 섭취하면 할수록 감소하는 정도가 현저하게 나타났다.[29] 당뇨병 환자에게는 한마디로 식이섬유가 '짱!'인 것이다. 당 수치뿐 아니라 성공적인 다이어트에도 가장 중요한 것이 바로 식이섬유 섭취다.

식이섬유는 대체 얼마나 먹어야 할까? 하루 권장 섭취량은 25g이다. 정확히는 1,000kcal당 12g 정도 섭취하면 된다. 우리나라 사람들은 평균 1,000kcal당 15.5g을 섭취하고 있어서 이미 충분한 양을 먹고 있는 셈이다. 우리가 평소 먹는 한식에 채소가 많이 포함되어 있기 때문이다. 문제는 여성은 평균적으로 충분히 섭취하고 있지만, 남성은 30% 이상이 섭취량 미달이다.

식이섬유 섭취에 따른 비만도 조사를 보면 식이섬유를 많이 먹을수록 비만도가 낮아지는데, 이 경향이 남성의 경우 훨씬 두드러졌다. 다시 말해 남성은 식이섬유를 많이 먹으면 먹을수록 비만도가 현저히 떨어진다는 것이다. 이런 남성들의 식이섬유 섭취량이 여성보다 낮아서 남성 당뇨병 환자의 경우는 식이섬유를 더 적극적으로 섭취해야 한다. 그러면 식이섬유는 어디에 많이 들어 있을까?

식품 중 식이섬유소 함량(가식부 100g당 함량)

종류	식품명	총식이섬유소	수용성 식이섬유소	불용성 식이섬유소
곡류	현미	6.4	5.8	0.9
	수수	4.4	0.4	4.0
	옥수수	3.8	-	-
	통보리	11.2	6.9	4.3
	혼합 잡곡	6.9	-	-
	백미	3.3	0.3	3.0
두류	강낭콩	27.5	6.4	22.9
	녹두	8.2	-	-
	대두	16.7	2.2	14.5
	완두콩	6.8	-	-
	팥(검은 팥)	16.1	2.1	15.6
채소류	고사리(삶은 것)	5.1	0.3	4.8
	김치(배추김치)	3.0	0.2	2.8
	당근	2.9	0.4	2.5
	도라지	4.0	-	-
	배추	1.5	0.2	1.3
	부추	2.9	0.2	2.7
	애호박	1.4	0.4	1.0
	양배추	2.2	0.2	2.0
과일류	바나나	1.9	-	-
	배	1.8	0.6	1.2
	사과	1.4	0.1	1.3
	수박	0.2	-	-
	딸기	1.8	0.3	1.5
	참외	1.1	0.3	0.8
	파인애플	1.5	0.1	1.4
	포도	1.9	-	-
해조류	김(마른 것)	33.6	0.3	33.3
	미역(마른 것)	43.4	6.8	36.6
	다시마(마른 것)	27.6	2.4	25.2

*가식부: 식품 중 먹을 수 있는 부분

　　수용성과 불용성을 구분하는 것보다는 총식이섬유소를 눈여겨보
자. 표를 보면 특히 해조류와 콩류에 많이 들어 있는 것을 알 수 있다.
그런데 이것도 복잡해서 잘 모르겠다는 분들을 위해 밥, 과일, 채소 이
렇게 세 가지에 관해서만 좀 더 알아보도록 하겠다.

밥 한 그릇에는 식이섬유가 0.8g 정도밖에 들어 있지 않아서 쌀밥 하나만 가지고 식이섬유를 충분히 섭취하는 것은 불가능하다. 현미밥이나 잡곡밥, 오곡밥을 추천하는 이유도 그 때문이다. 그렇다고 '아, 나는 오늘부터 무조건 잡곡밥만 먹어야지!'라고 생각할 필요는 없다. 당장 효과가 좋은 것보다 꾸준히 얼마나 오래 유지할 수 있느냐가 더 중요하다.

채소 중에는 버섯이나 김치 등에 식이섬유가 많고 특히 미역 줄기 같은 해조류에는 아주 풍부하다.

과일도 전체적으로 채소만큼 식이섬유가 많은데, 특히 딸기나 감, 바나나 등에 더 많다. 그리고 과일을 먹을 때 껍질을 까지 않고 먹는 것이 매우 중요하다. 특히 사과는 껍질에 식이섬유가 가장 많이 들어 있다(물론 바나나나 파인애플까지 껍질째 먹으라는 것은 아니다). 그래서 과일을 굳이 주스로 먹을 때는 착즙보다는 통째로 갈아서 건더기까지 같이 먹는 게 좋다. 식이섬유가 포함된 과일주스를 먹는 것과 그렇지 않은 주스를 먹는 것은 당이 오르는 정도나 속도에 매우 큰 차이가 있다. 가급적 생으로 껍질째 먹는 것을 우선으로 하고, 주스로 먹을 때는 통째로 갈아서 건더기까지 먹는 것이 과일을 잘 섭취하는 팁이다. 또 하나 과일은 식사를 한 뒤 디저트로 먹는 것보다 식사하기 전에 먹거나 간식으로 먹는 것이 좋다.

이런 음식들을 통해 하루 평균 25g 정도의 식이섬유를 섭취해야 하는데, 장내 세균들을 잘 활동할 수 있게 하려면 당뇨병 환자들은 자신을 스스로 초식동물이라고 생각하고 적극적으로 섭취해야 한다.

✚ 쌀밥은 절대 보약이 아니다

세 번째 퀴즈! 세계 지도에서 일본-한국-중국-인도-인도네시아-필리핀으로 이어지도록 동그라미를 그려보자. 이 작은 원 안에 있는 나라의 인구가 원 밖에 있는 전체 나라 인구보다 더 많다. 이 원 안에 있는 인구 과밀 국가들의 공통점은 뭘까? 바로 쌀밥을 주식으로 한다는 점이다.

밥과 한국인은 떼려야 뗄 수 없는 관계다. 음식을 넘어 그 이상의 의미를 지닌다. 오죽하면 인사말이 "밥 먹었니?" 또는 "밥 한번 먹자!"이겠는가. 인사말에 특정 음식이 들어 있는 나라가 한국 말고 또 있는지 모르겠다. 우리나라에서 만들어지는 전체 음식의 50% 이상이 쌀밥이라고 한다. 그런데 이 쌀밥이 엄청난 폭발력을 가지고 있다. 보통 사람에게는 밥이 보약이라고 해도 틀린 말은 아니다. 하지만 당뇨병 환자에게 밥은 절대 보약이 아니다. 당뇨병 식이조절에 정답은 없지만, 한국 사람이라면 쌀밥을 줄여야 하는 것만은 정답이다.

한식은 고탄수화물 식단이다. 한식을 먹는 한국인은 하루 평균 열량의 65%를 탄수화물로 섭취한다. 따라서 권장량인 55%에 맞추려면 10% 포인트 정도 줄여야 한다. 이렇게까지 단언하는 이유는 환자 전체로 보았을 때 남성의 49%, 여성의 60%가 탄수화물 과잉이기 때문이다.

또 당뇨병에 잡곡밥이 좋다고 들어서 잡곡밥을 많이 먹는 사람도 많은데 잡곡은 그 안에 있는 식이섬유나 미량원소들이 도움이 되는 것이지 잡곡밥도 탄수화물이 많기는 매한가지다. 쌀밥을 잡곡이나 현미로 바꾸더라도 마찬가지로 그 양을 10% 줄여야 한다.

그렇다면 과연 밥의 양을 줄이는 방법은 뭘까? 첫째, 밥을 평소 먹는 양 또는 당뇨병 환자로서 먹어야 하는 양을 그릇에 담아놓고 거기서 무조건 두 숟가락을 남기는 것이다. 많은 분이 알고 있는 '거꾸로 식사법'으로 식사를 하면 실천이 좀 더 수월하다. 채소와 과일, 견과류 등을 먼저 먹고, 그다음 고기 등 반찬을 먹고, 마지막으로 밥과 국을 먹는다. 이렇게 먹으면 채소와 과일, 고기 등이 포만감을 주어 밥 먹는 양이 줄어든다. 식이섬유 섭취는 늘리고 탄수화물 섭취는 줄이는 아주 효과적인 방법이다.

그런데 이 방법대로 하기 위해서는 반찬을 평소처럼 밥반찬용으로 간을 맞추면 너무 짜서 채소만 먼저 먹기가 어렵다. 그래서 다소 싱겁게 만들어야 하고, 이렇게 섭취하면 동시에 저염식을 하는 효과도 가질 수 있다.

당뇨병 전단계나 초기 당뇨병이라서 급하게 체중을 감량하기 위해 열량을 상당히 줄여야 한다면 다른 음식은 10~20%만 줄이고 밥을 50%가량 파격적으로 줄이도록 한다. 이것만 해도 열량이 엄청나게 줄어든다. 이렇게 밥으로 식단을 조절하는 방법은 극단적이지 않고 크게 어렵지도 않아서 평생 유지할 수 있고, 외식할 때도 실천할 수 있다. 무조건 탄수화물을 완전히 끊으라는 이야기가 아니다. 전반적으로 10% 정도 줄이라는 뜻이다.

지금까지의 내용을 바탕으로 당뇨병 식단의 탄수화물 관련 내용을 다섯 가지로 정리하면 다음과 같다.

1. 밥을 10% 줄여라. 밥을 남겨야 내가 산다.
2. 탄수화물을 섭취할 때는 전곡, 채소, 콩류, 과일, 유제품 이렇게
   다섯 가지 위주로 섭취한다.
3. 식이섬유는 하루 25g으로 증량한다(특히 남성). 거꾸로 식사법과
   해조류 섭취, 그리고 과일을 가능한 한 껍질째 먹는 방법이 있다.
4. 식사를 천천히 하고 시간과 용량을 지킨다.
5. 당류를 하루 50g 이하로 제한한다.

✚ 단백질과 지방, 비타민

단백질은 그 자체가 당뇨병에 크게 영향을 미치는 영양소는 아니다. 지침에는 단백질은 총에너지의 15~20% 정도를 섭취하되 20% 이상의 과다한 단백질 섭취는 권장하지 않는다고 되어 있다. 그리고 진행성 당뇨병 환자는 단백질을 많이 먹어도 안 되지만, 너무 적게 먹어도 안 된다. 저알부민혈증이나 영양 불량이 올 수 있어 적절하게 섭취해야 한다.

단백질을 섭취할 때는 주의할 점이 있다. 첫째, 동물성 단백질과 식물성 단백질의 비율을 3:7, 즉 식물성 단백질을 더 많이 섭취하는 게 좋다. 식물성 단백질 양이 압도적으로 많은 식품이 콩(대두)이고 두부, 두유, 된장 등이 그 대표적인 식품이다. 그런데 우리나라 당뇨병 환자들의 영양 섭취 비율을 보면 여성의 30% 정도가 단백질을 권장량(열량의 15~20%)보다 적게 섭취한다. 남성들이 식이섬유를 많이 섭취하면 비만도가 내려가는 것처럼, 여성들은 특히 단백질을 많이 섭취하면 비만도가 감소하는데, 여성들의 단백질 섭취량은 부족하다. 남자는 식이섬유,

여자는 단백질이 부족한 셈이다. 여성들은 절대적으로 단백질을 많이 섭취해야 한다.

둘째, 고기 또한 많이 섭취해야 한다. 고기를 먹는 것에 대해 무조건 부정적으로 생각하기 쉬운데, 그것은 삼겹살이나 곱창, 치킨, 닭발, 돼지껍데기 등을 우선으로 떠올리기 때문이다. 하지만 우리가 먹어야 할 고기는 돼지의 안심과 목살, 소 안심과 등심, 닭가슴살 같은 기름이 적은 부위다. 물론 이런 고기보다 더 좋은 것은 생선이다. 고기는 반드시 일정량은 먹어주는 것이 좋고, 고기를 섭취함으로써 탄수화물 섭취를 줄이는 효과도 있다.

셋째, 근육 운동을 한다면 단백질을 더더욱 많이 먹어야 한다. 당뇨병 환자는 기본적으로 근력운동을 많이 해야 하고, 여성은 더 많이 해야 한다.

지방도 단백질처럼 당과 직접적인 연관은 없다. 지방이 당뇨병에 안 좋은 영향을 끼치는 이유는 살이 찌고 콜레스테롤을 상승시키기 때문이지 정작 당 수치를 탄수화물만큼 올리지는 않는다. 그래서 저탄고지 같은 개념도 나오게 된 것인데, 그렇더라도 지방을 많이 섭취하는 것은 절대 바람직하지 않다. 당뇨병 진료지침에서는 총에너지의 15~30% 정도를 섭취하라고 권고한다. 우리나라의 평균 지방 섭취량은 21.8% 정도이기 때문에 그냥 적정하다고 말할 수 있다. 그래서 지방은 양보다 종류가 더 중요하다.

지방은 앞서 설명한 것처럼 불포화지방과 포화지방으로 나뉘는데,

포화지방보다는 불포화지방이 더 낫다고 생각하면 된다(4장 참고). 불포화지방은 포화지방보다 낫지만, 산패되기 쉽다는 단점이 있다. 불포화지방은 어느 정도 늘리고, 포화지방은 줄이는 것이 당뇨병 환자들이 지켜야 하는 식사법이다. 포화지방이 많은 음식은 바로 라면과 커피믹스에 들어 있는 프림(크림)이다. 포화지방은 하루에 15g 이내로 제한하도록 하고 있는데, 라면 한 봉 먹고 커피믹스 두 잔 마시면 더 이상 아무것도 먹지 않아도 포화지방 하루 권장치를 초과한다. 삼겹살을 구워 먹었다고 하면 며칠간은 커피믹스와 라면은 안 먹는 게 좋다. 트랜스지방은 포화지방보다 더 좋지 않다.

최근에 오메가-3가 혈당에 도움이 된다고 해서 보충제로 복용하는 분들이 있는데, 당뇨병 환자에게 오메가-3가 혈당 개선과 심혈관 질환 예방 효과가 있는지 아직 완전히 증명되지 않았다. 주치의와 상의해서 먹는 것은 괜찮겠지만 무조건 복용하는 것은 권하지 않는다. 2021년 당뇨병 진료지침에서는 아예 "당뇨병 환자에게 불포화지방산 보충제의 일반적인 투여는 권고하지 않는다"라고 못 박았다.

당뇨병 환자는 메트포르민 치료로 인해 드물게 비타민B12 결핍이 생길 수 있다. 그래서 메트포르민을 복용하는 경우는 비타민B12 검사를 해 부족하면 복용해야 한다. 그리고 비타민C, 비타민E, 카로틴과 비타민D는 모두 당뇨병 치료 효과와 안전성이 확실하지 않다. 단 저열량식(1,200kcal 이하)을 하는 환자나 엄격한 채식주의자, 노인, 임산부 등 결핍이 있는 경우에는 이런 미량원소들을 보충해야 한다. 2021년 진료지침에서는 오메가-3와 마찬가지로 "혈당을 개선하기 위한 비타민, 무기

질 등의 미량영양소 보충제의 투여는 일반적으로 권고하지 않는다"라고 명시하고 있다.

진료지침에는 없지만, 민간요법에서 당뇨병에 좋다고 하는 대표주자가 돼지감자와 여주다. 물론 여기에는 당뇨병에 좋은 성분(돼지감자는 이눌린(Inulin), 여주는 차란틴(charantin)과 P-인슐린(P-insulin))이 들어 있다. 여러 가지 좋은 점이 있겠지만 이눌린 하나를 먹기 위해 35*kcal*의 열량과 15g의 당질도 함께 복용하게 된다는 문제점도 있다. 이런 민간요법은 기대하는 것처럼 효과적이지도 않고 오히려 부작용이 발생할 우려가 있으며, 당이 떨어진다고 하더라도 이게 당뇨병약 때문인지, 내 생활습관 개선의 노력 때문인지, 이 기능식품 때문인지 오히려 헷갈리게 만든다.

과로하고 열심히 활동하다가 감기몸살이 걸렸다고 해보자. 치료는 그 반대로 하면 된다. 충분한 휴식과 수면을 취해야 병이 낫는다. 2형 당뇨병은 덜 움직이고 많이 먹어서 생긴 병이다. 그러면 치료는 역시 반대로 하면 된다. 많이 움직이고 적게 먹으면 된다. 무언가를 많이 먹어서 생긴 병인데 거기에 또 무언가를 먹어서 치료한다는 것은 말 자체가 모순이다. 몸에 좋은 것 백 가지를 먹는 것보다 몸에 해로운 것 한 가지를 안 먹는 게 훨씬 이롭다.

지금까지의 내용을 바탕으로 당뇨병을 잘 관리해보자. 당뇨병 식단은 당뇨병을 치료하기 위해 어쩔 수 없이 먹는 부담스러운 식사가 아닌 건강을 유지하는 즐거운 식사법이라는 것을 기억하기 바란다.

❶ 전체 열량에서 탄수화물 50~60%, 단백질 15~20%, 지방 15~30%의 비율을 권장한다.

❷ 하루에 당류는 50g으로 제한하고, 식이섬유는 25g 이상 섭취한다.

❸ 불포화지방과 단백질을 다소 유지하고 포화지방은 제한한다.

음식으로 콜레스테롤을
낮추는 방법

아마 많은 사람이 가장 궁금해하는 것이 바로 '콜레스테롤을 음식으로 낮추는 방법'일 것이다. 아무리 스타틴이 안전하다고 설명해도 먹기 싫어하는 거 다 안다. 이번 장에서 말하는 고지혈증의 음식 치료는 오로지 LDL-콜레스테롤만을 위한 것이다. TG와 HDL은 다른 장을 참고하자.

✚ 식단만으로 콜레스테롤을 낮출 수 있을까?

약을 안 먹고 치료하는 대사 질환 중에서는 콜레스테롤이 가장 어렵다. 고혈압, 당뇨병, 지방간질환, 고중성지방혈증, 저HDL-콜레스테롤혈증, 통풍, 대사증후군 등은 모두 생활습관 치료 방법이 동일하다. 살 빼고 술 끊고 운동하면 된다. 하지만 희한하게 유독 이 '고LDL-콜레스테롤혈증' 치료만 방법이 전혀 다르다. 또한 정말 확실하게 하려면 사실상 달걀과 커피를 거의 끊다시피 해야 한다. 이것 자체가 이미 현실 가능성이 많이 떨어진다.

우리가 대사 질환의 원인을 체질(유전/나이/성별)과 생활습관(체중/운동/식사/흡연/음주)으로 양분했을 때, 이 '체질 vs 습관'의 기여 비율이 고혈압은 5:5, 당뇨병은 4:6 정도인 데에 반해, 콜레스테롤은 대략 7:3 정도의 영향을 갖는다. 그만큼 유전과 특히 여성호르몬의 영향이 매우 크다. 여기서 말하는 유전은 유전자 이상으로 콜레스테롤이 매우 높이 상승하는 '가족성 고콜레스테롤혈증'을 말하는 게 아니라, 같은 포화지방을 먹더라도 콜레스테롤이 상승하는 그 민감도와 정도가 높다는 것을 의미한다.

비유하자면, 다른 대사 질환들은 마치 체중과 같다. 몸무게는 마음만 먹으면 1.5배, 2배까지 늘리는 것도 가능하다. 그런데 콜레스테롤은 신장(키)과 같아서 유전을 극복하기는 무척 힘들다. 아무리 죽도록 노력해도 1cm 크기가 어렵다. 물론 콜레스테롤이 노력으로 1도 낮추기도 힘들다는 뜻은 아니다. 실제로 키도 유전자가 같은 조선 시대/북한 사람들과 현대 한국인을 비교해보면 영양 상태에 따라 거의 10cm가량 차이가 나는 것을 알 수 있다. 하지만 영양 상태가 어느 정도 비슷해진 현대 사회에서는 좀 더 노력한다고 해서 유전의 힘을 따라잡을 수 있는 것은 아니다. 우리가 네덜란드인의 큰 키 유전자를 이기기는 매우 어려운 것과 같다.

포화지방을 아주 손쉽게 풍족히 먹을 수 있고, 알게 모르게 커피와 달걀을 끊을 수 없게 된 현대 사회에서는 아무리 노력한다 해도 식습관만으로는 LDL-콜레스테롤을 고작(?) $20{\sim}30mg/dl$ 낮추기도 쉽지 않다. 음식만으로 LDL을 50~100mg/dl 정도 화끈하게 낮추려면 거의 조선 시대의 식생활을 하거나, 순채식(비건) 정도를 해야 가능하다.

하지만 아무리 그렇더라도 LDL이 높은 사람들은 심지어 약(스타틴)을 먹더라도 스스로 LDL을 낮추려는 최선의 노력을 다해야 한다. 20~30mg/dl밖에 안 떨어지더라도 해야 한다. 항간에는 '차라리 약을 먹고 맛있는 것 다 먹고 살아'라는 말이 있는데, 이건 아주 많이 잘못된 주장이다. 고혈압, 당뇨병도 마찬가지다. 노력해서 잘 안 떨어져도 최선을 다해야 한다. 대형 세단을 탈수록 사망률이 더 높다는 이야기가 있다. 차를 맹신하고 과속하기 때문이다.

또 반대로 약은 안 먹고 '식습관'만 하는 것은 더 위험하다. 고위험군은 반드시 약을 먼저 먹어야 한다. 콜레스테롤이 높은 사람 중 약보다 식습관 개선을 먼저 시도해도 되는 위험군으로 어떤 예가 있는지는 앞의 4장을 참고하도록 하자.

✚ 영양소별 식단 기준

콜레스테롤이 오르는 가장 중요한 원인은 바로 포화지방의 과다 섭취다. 그다음이 포화+불포화를 포함한 전체 지방의 과다 섭취, 그다음이 지방+단백질+탄수화물을 전부 포함한 전체 열량의 과잉 섭취다. 자세히 들어가기에 앞서 먼저 각 영양소의 분류에 대해 짧게 알아보자.

우리는 대부분의 열량을 3대 영양소, 즉 탄수화물, 단백질, 지방으로부터 섭취한다. 한국인은 열량을 평균적으로 탄수화물 65%, 단백질 13%, 지방 22%의 비율로 섭취한다. 여기에 열량은 없지만 반드시 먹어야 하는 것이 바로 식이섬유다. 이렇게 네 가지만 섭취한다고 가정하자. 여기서 바로 앞에서 설명했던 것처럼 (식이) 지방은 다시 포화지방, 불포화지방, 트랜스지방, (식이) 콜레스테롤 이렇게 네 가지로 나뉜다. 불포화지방은 다시 단일불포화, 다가불포화로 나뉘지만, 너무 복잡하므로 여기서는 모두 그냥 불포화지방으로 묶어 설명하겠다. 현대 한국인의 실제 지방의 섭취 비율은 하루 평균 포화지방 14.2g, 불포화지방 26.1g, 트랜스지방 0.365g 콜레스테롤 0.2613g 정도다. 사실상 3분의 1은 포화지방, 3분의 2는 불포화지방으로 먹고, 트랜스지방과 콜레스테롤은 소량만 섭취한다.

다시 이전 내용으로 돌아가보자. 포화지방량이 제일 크게 이바지하고 전체 지방이 그다음이라는 것은, 불포화지방은 포화지방보다는 훨씬 적게 콜레스테롤을 올리긴 하지만 어쨌든 그조차 많이 먹으면 총지방이 늘어나 결국 콜레스테롤을 올린다는 말이다. 또 트랜스지방은 포화지방보다 콜레스테롤을 훨씬 많이 올리지만, 섭취량이 너무 미미하다. 식이 콜레스테롤 섭취는 양도 미미하고 혈중 콜레스테롤을 올리는 정도도 크지 않다.

이렇게 설명해도 잘 와닿지 않을 것이다. 그래서 우리가 무언가 영양소를 섭취했을 때 그것이 콜레스테롤 상승으로 이어지는 것을 온실가스에 한번 비유해보자. 포화지방은 자동차, 특히 자가용에 비유할 수 있고, 불포화지방은 대중교통에 비유할 수 있다. 트랜스지방은 화물트럭, 콜레스테롤은 기차에 비유할 수 있고, 탄수화물과 단백질은 공장, 발전소, 축산업 등 나머지 온실가스의 원인으로 비유할 수 있다.

그랬을 때 자동차는 온실가스에서 가장 큰 비율을 담당하진 않지만, 온실가스를 가장 크게 높이거나 낮출 수 있는 부분에 해당한다. 포화지방이 그렇다. 자가용을 타다가 대중교통을 이용하면 온실가스가 확 줄어든다. 하지만 대중교통도 결국 온실가스를 생산하게 되어 있다. 단지 자동차를 타는 것보다는 낫다는 것이다. 불포화지방이 그렇다. 포화지방을 불포화지방으로 대체하면 콜레스테롤이 줄어들긴 하지만 불포화지방도 많이 먹으면 결국 상승한다. 또 트랜스지방 = 화물트럭은 온실가스를 급격히 많이 올리지만, 그 양이 자동차와 비교하면 너무 적다. 식이 콜레스테롤은 기차처럼 양도 적을뿐더러 올리는 정도도 크지 않다.

나머지 탄수화물과 단백질도 지방만큼 크게 콜레스테롤을 증가시키거나 감소시키진 못하지만 결국 총열량이 많으면 콜레스테롤이 상승한다. 공장, 발전소, 축산업이 온실가스를 늘리는 것과 같다. 온실가스는 주로 배출을 억제하는 방향으로 정책이 진행되어야 한다. 하지만 온실가스를 직접 포획하는 방법도 있는데 그것이 바로 '나무 심기'다. 식이섬유를 먹는 것은 이 나무 심기에 비유할 수 있다. 콜레스테롤을 낮추는 것은 주로 콜레스테롤을 올리는 음식을 덜 먹는 방향으로 진행되어야 하지만 무언가를 먹어서 줄이는 방법도 있는데, 그것이 바로 식이섬유다.

이제부터 영양소 각각에 대해 하나하나 자세히 살펴보자. 포화지방, 불포화지방, 트랜스지방, 콜레스테롤, 커피, 식이섬유, 기타(체중감량, 금주, 금연, 운동) 순서로 알아보겠다.

포화지방: 가장 중요하다. 일반적으로 동물성 지방에 많이 들어 있다고 알려져 있지만, 식물성 지방인 코코넛유에도 엄청나게 들어 있다. 하지만 대체로 동물성 지방에 많이 들어 있는 게 맞기 때문에 소/돼지/양고기는 조리 전에 지방을 가능한 한 모두 잘라내고, 닭/오리고기는 껍질을 반드시 벗기고 조리해야 한다. 조리법은 당연히 구이보다는 수육이 좋다. 고기 종류의 영향보다는 부위가 어디인가가 중요하다. 돼지는 등심/앞다리/뒷다릿살, 소는 목심/안심/우둔/사태, 닭은 가슴살/안심 등이 지방이 적다. 콜레스테롤이 높아 음식으로 낮추겠다고 결심한 분들은 삼겹살, 차돌박이, 닭다리는 '이제 안녕!' 하는 것이 좋다. 지방이 적은 살코기보다 더 좋은 고기가 있는데 그것이 바로 생선이다. 생선은 기본적으로 총지방량이 적을뿐더러 그 지방 안에서도 불포화지방의 비율이 높아 콜레스테롤이 높은 사람들에겐 최고의 식재료라 할 수 있다. 자세한 건 다음 불포화지방 편을 참고하자.

하지만 육류보다 훨씬 포화지방이 많이 들어간 것이 바로 빵/과자/아이스크림/라면이다. 이들은 고기와 비교가 안 된다. 정말 무자비하게 들어 있다. 음식으로 콜레스테롤을 낮추려면 과자는 끊고, 빵은 통곡물 빵 정도만 정말 아주 가끔 먹어야 한다. 아이스크림은 셔벗으로, 라면은 잔치국수나 메밀국수로 바꾸는 것이 좋다. 물론 그 바꾼 음식도 전체 열량이 과잉되지 않게 주의해야 한다. 초콜릿과 커피믹스(프림)는 더 심하다. 나쁜 콜레스테롤을 높이고 싶다면 초콜릿과 커피믹스를 많이 먹으면 된다. 그게 아니라면 초콜릿은 완전히 끊고, 커피는 반드시 프림을 빼고 먹어야 한다. 우유는 포화지방이 많지만 의외로 나쁜 콜레스테롤(LDL)을 약간만 올리고, 좋은 콜레스테롤(HDL)을 많이 올린다. 하지만 콜레스테롤이 높아 고민인 분이라면 우유도 저지방 내지는 무지방을 선택하는 것이 좋다.

불포화지방: 생선을 포함한 해산물, 그리고 견과류, 아보카도를 포함한 식물성 기름(코코넛유는 제외)에 많이 들어 있다. 하지만 반드시 명심해야 할 것은 불포화지방을 많이 먹는 게 콜레스테롤을 떨어뜨리는 방법이 절대로 아니라는 것이다. 포화지방을 불포화지방으로 대체했을 때 콜레스테롤이 떨어지는 것이다. 즉 삼겹살 대신 고등어로 바꿔 먹으면 떨어진다는 것이지, 삼겹살도 먹고 추가로 고등어를 먹는다고 해서 절대로 콜레스테롤이 떨어지지 않는다.

따라서 콜레스테롤을 낮추기 위해 견과류를 일부러 추가로 한 줌씩 먹는다든지 오일류를 매일 한 큰술씩 먹는 행동은 절대로 하지 말자. 나물이나 비빔밥에 들어간 참기름 정도만으로도 충분하다. 참고로 불포화지방의 일종인 오메가-3를 따로 추출해 약으로 만들어놓은 것이 있는데 이것은 도리어 LDL이 올라간다. 사람들이 고지혈증약으로 알고 있는 그 오메가-3를 먹으면 콜레스테롤이 올라간다는 것이다. 정신 바짝 차리자.

보통 등푸른생선에 불포화지방이 많다고 알려져 있지만, 흰살생선에도 많다. 따라서 원칙을 딱 하나만 정하라면 이 책을 읽는 모든 독자는 반드시 생선을 주 2회 이상 먹도록 하자. 이건 그냥 공식으로 생각하면 된다. 매일 먹는 것까지는 좀 과하다고 할 수 있겠지만, 최소 주 2회 이상 최대한 많이 먹는 것은 반드시 콜레스테롤 건강에 도움이 된다. 또 의외로 불포화지방이 많은 음식이 두부다. 따라서 콜레스테롤이 높은 분들은 생선과 두부를 반드시 주 2회 이상 먹고, 육류는 살코기로 먹되 생선과 두부보다는 적게 먹도록 노력한다.

트랜스지방: 가장 위험하다. 트랜스지방은 액체 상태인 불포화지방에 인공적으로 수소를 첨가해 부분 경화유를 생산하는 과정에서 많이 생성되며, 마가린이나 쇼트닝 등에 과량 들어 있다. LDL을 올리는 정도가 포화지방의 최대 두 배라는 연구도 있다. 하지만 다행히 우리는 굉장히 소량만 먹고 있다. 그 이유는 다름 아닌 식약처에서 2004년부터 시작한 트랜스지방 저감화 사업 때문이다. 원래는 패스트푸드, 과자, 조리용 팝콘 등에 굉장히 많이 들어가 있었는데 사업의 결과 2007년에 이미 대부분 사라졌다.

다만 아직도 남아 있는 곳이 있는데 바로 국가의 통제를 벗어난 곳들이다. 즉 고깃집(삼겹살, 갈비, 차돌박이 등), (프랜차이즈가 아닌) 수제 빵집, 일부 수입 과자, 일부 수제 아이스크림, 중국요리 등이다. 그리고 햄버거, 피자, 치킨 등 패스트푸드 프랜차이즈에서도 0.5g 이하는 0으로 표시하기 때문에 '저희는 트랜스지방이 전혀 없어요'라고 광고하더라도 진짜 전혀 없는 건 아니다. 트랜스지방이 걱정된다면 패스트푸드는 최소화하는 것이 좋다. 어차피 고기구이, 패스트푸드, 빵/과자/아이스크림 등등은 트랜스지방뿐 아니라 모조리 포화지방이 많은 음식이기 때문에 애초에 피해야 한다.

식이 콜레스테롤: 다른 영양소들은 음식마다 비율과 구성이 모두 달라 설명이 쉽지 않았지만 콜레스테롤은 일단 그냥 달걀노른자라고 보면 된다. 생선 알이나 동물 내장에도 많지만, 사람이 섭취하는 콜레스테롤 중에는 달걀노른자가 절대적이다.

식이 콜레스테롤을 먹으면 당연히 혈중 콜레스테롤이 올라가지 않을까 걱정할 수 있는데 꼭 그렇지만은 않다. 일단 콜레스테롤은 4장에서 설명한 것처럼 워낙 음식에 소량 들어 있어서 애초 많이 먹을 수 없고, 어느 정도 먹으면 간에서 알아서 생성을 줄여버린다. 포화지방은 먹는 족족 간이 미친 듯이 콜레스테롤을 생산해내 폭주 기관차가 되어버리는데 콜레스테롤은 그렇지 않다.

따라서 미국 식사지침 자문위원회에서는 2015년부터 심지어 콜레스테롤 하루 섭취 제한 문구를 빼버렸는데, 이것이 또 반대로 와전되어 어느 순간부터 콜레스테롤을 먹어도 콜레스테롤이 올라가지 않는다는 것처럼 퍼져버렸다. 사실은 그것도 틀린 말이다.

콜레스테롤이 정상인 사람은 딱히 달걀노른자를 줄일 필요는 없지만, 나의 경우처럼 LDL이 높은 사람들은 달걀노른자도 줄이는 게 맞다. 보건복지부에서는 고지혈증 환자는 노른자를 주 2회 이하로 먹으라고 권고하지만, 콜레스테롤이 높아 정말 고민이라면 그냥 달걀노른자는 끊어야 한다고 생각한다. 순수 '달걀 요리'를 안 먹더라도 .빵, 튀김, 전 등 우리가 먹는 다양한 식품에 알게 모르게 달걀노른자가 굉장히 많이 들어 있다. 그런 만큼 달걀말이, 달걀찜, 달걀 국 등은 피하도록 하자. 참고로 흰자는 무관하다.

커피: 의외의 복병이 커피다. 커피에 들어 있는 카페스톨(cafestol), 카훼올(Kahweol) 등의 물질들이 콜레스테롤을 올린다. 아직 국내 지침에는 안 나와 있지만 여러 연구에서 확실히 높이는 것으로 밝혀졌다. 여기서 말하는 커피는 커피믹스가 아니다. 블랙커피, 아메리카노도 콜레스테롤을 올린다는 말이다. 에스프레소 베이스의 모든 커피 종류가 그렇다(물론 커피 프림은 훨씬 많이 올린다).

사실 병원에서 고지혈증 환자에게 식습관을 설명할 때 빵, 과자, 아이스크림, 라면, 육류를 줄여야 한다고 말하면 모두 자신 있다고 하는데, 커피에 대해서만큼은 선뜻 대답하지 못한다. 자신 있게 끊겠다고 한 환자는 아직 한 번도 보지 못했다. 그만큼 현대인은 대부분 커피에 중독되어 있고 심지어 노인들도 대부분 그렇다. 솔직히 커피만큼은 나도 자신 없다.

그럼 평생 녹차나 생강차를 마시고 살아야 할까. 다행인 것은 그나마 카페스톨이 적은 커피가 있다. 바로 종이필터로 거른 커피다. 커피숍에서 '드립 커피'를 주문하면 바로 종이필터로 카페스톨을 10분의 1 수준으로 거른 커피를 받을 수 있다. 콜레스테롤 영향이 '커피믹스 〉〉 아메리카노 〉 드립 커피'다.

하지만 이 드립 커피조차 카페스톨이 전혀 없는 것은 아니다. 심지어 종이필터로 거른 커피라도 많이 마시면 콜레스테롤이 약간 상승할 수 있다고 한다. 그조차 걱정인 분들은 정말 허브차 등을 마시는 수밖에 없다. 최초에 설명했듯이 바로 이런 다양하고 복잡한 조건들로 인해 음식으로 콜레스테롤을 낮추기가 힘든 것이다.

식이섬유: 유일하게 먹어서 낮추는 음식이다. 보리와 해조류에 많이 들어 있는 '수용성 식이섬유'가 특히 콜레스테롤을 많이 낮춘다고 알려져 있다. 하지만 나는 식이섬유를 굳이 수용성과 불용성으로 구별해 먹어야 한다고 생각하지 않는다. 2016년 유럽심장학회·동맥경화학회(ESC·EAS) 진료지침에서는 5~15g의 수용성 식이섬유(총식이섬유 25~40g)의 식사가 혈액 내 지질 수치 개선에 효과적이라고 제안한다. 하지만 2015년 한국인 영양소 섭취 기준에서는 수용성/불용성 구분 없이 성인 남성의 경우 25g, 성인 여성의 경우 20g을 식이섬유의 충분 섭취량으로 제시하고 있다(실제로 여성은 대부분 이 기준을 만족하지만 남성은 대부분 미달이다. 남성 고LDL-콜레스테롤혈증 환자들은 채소를 더 열심히 먹어야 한다).

흰밥보다는 보리밥이나 잡곡밥을 먹도록 하고 해조류는 우리가 밥을 김에 싸서 먹거나 미역국을 가끔 먹는 정도로도 충분하다. 고기를 먹을 때는 가능하면 상추쌈을 싸 먹도록 한다. 내가 권하는 가장 좋은 식이섬유 섭취 방법은 식전에 항상 샐러드를 먹는 것이다. 한식에서 나물을 먼저 먹는 방법도 있지만(거꾸로 식사법), 염분이 많으니 주의해야 한다. 나의 경우 양상추든 어떤 채소든 발사믹 식초를 뿌려 약이라고 생각하고 매 끼니 식전에 먹는다. 그러면 정말 이보다 맛있는 약이 있을 수 없다. 샐러드가 어색한 분들이라면 식전에 미리 오이나 당근을 한껏 썰어서 된장에 찍어 먹고 식사를 시작해도 좋다. 다만 된장의 염분이나 샐러드의 드레싱이 과하지 않도록 주의한다.

그리고 차전자피를 따로 약으로 먹는 방법도 있는데 이게 사람에 따라 설사를 하거나 가스가 많이 찰 수 있다. 나의 경우는 한 포만 먹어도 생활이 거의 불가능해진다. 그리고 효율도 크지 않다. 스타틴 한 알 먹으면 $50~100mg/dl$ 가까이 떨어지는데 차전자피 먹어서 $10mg/dl$이나 떨어질지는 의문이다. 그래서 식이섬유를 굳이 건강·기능식으로 따로 챙겨 먹는 것보다는 역시 음식으로 그냥 좀 더 많이 먹는 것을 추천한다. 앞에서 과일을 껍질째 먹으라고 권했는데, 사실 식이섬유를 섭취하는 데에 그것만큼 좋은 게 없다. 다만 과일은 당이 많이 들었다는 것을 반드시 명심하자.

그리고 독자 중에는 그런 분들이 없을 것이라 생각하는데, 콜레스테롤을 떨어뜨리기 위해 양파즙, 강황 같은 것들을 따로 챙겨 먹지 않았으면 한다. 양파나 강황은 그냥 음식을 조리할 때 많이 넣어 먹으면 된다. 양파즙이 만에 하나 진짜 콜레스테롤을 획기적으로 떨어뜨린다고 가정하더라도 어차피 평생 먹어야 한다. 평생 먹어야 한다면 차라리 수많은 임상을 거치고 FDA까지 통과한 스타틴을 먹는 게 낫다.

사실 채소 섭취에는 '한식'만 한 게 없다. 오늘날 한국인들의 콜레스테롤이 급상승하는 이유는 식습관이 점점 서구화되어 한식을 덜 먹는 게 핵심 원인이다(1장 참고). 보리밥으로 한 산채비빔밥에 미역국 하나면 그 자체로 식이섬유의 양이 엄청나다. 한식이 고탄수화물식이어서 당뇨병에 나쁠 수 있고, 염분이 많아 고혈압에도 나쁠 수 있다. 하지만 고콜레스테롤혈증에는 확실히 도움이 된다고 생각한다.

그런데 이렇게 식이섬유를 많이 먹으라는 권고가 과해석되어 채식으로 이어져서는 안 된다. 반드시 그런 것은 아니지만 채식은 대체로 탄수화물의 비중이 지나치게 높다. LDL은 떨어질지언정 탄수화물 비중이 높을수록 '총콜레스테롤 : HDL-콜레스테롤' 비율이 나빠져 지질 건강에 해롭다.

반대로 요즘 유행하는 저탄고지는 더더욱 안 된다. 이 식단은 콜레스테롤 입장에서는 그냥 독약이다. 다이어트 목적으로 아주 단기간 저탄고지 식단을 하는 것까지는 허용할 수 있다고 보지만 그런 경우라도 이것만은 반드시 알아야 한다. 저탄고지를 하면 첫째, LDL-콜레스테롤이 엄청나게 상승한다. 둘째, 근 손실이 일어난다. 셋째, 당뇨병도 당장은 개선되지만, 장기간 저탄고지를 유지할 경우 결국 당이 다시 오른다. 넷째, 무엇보다 사망률이 증가한다.

체중감량: 확실히 LDL이 떨어지지만 다른 질병들보다는 그 영향이 적고, 절대적이지 않다. 내가 바로 산 증인이다.

금연: LDL이 1.7% 정도 감소한다. 효과가 작더라도 반드시 금연해야 한다. 심혈관 질환의 3대 원인은 고혈압, 콜레스테롤 그리고 흡연이다.

금주: 영향이 확실치 않다. 올린다, 안 올린다, 도리어 내린다는 논문까지 다양하다. 다른 혈당 수치, 중성지방, 간 수치, 혈압 등의 문제가 없는 분만 하루 1~2잔까지 줄여 마시도록 한다.

운동: 논문에 따라 효과가 미미하거나 전혀 없다. 하지만 역시 금연

처럼 반드시 해야 한다. LDL-콜레스테롤 숫자는 바뀌지 않더라도 중풍, 심근경색은 반드시 예방해준다.

세 줄 요약

❶ 다른 만성 대사 질환과 비교하면 약을 안 먹고 식습관만으로 콜레스테롤을 낮추는 것은 훨씬 더 어렵다. 그렇더라도 LDL이 높은 모든 사람은 약을 먹더라도 스스로 LDL을 낮추려는 최선의 노력을 해야 한다.

❷ 콜레스테롤이 상승하는 가장 중요한 원인은 바로 포화지방의 과다 섭취다. 그다음이 포화+불포화를 포함한 전체 지방의 과다 섭취, 그다음이 지방+단백질+탄수화물을 전부 포함한 전체 열량의 과잉 섭취다.

❸ 지방 비율을 전체 열량의 15~20% 정도로 맞추도록 한다. 포화지방, 트랜스지방의 섭취는 최소화하고, 콜레스테롤은 $200\text{mg}/d\ell$ 미만, 식이섬유는 20~25g 이상 섭취하도록 계획한다. 채식 위주의 한식을 주로 하고, 생선과 두부를 많이 먹고 살코기를 섭취해 '탄단지' 비율을 맞추도록 하며, 체중을 감량한다. 커피(드립 커피나 허브차로 대체), 달걀노른자, 과자, 아이스크림(셔벗으로 대체), 초콜릿, 케이크, 라면(국수로 대체) 등은 최소한으로 먹거나 끊는다.

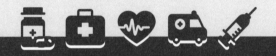

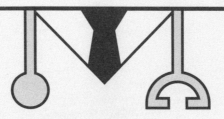

6장

내과 의사가
알려주는 운동법

당뇨병 탈출을 위한
유산소와 웨이트

평소 내가 즐겨 먹는 영양제 하나를 소개하겠다. 이 영양제는 당뇨병 환자의 당을 낮추고, 당뇨병 전단계 환자들의 당뇨병 진행을 막아주며, 췌장 보호 기능이 있어서 인슐린 분비량을 낮추고 감수성을 높인다. 이 상지질혈증과 고혈압 개선 효과도 있으며, 특히 심장 보호 효과가 있어 심혈관 질환 예방에 아주 탁월하다. 항암 효과도 있다. 또한 불안장애와 우울증에도 효과가 있고, 관절 등 근골격계에도 좋다. 이 만병통치 영양제는 무엇일까?

✚ 당뇨병을 치료하는 강력한 영양제, 운동

이 영양제의 강력한 효과를 알고도 복용을 마다할 사람은 없을 것이다. 몇 가지를 제외하면 당뇨병약 메트포르민 효과와 흡사한데, 효과는 메트포르민보다 훨씬 뛰어나다. 메트포르민의 업그레이드 버전으로 개인차도 없고 부작용도 거의 없으며 누구에게든 효과가 뛰어나다. 시대가 바뀌어도 단 1%의 논란이 없는 이 영양제는 바로 '운동'이다.

중국 다칭 시에서 당뇨병 전단계 환자를 대상으로 6년 동안 연구한 결과 운동이 당뇨병을 예방하는 데에 탁월했으며, 특히 마른 당뇨병 환자에게는 식이조절보다도 훨씬 더 효과적인 것으로 나타났다. 물론 지금 먹고 있는 당뇨병약을 끊고 운동만 하겠다고 생각하는 분은 없기를 바란다. 운동은 하루아침에 즉각적으로 효과가 나타나는 것이 아니므로, 운동을 병행하면서 당이 잘 조절되면 주치의와 상의해가면서 당뇨병약을 서서히 줄이거나 끊어야 한다.

운동이 당뇨병을 치료하는 원리는 무엇일까? 당뇨병은 한마디로 혈관에 당이 넘치는 상황이다. 그런 상황에서 운동하면 살이 빠지면서 내장지방이 줄어들어 인슐린을 고장 내는 것을 막아준다.

'근육'은 돈을 많이 사용하는 장기이므로 기업에 비유할 수 있는데, 순간적으로 포도당을 많이 사용하는 기관인 동시에 포도당을 축적해 장기적 에너지원으로 사용하는 다소 은행 같은 기능도 한다. 간과는 다르게 근육은 노력과 역량에 따라 얼마든지 키울 수 있다. 근육이 커지면 당을 보관하는 기능도 커진다. 또한 내장지방이 인슐린을 고장 내는 것을 다소 막아준다. 그래서 '당뇨병은 결국 허벅지와 뱃살의 싸움이다'라는 말이 있는 것이다. 근육이 크더라도 내장지방이 더 크면 당뇨병이 생길 수 있고, 내장지방이 적더라도 근육이 너무 작으면 역시 당뇨병이 생길 수 있다. 반대로 내장지방이 어느 정도 있더라도 근육이 아주 많으면 당뇨병에서 탈출할 수 있다.

그런데 많은 근육 중 왜 허벅지 근육이 대표주자일까? 우리 몸의 상체와 하체의 근육 비율을 비교해보면 하체에 70%가 집중되어 있다. 그 중에서 허벅지와 엉덩이를 합친 근육이 무려 40%나 된다. 3분의 1가량이 허벅지에 집중되어 있다는 뜻이다.

허벅지 근육은 별도로 내장지방을 줄여주는 역할도 한다. 우리 몸에는 갈색지방과 백색지방이 있는데 허벅지 근육을 키우면 여기서 생성되는 호르몬인 '이리신'이라는 물질이 혈관을 타고 지방 조직으로 이동해 백색지방인 내장지방을 어느 정도 갈색지방으로 바꿔 몸속 불필요한 지방을 다소 태운다. 그래서 운동을 하면 내장지방 자체가 기본적으로 빠지기도 하지만, 커진 허벅지 근육이 별도로 또 내장지방을 줄여주기도 한다.

혈액 내 포도당이 넘치는 경우 허벅지 근육이 이를 흡수하고 저장해 혈액 내 포도당 농도를 낮춘다. 평소 운동으로 허벅지 근육을 키워놓으면 한 번 운동할 때마다 이 근육이 포도당을 쭉쭉 빨아들이는 효과가 매우 커진다. (허벅지를 포함한 모든) 근육이 많으면 에너지 소모가 활발하게 이루어지기 때문에 혈액 속에 당이 넘치지 않으며, 중성지방과 콜레스테롤이 장기에 쌓이는 것을 막아준다.

보통 남성의 경우 근육량은 충분한데 내장지방이 너무 많아 당뇨병이 되는 경우가 흔하다. 이런 경우는 지방을 집중적으로 빼야 한다. 반면 여성은 내장지방은 그다지 많지 않지만, 허벅지 근육량이 너무 적어 당뇨병이 되는 경우가 많다. 이를 마른 비만이라고 하는데 이런 경우에는 근육량을 늘리기 위해 하체 운동을 많이 하는 것이 당뇨병에서 탈출하는 방법이다.

지방을 10kg 빼는 게 어려울까, 아니면 근육을 1kg 늘리는 게 더 어려울까? 지방을 10kg 빼는 것은 열심히 하면 1개월 안에도 가능하다. 하지만 근육을 1kg 늘리는 것은 건강한 젊은 남성조차 단기간에는 불가능하다. 특히 남성 호르몬의 도움을 받을 수 없고 고령인 여성은 근육량을 1년에 1kg 늘리는 것도 쉽지 않다. 1kg 늘리는 데에 3~4년이 걸릴 수도 있다. 심지어 정체기도 있고, 근 손실도 생긴다. 그래서 평생 도달하지 못할 수도 있다. 근육량을 늘리는 것은 지방을 빼는 것보다 열 배 이상 어렵다.

당뇨병이 있다고 굶어버리면 어떻게 될까? 두말할 것도 없이 살이 빠지고 당이 떨어진다. 하지만 앞에서 국가 경제에 비유한 개념을 떠올려보자. 물가가 높아졌다고 해서 기업이 공장 가동을 중단시키고, 그렇게 나라 전체가 빈곤해지면서 물가가 내려가는 것은 진정한 해결책이 아니다. 혈당에 약간 문제가 생기면 다소 당이 상승할 것을 참작하고라도, 탄수화물과 단백질 섭취를 늘리고 운동을 열심히 해 근육의 크기를 키움으로써 악순환의 고리를 끊어야 한다.

근육량을 늘리기 위해 불가피하게 잘 먹어서 당이 오르면 그때는 임시로 당뇨병약으로 조절하면 된다. 물론 운동량이 충분하면 그런 상황조차 잘 생기지 않는다. 근육이 커지면 인슐린 감수성이 좋아지고 내장지방도 줄어들어 당이 안정화되는데, 그때 서서히 약을 끊고 당뇨병에서 탈출하면 된다. 그렇지 않고 그냥 굶어버리거나 탄수화물을 끊어버리면 근육이 더 약해지면서 인슐린 저항성이 더 높아져 완전히 헤어나올 수 없는 수렁에 빠지게 된다. 보통 근육을 늘리는 데에 단백질만 있으면 되지 않느냐고 생각하기 쉬운데, 탄수화물 섭취는 근육 생성에 필수다. 물론 내장지방이 늘 정도로 엄청나게 많이 먹으라는 것은 절대 아니다. 어느 정도는 먹어줘야 한다는 것이다.

운동은 어느 시간대에 하는 것이 가장 좋을까? 정답은 저녁 식사 후 30분이 가장 좋다. 물론 이때 운동하면 가장 좋겠지만, 그냥 아침이든 점심이든 하루 중 자신의 생활 여건이 될 때 언제라도 하면 좋다. 저녁 시간이 안 된다고 운동을 하지 않는 것은 운동할 마음이 없는 사람의 핑계에 불과하다. 운동에 있어서 시간대보다 더 중요한 것은 운동하는 것 그 자체다.

저녁 식사 후 30분 기다릴 시간이 없을 때는 바로 나가서 천천히 걷기부터 시작한 뒤 어느 정도 소화가 되면 서서히 강도 높은 운동으로 바꾼다. 하지만 당뇨 자율신경병증으로 인한 위 마비로 소화 기능이 매우 떨어져 있는 고령의 환자는 충분히 시간을 갖고 소화가 충분히 된 뒤에 운동하는 것이 좋다.

✚ 유산소운동과 웨이트 트레이닝

운동이라는 영양제는 과량 복용하면 할수록 효과가 좋다. 운동하면 체중이 감소하면서 당화혈색소가 감소하기도 하지만, 운동으로 살이 빠지지 않아도 당화혈색소는 감소한다. 당뇨병 운동 중 '유산소운동'과 '근력운동(웨이트 트레이닝)'을 설명할 텐데, 유산소운동은 달리기처럼 시간을 가지고 일정 강도로 지속하며 숨이 차도록 하는 운동을 말하고, 근력운동은 역기를 들어 올리는 것처럼 한 번에 큰 힘을 주는 저항운동을 말한다.

고혈압에는 유산소운동이 핵심이고 근력운동이 보조 개념이지만(뒤의 '고혈압 환자의 운동법' 참고), 당뇨병 운동에서는 유산소운동과 근력운동이 거의 대등하게 중요하다. 유산소운동은 내장지방을 줄이는 역할을 하고 근력운동은 근육량을 늘리는 게 주된 역할인데, 앞서 말한 것처럼 이 두 가지의 균형이 무너지는 것이 당뇨병이므로 둘 다 매우 중요하다. 실제로 2021년 당뇨병 지침에도 "저항운동도 유산소운동과 '동일한' 정도로 인슐린 민감성을 개선한다. 저항운동이 유산소운동보다 심장허혈이나 뇌졸중의 위험을 높이는 것은 아니므로, 중년이나 고령의 당뇨병 환자에게서도 권고될 수 있다. 또한 유산소운동과 저항운동을 함께하는 경우 혈당 조절 면에서 추가적인 효과가 있다"라고 명시되어 있다.

유산소운동은 중강도 운동이면 1주일에 150분 정도 하면 되고, 고강도 운동이면 1주일에 90분 이상 할 것을 권한다. 그리고 무엇보다 운동을 1주일에 최소 3일은 해야 한다. 1주일 동안 딱 하루만 150분 운동하고 나머지 6일은 쉬면 안 된다는 뜻이다(주로 등산이 여기에 해당한다). 그리고 연속해서 2일 이상 쉬면 안 된다. 운동으로 인한 당 조절 효과가 평균 48시간까지 지속되기 때문이다.

대한비만학회 홈페이지에 운동의 강도를 분류해놓은 것이 있다. 중강도에 해당하는 운동은 빠른 속도로 걷기, 사이클, 에어로빅, 탁구, 배드민턴 등이다. 고강도의 운동은 달리기, 축구, 계단 오르기, 등산, 농구 등이다.

중강도 기준으로 주 150분 운동을 한다고 해보자. 예를 들어 배드민턴을 30분씩 1주일에 5일 치면 당뇨병 환자 진료지침에 맞는 제대로 된 운동이다. 또는 달리기를 하루에 30분씩 주 3일 하면, 이 또한 당뇨병 진료지침에 부합한다. 여기서 우선으로 추천하고 싶은 운동은 '빠르게 걷기'와 '계단 오르기'다. 사실 처음부터 달리기를 하기가 어려워서 걷기를 권하는 것일 뿐 심폐기능이 충분하다면 달리기를 하는 게 더 좋다.

유산소운동이든 저항운동이든 항상 강도를 점진적으로 늘리는 것이 중요하다. 언제까지나 빨리 걷기만 하면 안 되고, 서서히 달리는 쪽으로 넘어가야 한다. 우선 하루 30분 운동을 10분씩 세 단계로 나누어 한 단계(10분)마다 9분 걷고 1분 뛰고를 반복하는 것도 좋은 방법이다. 이렇게 1주일을 하면 2주 차에는 반드시 한 단계마다 8분 걷고 2분을 뛸 수가 있다. 3주 차에는 7분 걷고 3분 뛰고, 4주 차에는 6분 걷고 4분 뛰고… 이렇게 10주를 하면 단 2개월 반 만에 30분을 쉬지 않고 달리는 자신을 발견할 수 있을 것이다.

근력운동은 저항운동으로 근육량을 늘리는 운동이다. 헬스장에서 기구를 가지고 하는 모든 운동을 상상하면 된다. 종류는 무궁무진한데 대표적인 '3대 운동'이 있다. 스쾃(squat), 데드리프트(dead lift), 벤치프레스(bench press)다. 세 가지도 어려우니 하나만 꼽아달라고 한다면 단연 스쾃이다.

스쾃의 기본은 양발을 좌우로 벌리고 서서 발바닥을 바닥에 밀착한 채 등을 펴고 무릎을 구부렸다 폈다 하는 동작이다. 맨몸 스쾃부터 시

스캇 기본 동작

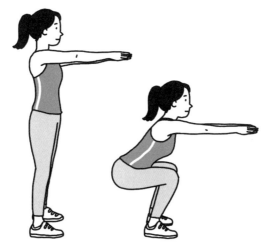

① 양발을 좌우로 벌리고 서서 발바닥을 바닥에 밀착한 채 등을 편다.
② 몸을 곧게 세우고 무릎을 직각으로 구부렸다 일어난다.

작해 역기를 드는 것까지 자신의 조건과 난이도에 맞춰서 하면 된다.

근력이 정말 심각하게 많이 떨어지는 환자들은 맨몸 스콰트도 어려울 수 있다. 그럴 땐 더 쉬운 단계부터 차근히 시작해야 한다. 1단계는 의자를 놓고 그 의자에 앉았다가 손으로 무릎을 짚고 일어나기를 반복하는 것이다. 여기서 주의할 점은 상체가 앞으로 쏠린 채 일어나면 운동이 제대로 되지 않으므로, 손으로 무릎을 지지하더라도 몸은 곧게 세우려고 노력해야 한다. 10회씩 하루에 3세트 정도 하다가 점차 횟수를 늘려 100회, 즉 20회씩 5세트를 할 수 있으면 2단계로 넘어간다.

2단계는 1단계와 똑같이 하지만 대신 무릎에서 손을 완전히 떼고 한다. 2단계는 횟수를 점차 늘려 한 번에 20회씩 5세트 해서 하루 100개를 하게 되면 3단계로 넘어간다.

3단계는 2단계와 같지만 대신 의자 없이 하는 맨몸 스쾃이다. 역시 몸이 앞으로 쏠리거나 뒤로 넘어가면 안 된다. 20회씩 5세트, 총 100개를 채울 수 있으면 사실상 맨몸으로 할 수 있는 범위를 넘어섰다고 보면 된다. 여기서부터는 헬스장에 가서 역기를 들어야 한다. 하지만 굳이 집에서 운동하겠다면 4단계가 있긴 있다.

4단계는 3단계와 같지만 몸을 일으킬 때마다 점프를 해주는 점프 스쾃이다. 점프 스쾃조차 하루에 100개를 할 수 있으면 이제는 반드시 헬스장에 가서 역기를 들고 하는 중량 스쾃을 해야 한다. 계속 같은 강도를 지속하는 것은 효율이 매우 떨어지며 큰 도움이 되지 않는다.

저항운동은 몇 번을 하는 것이 가장 효율적일까? 여기서 '최대 반복 수(Repetition Max, 이하 RM)'라는 개념을 알아야 한다. 근육량을 늘리기 위해 운동할 때는 최대 10회 들 수 있는 무게(=10RM)를 드는 것이 좋다. 물론 이것은 일반적인 기준이므로 개인마다 다를 수 있고, 더 적은 무게를 수십 회 하는 것이 더 효과적이라는 의견도 있다.

10RM은 최대한의 힘으로 시도했을 때 10회까지만 반복할 수 있는 무게라는 뜻이다. 예를 들어 내가 30kg짜리 역기를 들고 스쾃을 최대 10회까지 할 수 있다면 나의 '스쾃 10RM'은 30kg이 되는 것이다. 이렇게 운동마다 10RM을 찾아서 하다가 점점 익숙해져서 15~20개까지도 할 수 있게 되면 무게를 40kg으로 올려 10회를 한다. 그러면 이때 나의 10RM은 40kg으로 늘어난 것이다. 이렇게 점진적으로 무게를 증량해 나간다. 이때 여성이나 노인은 15RM 정도가 더 안전하다. 15RM 무게

트라이앵글 스콰트 동작

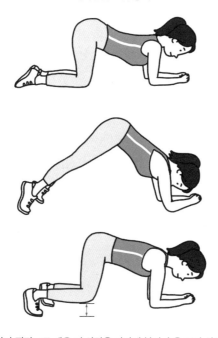

① 무릎을 바닥과 직각으로 세운 뒤 양팔을 바닥에 붙여 손을 모아 상체를 숙인다.
② 양쪽 발끝을 들어 올리며 무릎을 편다.
③ 무릎을 바닥에 닿지 않을 만큼 내리고 살짝 뜬 상태로 힘을 주고 5초간 유지한다.

를 찾아서 하고, 그 무게를 20회 이상 들 수 있으면 그때 또 무게를 늘려나간다.

고령의 당뇨병 환자 중 무릎이 안 좋은 분들이 많은데, 그렇더라도 운동을 포기하면 안 된다. 유산소운동으로는 고정 자전거 타기, 스테퍼, 계단 오르기 등이 의외로 무릎에 부담이 적다. 상체운동은 무릎과 상관없이 자유롭게 할 수 있으므로 수영, 벤치프레스, 풀업(턱걸이) 등을 적극적으로 한다. 하체 운동, 심지어 스콰트도 가능한 방법이 있는데, 바로 트라이앵글 스쾃이다. 트라이앵글 스쾃은 심지어 무릎 수술을 받은 사람도 할 수 있다.

먼저 무릎을 바닥과 $90°$로 만든 뒤 상체를 앞으로 숙이면서 양팔을 바닥에 붙여 손을 모아준다. 그다음 양쪽 발끝을 들어 올리면서 무릎을 편다. 그런 뒤 무릎을 바닥에 닿지 않을 정도까지 내리고 살짝 떠 있는 상태로 힘을 주고 5초간 유지한다. 이 버티는 부분에서 운동이 되는 것이다. 그리고 다시 무릎을 펴면서 엉덩이를 든다. 여기까지가 한 동작이다. 이렇게 무릎을 폈을 때 삼각형 모양이 된다고 해서 트라이앵글 스쾃이라고 한다. 자신의 컨디션과 근력 등을 고려하여 나에게 맞는 운동법을 찾아 꾸준히 실천하면 그 어떤 영양제보다 좋은 효과를 얻을 수 있을 것이다.

세 줄 요약

❶ 당뇨병 환자에게 운동은 당을 낮추고, 당뇨병 전단계 환자들의 당뇨병 진행을 막아주며, 췌장 보호 기능이 있어서 인슐린 분비량을 낮추고 감수성을 높여준다. 이상지질혈증과 고혈압 개선 효과도 있으며, 특히 심장 보호 효과가 있어 심혈관 질환 예방에 아주 탁월하므로 모든 당뇨병 환자는 반드시 운동해야 한다.

❷ 모든 당뇨병 환자는 중강도 이상의 유산소운동을 1주일에 3일 이상, 150분 이상 한다.

❸ 금기 사항이 없다면 1주일에 2회 이상 저항운동을 시행한다.

의사가 알려주는
올바른 운동법과 마음가짐

걷는 것도 운동이 되는지 궁금해하는 사람들이 많다. 물론 '빠르게 걷기'는 1순위로 추천할 정도로 당뇨병 환자에게 좋은 운동이다. 하지만 일상에서 그냥 걷는 행위는 그다지 좋은 운동은 아니다. 여성에게는 효과가 없지만, 남성에게는 일상의 걷기가 당 조절에 효과가 있다는 논문이 있기는 하다.[30] 하지만 일반적으로 일상의 걷기보다는 시간을 내서 빠르게 걷기를 하거나 아예 본격적으로 달리는 것이 좋다.

✚ 걷기, 계단 오르기, HIIT,

걷기는 1만 보 정도는 걸어야 효과가 있으므로 생활 속에서 5,000보 정도 걷는다면 추가로 최소 5,000보 정도를 더 걸어야 한다. 걷기를 할 때는 시속 5km 이상의 속도로 가슴을 펴고 팔을 흔들면서 율동적으로 걷는다. 그리고 자신의 심박수의 65% 이상 최소 한 번에 20~30분 정도 연속으로 걷고, 발뒤꿈치부터 지면에 닿도록 걷는 것이 좋으며, 가능하면 식후 30분에 걷는다.

요가나 태극권 같은 저강도 운동이 혈당을 떨어뜨릴 수 있다는 의견도 있지만, 아직 그 여부에 대해서는 입증된 바가 없다. 그래서 유산소운동, 저항운동과 함께 요가를 병행한다면 그건 괜찮지만, 요가만 단독으로 하는 것은 추천하지 않는다.

반면 계단 오르기는 당뇨병 환자에게 정말 좋은 운동이다. 이 계단 오르기는 유산소운동이면서 근력운동이기도 하다. 평지를 걸을 때보다 에너지도 훨씬 많이 사용하고, 허벅지 근육도 강화한다. 대신에 관절염이 있는 분들은 반드시 주치의와 상의한 뒤 해야 한다. 계단 오르기의 좋은 점은 어디에서든 손쉽게 할 수 있고, 날씨에도 영향을 안 받는다는 것이다. 단 계단은 올라가는 것만 하고 내려올 때는 무릎에 무리가 갈 수 있으므로 반드시 엘리베이터를 이용하도록 한다. 운동량은 하루에 최소 50층 이상 오르는 것을 권한다. 가령 10층 걸어 올라갔다가 엘리베이터를 타고 내려와서 다시 10층 걸어 올라가는 식으로 5회 반복하는 것이다.

그다음 HIIT(High-Intensity Interval Training)라는 운동이 있다. '고강도 인터벌 운동'이라는 뜻이다. 크로스핏이라고 들어본 사람도 있을 텐데 이것이 바로 HIIT의 한 종류다. 운동의 끝판왕이라 할 수 있으며, 체중감량, 심폐기능, 당뇨병 예방 효과 모두에서 가장 뛰어난 운동으로 알려져 있다. 예를 들면 여러 가지 동작의 운동을 한 동작마다 45초 하고 15초 쉬면서 순서대로 반복하는 방식이다.

HIIT는 유산소운동과 근력운동이 복합된 초고강도 운동이기 때문에 15분만 해도 1시간 이상의 유산소운동 효과가 있지만, 대신에 운동 후 4시간 동안 힘들다고 한다. 너무 힘든 운동이라 보통은 다른 운동으로 충분히 체력을 다진 다음 낮은 강도의 HIIT부터 시작하는 게 좋다.

✚ 운동 후 문제 상황과 합병증

운동하다 보면 혈당과 관련해 문제 상황이 생길 수 있다. 단기 저혈당, 단기 고혈당, 중기 저혈당, 중기 고혈당 이렇게 네 가지다. 단기는 운동 직후 30분 이내를 말하고, 중기는 운동 후 8~16시간 이내를 말한다.

단기 저혈당은 당을 떨어뜨리려고 운동을 하는 것인 만큼 어찌 보면 당연한 상황일 수 있지만, 그래도 위험하므로 예방법을 잘 숙지하고 있어야 한다. 단기 고혈당은 운동한 뒤 혈당이 도리어 오르는 것을 말하는데 위험하다기보다는 좀 억울한 상황이다. 운동 중에는 근육이 굉장한 속도로 당을 흡수하므로 간도 그에 맞춰 당을 빠르게 꺼내주게 되어 있고, 운동이 끝나 근육이 당을 흡수하던 것을 딱 멈추면 간도 당을 꺼내주던 것을 같이 멈춰야 한다. 그런데 비만이나 인슐린 저항성, 지방간이 있는 경우는 간이 늦게 멈출 수 있다. 그래서 일시적으로 고혈당이 올 수 있다. 이런 상황은 당뇨병이 호전되면 결국 괜찮아지므로 당황하거나 너무 억울해하지 말고 꾸준히 운동하면 된다.

중기 저혈당은 운동하고 그날 밤이나 다음 날 아침에 저혈당이 오는 경우다. 근육이 당을 흡수하는 효과가 운동이 끝난 이후 길게는 48시간까지 지속할 수 있어서 10시간 이내로는 저혈당이 올 수 있다. 음주나 당뇨약을 복용하는 경우에 주로 나타난다. 중기 고혈당은 운동한 다음

날에 혈당이 더 올라가는 경우다. 근육이나 지방이 너무 많거나 무산소 운동을 과도하게 했을 때 나타날 수 있다.

당뇨병 환자들이 운동 중 위험해질 수 있는 상황이 저혈당과 케톤산증, 탈수, 이 세 가지 정도를 꼽을 수 있다. 따라서 운동 전 항상 혈당을 체크해 100mg/dl 이하면 꿀이나 주스, 사탕, 요구르트 등을 30g 정도 섭취하고 당이 오른 뒤에 운동을 시작한다. 혈당이 100~250mg/dl 이면 운동하기 딱 좋은 상태다. 혈당이 250mg/dl 이상일 때는 오히려 무리한 운동은 피하는 게 좋다. 케톤산증 때문인데, 병원에서 소변 검사를 통해 내가 당이 많이 오르거나 운동할 때 케톤이 많이 나오는 체질인지 확인할 수 있다. 케톤뇨증이 있는 사람이라면 250mg/dl 이상일 때 운동을 피하고, 케톤산증이 없더라도 300mg/dl가 넘으면 무리한 운동은 안 하는 게 좋다.

운동 중에는 가능한 한 30분마다 혈당을 측정해 70mg/dl 이하거나 저혈당 증상이 생기면 즉시 운동을 멈추고 과일주스나 사탕, 요구르트 등을 섭취해야 한다. 그 후 혈당을 다시 측정해 70mg/dl 이상이 될 때까지 당을 섭취해준다. 그렇게 해서 혈당이 70mg/dl 이상으로 오르면 그날은 운동을 접고 바로 집으로 가서 휴식을 취한다. 운동이 끝난 뒤에도 중기 저혈당이 올 수 있으므로 취침 중 저혈당이 예측되거나, 운동이 매우 힘들었다면 천천히 흡수될 수 있는 그래놀라 등의 '영양 바'를 먹고 자는 게 좋다. 그리고 가능하면 4시간마다 혈당을 측정한다. 모든 당뇨병 환자는 고혈압과 마찬가지로 운동 전 반드시 확인해야 할 몇 가지 사항이 있다. 305쪽에 제시된 '고혈압 환자가 운동하기 전에 확인해야 할 일곱 가지 사항'을 참고하기 바란다. 이 중 하나라도 문제가 되면 주치의와 먼저 충분히 상담하고 운동해야 한다.

대혈관 합병증(중풍, 심근경색)이 있는 사람은 운동 전에 심혈관 쪽으로 검사하고 주치의와 상담한 뒤 운동해야 하지만, 무증상 당뇨병 환자라면 굳이 심장 문제까지 검사하고 운동할 필요는 없다. 망막병증이 매우 심할 때는 (그 좋은 운동을 할 수 없어서) 안타깝지만 아주 가벼운 운동만 하는 게 좋다.

말초신경병증은 중등도의 걷기 정도는 괜찮고, 급성궤양이 없는 경우에는 체중 부하 운동도 괜찮다. 발에 궤양이 있거나 검사상 말초신경병증이 심할 때만 저항운동을 자제하고 가벼운 운동 위주로 하면 된다.

자율신경병증, 즉 위 마비, (당뇨병으로 인한) 기립성저혈압 등이 있거나 병원에서 자율신경병증으로 진단받았다면 심혈관 합병증 위험도가 올라가기 때문에 심장 질환에 대한 정밀검사를 받고 주치의와 상의한 뒤 운동을 시작하도록 한다. 당뇨병성신증의 경우는 주치의가 크게 문제가 없다고 하면 운동을 적극적으로 하는 게 좋다.

그리고 운동 후 단백질 보충제를 먹는 것에 대해 궁금해하는 분들이 많다. 기본적으로 단백질 섭취량을 권장량 내로 먹고 있고 당뇨병성신증이 심하지 않다면 순수 유청 단백질 단일 제품을 하루에 한 컵 정도 먹는 것은 큰 문제가 없다. 대신 신장 질환이 있거나 단백질을 이미 많이 먹고 있다면 반드시 주치의와 상담하도록 한다. 하지만 가능하면 보충제보다는 닭가슴살이나 달걀흰자 같은 음식을 통해 단백질을 섭취하는 게 좋다.

➕ 나는 왜 운동을 안 할까

마지막으로 당뇨병 환자들이 운동하지 않는 근본적인 이유에 대해 알아보자. 첫 번째 이유는 '몸이 좋지 않아서'다. 나이가 많아서, 질병이 있어서, 무릎이 안 좋아서, 근력이 약해서 등 몸이 좋지 않다는 이유로 운동을 하지 않는다. 그런데 우리나라만 보더라도 고령의 보디빌더들이 아주 많다. 60~70대는 물론이고 80대 할아버지도 있고, 할머니 보디빌더도 있다. 심지어 위암으로 위 전체를 절제한 상태로도 운동하는 (내가 개인적으로 존경하는) 보디빌더도 있다.

두 번째 이유는 사회생활 때문에 못한다는 변명(?)이다. 그런데 과연 사회생활 때문에 운동을 못하는 게 맞을까? 나의 경우 회식한 날에는 운동하고 싶어 택시를 타지 않고 집까지 걸어갈 때도 많았다. 술도 깨고 운동도 되어서 아주 좋다. 물론 요즘은 여러 가지 위험 요소도 있어서 적극적으로 권하진 않지만, 그 정도로 운동하려는 마음이 있다면 얼마든지 할 수 있다는 말이다. 정말 운동하고 싶은데 회식 때문에 못하는 것인지, 회식을 핑계로 운동을 안 하고 싶은 것인지 잘 생각해보기 바란다.

세 번째 이유는 (특히 여성들이) 근육이 너무 많아질까 봐, 우락부락해질까 봐 걱정이라는 것이다. 그런데 과연 그럴까? 근력운동을 정말 많이 하는 여성 연예인들을 보면 그렇지 않다는 걸 쉽게 알 수 있다. 복싱으로 유명한 분, 피겨 선수 등 근력운동에 매진하며 거의 헬스장에 살다시피 하는 사람들을 보라. 이분들이 우락부락해 보이는가? 우락부락해지기는 정말로 어렵다. 그만큼 근육이 쉽게 생기지 않기 때문이다.

1년에 1㎏ 늘리기도 쉽지 않다. 운동을 해보면 오히려 근육이 안 늘어 고민일 것이다. 그리고 고령으로 갈수록 근 손실이 일어난다. 근육이 너무 커질까 봐 고민이라는 건, 너무 질릴까 봐 바닷가재 안 먹을래 하는 것과 같은 느낌이다. 실상은 현재의 근육량을 그대로 유지하기조차 쉽지 않다.

네 번째 이유는 세상에 운동보다 재미있는 게 너무 많기 때문이라고 한다. 사실 맞는 말이다. 그런데 우리가 공부할 때를 한번 생각해보자. 사실 세상에 모든 것은 공부보다 재미있다. 공부할 때는 평소 관심도 없던 방 청소도 재미있고, 부모님 일 도와드리는 것도 재미있고, 세상에서 제일 재미없는 다큐멘터리를 봐도 재미있다. 그런데도 우리는 공부를 한다. 재미로 하는 게 아니라 시험도 잘 보고, 좋은 대학도 가고, 원하는 직장에도 들어가고, 꿈도 이루기 위해서다.

운동도 똑같다. 운동도 (물론 재미있는 사람도 많긴 하지만) 재미있으려고 하는 게 아니라 살을 빼고, 근육을 단련하고, 당뇨병도 치료하고, 최종적으로는 내 몸을 건강하게 하려고 하는 것이다. 꿈을 이루는 데에 가치를 두고 공부를 하다 보면 성적이 오르고, 성적이 오르면 성취감에 기분이 좋아져 더 열심히 공부하게 된다. 그러다 보면 원하는 대학에도 가고, 좋은 직장에도 들어가고, 자신의 꿈도 이룰 수 있다. 운동도 똑같다. 건강해지는 데에 가치를 두고 운동하다 보면 살이 빠지고 근육이 늘어나면서 성취감을 느껴 더 열심히 하게 된다. 그러면서 최종적으로 건강해진다.

게다가 운동은 공부에 비하면 그래도 훨씬 할 만하다. 두 가지 이유가 있는데 첫째, 집중력이 낮거나 공부하는 방법이 잘못된 사람은 아무리 공부를 열심히 해도 효율이 전혀 없지만, '몸은 거짓말을 하지 않는다'라는 말처럼 운동은 약간의 효율 차이는 있을지언정 웬만하면 운동한 만큼 결과가 나타난다. 둘째, 공부와 달리 운동은 하면 할수록 재미가 생겨 심지어 중독되기도 한다.

러너스 하이(runner's high)라고 해서 30분 이상 달리다 보면 뇌에서 엔도르핀(endorphin)이라는 호르몬이 나와 고통이 사라지고 오히려 상쾌해지는 순간이 찾아온다. 그것을 탐닉하고자 운동을 계속하게 되는데, 그렇게 되면 온종일 운동 생각만 날 정도로 중독이 된다. 마약 중독, 도박 중독, 알코올 중독, 니코틴 중독, 운동 중독 중에 유일하게 착한 중독은 운동 중독뿐이다.

운동하지 않는 다섯 번째 이유는 시간이 없다는 것이다. 나는 평소 '의사란 모름지기 환자들의 고충을 공감하는 직업'이라고 생각해 최대한 그 사람의 처지에서 생각하고 공감하려고 노력한다. 그런데 시간이 없어서 운동을 못한다는 말만큼은 참으로 공감하기 어렵다. 돈, 체력, 직업 등 여러 조건은 모두 공평하게 주어지지 않지만, 하루 24시간은 누구에게나 공평하다. 술 마실 시간, 누워서 스마트폰 볼 시간, 야식 먹을 시간, TV 시청할 시간은 있으면서 운동할 시간이 없다는 것은 좀처럼 공감하기 힘들다. 좋아하면 어떻게든 시간을 쥐어짜서라도 하게 되어 있다. 하고자 하는 사람은 방법을 찾고, 하기 싫은 사람은 핑계를 찾는다. 운동은 시간이 '나서' 하는 게 아니라 시간을 '내서' 하는 것이다. 지금 이 책을 덮고 당장 30분 걷기라도 하러 나가자!

❶ 당뇨병 환자에게 빠르게 걷기는 매우 좋은 운동이지만 일상의 걷기는 큰 도움이 되지 못한다. 고강도 인터벌 운동은 매우 효과적이지만 쉽게 따라하기 어려우므로 낮은 강도부터 시작한다.

❷ 운동 전 반드시 주치의와 상의해야 하며, 저혈당과 합병증에 따른 주의사항을 숙지해야 한다.

❸ 운동은 시간이 '나서' 하는 게 아니라 시간을 '내서' 하는 것이다. 지금 이 책을 덮고 당장 30분 걷기라도 하러 나가자!

고혈압 환자의
운동법

고혈압 환자가 운동하면 직접 혈압이 떨어진다. 또한 심폐기능이 개선되고 체중도 줄어든다. 그리고 이상지질혈증도 개선되는데 특히 HDL-콜레스테롤이 상승한다. 심지어 스트레스 해소에도 더없이 좋다.

✚ 유산소운동과 근력운동

자세한 운동 방법은 앞에서 설명한 당뇨병의 운동법을 참고하면 되는데, 당뇨병이나 여타 다른 대사 질환과 비교해 고혈압 환자 운동법의 특징이라면 유산소운동을 메인으로 해야 한다는 것이다.

속보, 조깅, 자전거 타기, 수영, 줄넘기, 에어로빅, 체조 등을 유산소운동이라고 하는데, 고혈압 환자는 이런 유산소운동을 메인으로 하고, 중량운동(웨이트, 무산소운동 등)을 보조적인 느낌으로 해야 한다. 유산소운동은 혈압도 낮춰주지만, 심폐기능을 개선해 비고혈압인의 고혈압 발생 위험도도 낮춰준다.

운동은 중강도로 하라고 되어 있는데, 여기서 중강도 운동은 자신의 최대심박수의 60~80%에 이르는 강도를 말한다.

만약 스마트워치 같은 게 있어서 심박수를 잴 수 있다면, 220에서 본인 나이를 뺀 숫자(최대심박수)에 0.7을 곱한 정도를 목표로 삼고 운동의 강도를 정하는 게 바람직하다.

예를 들어 나이가 50세인 분은 (220-50)×0.7=119이므로 스스로 빠른 걸음이나 달리기를 해보면서 맥박이 120회까지 도달하는 강도의 운동을 하면 된다. 그러나 심박수를 낮추는 베타차단제 같은 심장약 계열의 혈압약을 복용하는 심혈관 질환자는 최대심박수 공식을 적용해 운동하면 안 된다. 이런 환자들은 최대 운동 시 심박수 증가가 현저하지 않기 때문에 주의가 필요하다.

빈도는 1주일에 5~7회 정도 규칙적으로 실시한다. 여기서 주 7회보다는 6회가 더 건강하다는 의견도 있다. 처음 시작할 때는 10~20분 정도로 하다가 점점 늘려 30~60분 정도 지속하는 게 좋고, 주 단위로는 90~150분 이상 운동하는 게 좋다. 1주 통틀어 2시간 정도인 셈인데, 이것을 주말에 등산 2시간 하는 것으로 퉁치면 안 된다. 앞서 말한 대로 빈도는 주 5~7회로 하고, 3일 연속 쉬는 날이 없어야 한다. 고혈압 환자는 특히 운동 전후에 5분가량 준비운동과 정리운동을 하는 것이 심장마비나 기립성저혈압 예방에 좋다.

고혈압이 있을 때 근력운동(혹은 스트렝스, 중량운동, 무산소운동, 고강도 운동 등)을 해도 되냐고 물어보시는 분들이 정말 많다. 물론 혈압이 조절되지 않는 고혈압 환자들은 과도하게 운동하면 안 되지만, 거의 정상

언저리에서 조절되는 분들은 스트렝스 훈련도 유산소운동처럼 고혈압에 도움이 된다. (물론 유산소운동이 고혈압에 훨씬 더 좋긴 하다.) 아령(덤벨) 등 근력 기구를 이용한 등장성 근력운동이나 악력기 등을 이용한 등척성 악력운동(꽉 쥐고 버티는 운동)은 혈압 감소 효과뿐 아니라 대사적 요인들을 호전시킨다. 또 근력을 강화하기 때문에 1주일에 2~3회 시행하도록 권한다.

등척성 악력운동은 악력계 등을 이용해 최대로 쥘 수 있는 무게를 먼저 측정한다. 최대 측정된 무게의 3분의 1 정도의 강도로 2분 동안 악력 상태로 쥐고 있다가 1분 휴식하는 방법을 4회 정도 실시하며, 1주일에 3일 정도 하는 것이 좋다.

다만 이런 등장성, 등척성 등의 스트렝스 훈련은 일시적으로 혈압이 많이 올라가기 때문에 혈압약을 안 먹었다거나 조절이 안 된 날은 피하는 게 좋다. 칼슘통로차단제나 베타차단제 계열의 기립성저혈압을 유발할 수 있는 약물을 복용하는 경우에는 마지막에 정리운동을 하지 않으면 운동이 끝난 직후 심한 기립성저혈압이 발생할 수 있으므로 주의해야 한다.

✚ 과한 운동은 금물

대부분은 운동을 너무 안 해서 문제겠지만, 운동을 너무 과하게 하는 것도 사실은 좋지 않다. 매우 많은 사람이 (심지어 선수조차도) 마라톤을 하다가 심장마비로 죽는다는 사실을 잊지 말자. 물론 합병증이 없는 대부분의 고혈압 환자는 사전에 특별한 검사를 받지 않아도 안전하게 운동량을 증가시킬 수 있다. 그러나 심장병 과거력, 가슴 통증, 어지러움, 심한 운동을 해본 적이 없는 65세 이상의 환자나 위험인자가 있는 환자는 운동을 시작하기 전에 전문의를 통해 운동부하 검사 등의 정밀검사를 하고 그 결과를 평가한 다음 프로그램에 따라 시행하는 것이 안전하다.

아래 일곱 가지 문항에 체크하고 이 중 하나라도 해당이 된다면, 관상동맥 질환 여부를 평가한 후 주치의와 상담한 뒤 격렬한 신체활동을 해도 되는지 결정하도록 한다. 만약 운동 중 또는 후에 흉통이 발생하면 곧바로 응급의료센터를 방문해 심전도 검사를 포함한 진료를 받는 것이 좋다.

고혈압 환자가 운동하기 전에 확인해야 할 7가지 사항

1. 의사로부터 심장 질환이 있다고 들은 적이 있는가? (　　)

2. 자주 가슴에 통증을 느끼는가? (　　)

3. 현기증을 느끼거나 심하게 어지러운 적이 있는가? (　　)

4. 의사로부터 혈압이 높다는 이야기를 들은 적이 있는가? (　　)

5. 운동하면 심해지는 관절이나 뼈 질환이 있다고 의사로부터 들은 적이 있는가? (　　)

6. 위에는 없지만 운동하고 싶어도 못하는 다른 신체적 문제가 있는가? (　　)

7. 65세 이상이고 심한 운동을 해본 적이 없는가? (　　)

❶ 고혈압에는 유산소운동이 가장 효과적이다. 최대심박수의 70%를 목표로 주 5~7회, 주 90~150분 이상 유산소운동을 하도록 한다.

❷ 메인은 유산소운동이지만 근력운동도 도움이 된다. 아령(덤벨) 등 근력 기구를 이용한 등장성 근력운동이나 악력기를 이용한 등척성 악력운동은 혈압 감소 효과뿐 아니라 대사적 요인들을 호전시키고, 또 근력을 강화하기 때문에 1주일에 2~3회 시행하도록 권한다.

❸ 심혈관 질환 고위험군의 경우 관상동맥질환 여부를 평가한 후 격렬한 신체활동이 가능한지 상담해야 한다. 운동 중 또는 후에 흉통이 발생하면 곧바로 응급의료센터를 방문해 즉시 진료를 받는다.

고지혈증과
운동

이상지질혈증은 고중성지방혈증, 저HDL-콜레스테롤혈증, 고LDL-콜레스테롤혈증 세 가지를 포함하며, 운동은 이 세 가지 이상지질혈증 모두를 호전시킨다. 하지만 운동의 영향과 효과의 정도는 각각 조금씩 차이가 있다.

✚ 운동과 콜레스테롤의 관계

일반적으로 운동은 중성지방을 많이 낮추고, 총콜레스테롤과 LDL-콜레스테롤은 아주 약간 낮추며, HDL-콜레스테롤은 다소 높이는 효과가 있다.

그러나 운동을 해도 콜레스테롤(총콜레스테롤과 LDL-콜레스테롤)에 변화가 없다는 연구도 다소 있어 이에 대한 논란은 아직도 진행 중이다. 이는 대상자의 성별, 나이, 인종 및 지질 농도뿐만 아니라 운동의 종류, 양, 세기, 기간, 횟수 그리고 운동과 함께 생활습관 변화 여부와 체중 변화에 따라 다양한 결과가 나타나기 때문이다.

또한 운동이 혈압이나 혈당과 비교해 지질에 크게 영향을 주지 않기 때문이기도 하다.

일반적으로 유산소운동은 중성지방을 감소시키며, HDL-콜레스테롤을 증가시키는 경향이 있지만, LDL-콜레스테롤은 거의 변화가 미미하다. LDL-콜레스테롤에 대해서는 그 효과가 뚜렷하지 않지만, 운동요법이 심혈관계 질환을 예방한다는 것에는 논란이 없고, 애초에 콜레스테롤을 치료하는 이유 자체가 심혈관계 질환의 예방이므로 LDL이 높은 환자에게 운동요법은 역시 중요하다. 아이러니하게도 운동은 HDL이 낮거나 TG가 높은 사람보다 LDL이 높은 사람이 반드시 해야 한다. 전혀 LDL이 떨어지지 않더라도 말이다.

저항운동(근력운동, 중량운동, 웨이트운동)의 지질에 대한 효과는 논란이 있다. 이전 20여 개의 연구 결과에서 다양한 결과를 보였으며, 메타분석 연구에서도 통계 방법에 따라 다른 결과를 보임으로써 저항운동이 지질에 의미 있는 효과를 보인다는 증거는 부족하다. 하지만 인슐린 저항성을 개선하고, 근육량을 늘리고 근력을 강하게 함으로써 활동량을 늘릴 수 있고, 고령자에게는 일상생활의 수행 능력이 개선될 수 있으므로 유용할 수 있다.

중성지방과 운동: 중성지방은 우리 몸에 에너지로 쓰이는 지질이기 때문에 말 그대로 운동을 통해 에너지를 소모하면 원리상 중성지방은 떨어지게 되어 있다. 실제 많은 연구에서도 운동을 통해 중성지방이

감소한다는 긍정적인 연구가 많다. 단면 연구, 즉 운동하고 중성지방의 변화를 보는 임상(실험) 연구가 아닌, 그냥 운동량과 중성지방을 검사한 관찰연구에서는 활동량이 많거나 운동을 할 때 중성지방이 낮았다. 임상 연구에서는 연구마다 약간 다른 결과를 보였으나 메타분석에서 중성지방 감소가 관찰되었다. 운동은 세 가지 지질 중 중성지방을 감소시키는 효과가 가장 뚜렷하다. 이런 장기간의 효과뿐 아니라, 마치 혈당처럼 중성지방은 단 한 번의 운동만으로 매우 낮아지기도 한다. 물론 혈당처럼 환자들이 즉시 손가락을 찔러 확인할 순 없지만 실제로 병원에서 혈액 검사를 통해 운동하고 난 뒤 단 하루 만에 절반 가까이 떨어진 분들을 종종 경험한다.

LDL-콜레스테롤과 운동: 단면적 연구에서는 운동과 LDL-콜레스테롤 사이에 연관이 있었으나 추적 연구에서는 인종 및 성별에 따라 차이를 보였다. 즉 운동을 많이 하는 경우 확실히 LDL-콜레스테롤이 낮았으나 이것이 운동을 통해 떨어진 것인지, LDL-콜레스테롤이 낮은 사람들이 주로 운동을 즐겨 하는 것인지는 알 수 없다는 것이다. 임상 연구에서는 연구마다 약간 다른 결과를 보였으며, 메타분석에서도 LDL-콜레스테롤에 변화가 거의 없었다. 비록 LDL-콜레스테롤의 양적인 차이는 없으나 분획의 변화가 있다는 주장이 있다.

무슨 말인가 하면 심혈관 질환을 더 많이 유발하는 작고 조밀한 LDL-콜레스테롤 가설이 있는데, 운동이 LDL-콜레스테롤 수치에 변화를 주지는 못하지만, LDL-콜레스테롤 입자의 크기가 커져서 심혈관 질환 예방에 다소 도움이 될 수도 있다는 뜻이다. 미국 듀크대학교의 윌리엄 크라우스(William E. Kraus) 박사가 2002년 의학전문지《뉴잉글랜드 저널 오브 메디신》에 발표한 연구에 따르면, 8개월간 고운동량-고강도운동(주당 32km 조깅) 시 혈중 지질 변화를 저운동량-고/중강도운동 때와 비교했을 때, LDL-콜레스테롤과 HDL-콜레스테롤의 변화는 크지 않았지만 크기가 작고 밀도가 높은 LDL-콜레스테롤의 농도가 감소했다는 것이다.

어찌 되었든 운동을 통해 LDL-콜레스테롤의 의미 있는 감소를 기대하기 어려운 것은 사실이다. 내가 바로 산 증인이다. '운동하는 내과 의사'라고 자부할 만큼 운동에 매진하고 있지만, LDL-콜레스테롤이 높아 현재 스타틴 약을 먹고 있다. 그렇더라도 누누이 말했듯이 LDL이 높은 사람들은 반드시 운동해야 한다. LDL-콜레스테롤은 세 가지 지질 중 심혈관 질환의 가장 중요한 위험인자다. TG가 높거나 HDL이 낮은 사람보다 훨씬 더 심혈관 위험도가 높고, 따라서 LDL이 떨어지는 유무와 관계없이 반드시 운동해야 한다.

HDL-콜레스테롤과 운동: 단면적 연구에서 활동량이 많거나 운동을 하면 HDL-콜레스테롤이 높았다. 임상 연구에서는 각기 다른 결과를 보였으며 메타분석에서도 연관이 있다는 결과와 없다는 결과가 상존한다. 4장에서 설명했듯이 HDL을 높이는 것 자체가 매우 어렵고 심지어 딱히 약도 없다. 하지만 HDL-콜레스테롤을 가장 확실하게, 그리고 건강하게 조금이라도 늘릴 수 있는 방법이 그나마 운동이다.

심혈관 질환과 운동: 규칙적인 운동이 심혈관 질환의 위험을 감소시킨다는 것은 굳이 어떤 연구를 소개하지 않더라도 이미 세상 모두가 알고 있는 사실이다.

운동은 심혈관 질환의 1차 예방(심근경색 전력이 없는 사람이 심근경색에 걸리지 않게 예방하는 것)뿐만 아니라, 2차 예방(심근경색 전력이 있는 사람이 다시 재발하지 않게 예방하는 것)에도 중요한 필수적인 생활습관 치료지침이다.

운동은 지질 개선뿐 아니라, 혈압 안정, 인슐린 감수성 개선, 염증지표 감소, 체지방 감소, 심폐기능 강화, 심근(심장근육)의 기능을 개선하는 효과가 있다.

또한 운동을 통해 짧은 기간 '허혈과 재관류(피가 통했다 안 통했다)'를 반복하면 심장근육은 여기에 적응한다. 그러면 협심증 같은 병으로 인한 이후의 더 긴 기간의 허혈(피가 안 통함)에 대해 심근경색 크기가 감소하는 현상이 발생한다. 이를 심근의 '허혈성 전처치(ischemic pre-conditioning)'라고 한다.

운동은 이런 허혈성 전처치를 통해 심근경색을 예방하는 별도의 효과가 있다. 한마디로 말하면 운동하면 심장이 힘드니까 조금씩 단련되어 심근경색 같은 정말 힘든 상황이 되었을 때 그나마 잘 버틴다는 것이다.

그리고 운동은 혈관 내피세포 기능 개선, 심근 관류 개선, 항혈전 효과 등의 기능도 있어서 심혈관 질환 위험을 감소시키며, 심혈관 질환 사망률 및 전체 사망률을 감소시킨다는 보고가 있다.

이상지질혈증과 운동: 이상지질혈증만을 위한 어떤 특별한 운동 처방은 없으며, 일반적으로 심혈관 질환을 예방하는 것과 같은 방법으로 운동하면 된다. 중등도 강도로 주 5회 30분 이상, 또는 고강도로 주 3회 20분 이상 유산소운동을 권장한다.

운동 유형은 주로 대근육을 율동적으로 움직이는 빠르게 걷기, 자전거 같은 유산소운동이 좋다. 운동 빈도는 최대한 열량 소비를 위해 주 4~6일 정도 실시해야 하며, 운동 강도는 앞에서 설명한 것처럼 나이에 따른 최대심박수(=220-나이)의 55~75% 범위로 하는 것을 권한다(참고로 고혈압 환자에게는 60~80% 정도를 권하므로 거의 비슷하다).

심혈관 질환이 있는 환자는 반드시 운동부하 검사를 통해 정확한 강도를 설정하는 것이 좋다. 만약 운동부하 검사를 받지 않았을 경우, 약한 강도로 시작해 '약간 힘들다'라는 느낌이 들 정도로 운동을 유지하는 것이 좋다.

준비운동을 10분 정도 하되, 5분간 가벼운 스트레칭을 시작으로 5분간 가볍게 걷기까지가 준비운동이다. 그 후 본 운동으로 들어가 러닝머신(트레드밀) 같은 경우 30~60분 정도를 하면 된다. 만약 체중감량을 목표로 운동할 경우 50~60분까지 유지하는 것이 좋다(주당 2,000kcal 이상). 하루에 300kcal 이상 태우라는 말인데 정말 쉽지 않다. 따라서 한꺼번에 총시간을 채우기 힘들 경우 최소 10분씩 여러 번 나눠 운동하고 중간에 2~3분간 가볍게 걸으면서 휴식을 취한다.

저항운동은 1주일에 2회 이상 시행하되 나이나 개인 상태에 따라 강도를 정한다. 대개 각 주요 근육을 대상으로 8~10종류로 구성해 1세트 이상 시행하며, 1세트는 8~12회 반복할 수 있는 강도(10RM)로 권장한다. 운동이라는 영양제의 중요성은 아무리 강조해도 지나치지 않다. 각자 자신의 건강 상태에 맞는 운동을 찾아 잊지 않고 섭취해나가기를 바란다.

세 줄 요약

❶ 일반적으로 운동은 중성지방은 많이 낮추고, 총콜레스테롤과 LDL-콜레스테롤은 감량 효과가 미미하며, HDL-콜레스테롤은 다소 높이는 효과가 있다.

❷ 그러나 운동은 이상지질혈증 수치의 변화를 떠나 심혈관 질환 예방 효과가 매우 크므로, 이상지질혈증 환자는 수치와 관계없이 반드시 운동해야한다.

❸ 이상지질혈증만을 위한 어떤 특별한 운동 처방은 없으며, 일반적으로 심혈관 질환을 예방하는 것과 같은 방법으로 운동하면 된다.

주석 ────────────────────────────────

1) 수축기 혈압이 140mmHg 이상이거나 이완기 혈압이 90mmHg 이상, 또는 고혈압 약물을 복용한 분율, 만30세 이상(2011년 남자 팔 높이 83cm, 여자 팔 높이 81cm 기준으로 AHA(1967)에 근거해 2008년 7월~2010년 측정치 보정 산출).

2) https://www.who.int/news-room/fact-sheets/detail/the-top-10-causes-of-death

3) http://kostat.go.kr/portal/korea/kor_nw/1/6/1/index.board?bmode=download&bSeq=&aSeq=385219&ord=2

4) 2005년 국민영양조사.

5) 대한가정의학회.

6) H Sagesaka et al, J Endocr Soc. 2018 Apr 18;2(5):476-484.

7) https://blog.naver.com/taerrigan/221556433406

8) http://www.aftertherain.kr/?b=60443

9) Adapted from the article of Lee YH, et al. Diabetes Care 2012;35:1723-30.

10) DYSLIPIDEMIA FACT SHEETS IN KOREA, 2018.

11) DYSLIPIDEMIA FACT SHEETS IN KOREA, 2015.

12) J Am Coll Cardiol. 2009 Dec 15;54(25):2366-73.

13) Little et al, BMJ 2002;325:254.

14) www.dableducational.org

15) Korea Hypertension Fact Sheet 2020.

16) Nam H. Cho et al. J Korean Diabetes 2010;34:10-5.

17) S Vasudevan et al. Diabetes Care 2014 May;37(5):e93-e94.

18) T Nakayama et al. Exp Clin Endocrinol Diabetes. 2008 Apr;116(4):193-7.

19) Grossi SG et al, Ann periodontol. 1988 Jul;3(1):51-61.

20) E Di Angelantonio et al, JAMA. 2009;302(18):1993-2000. doi:10.1001/jama.2009.1619.

21) David D Waters et al, Circ Res. 2015 May 8;116(10):1643-5.

22) Brian A Ference et al, Eur Heart J. 2017 Aug 21;38(32):2459-2472.

23) Thomas J. Moore et al, Hypertension 1999;34:472-477.

24) Juraschek S. P. et al, J Am Coll Cardiol. 2017;70(23):2841-8.

25) https://www.nhlbi.nih.gov/health-topics/dash-eating-plan

26) http://www.mohw.go.kr/upload/viewer/skin/doc.html?fn=1427962523181_20150402171525.PDF&rs=/upload/viewer/result/202107/

27) https://www.nhlbi.nih.gov/files/docs/public/heart/dash_brief.pdf

28) https://www.diabetes.or.kr/general/pds/calcu.php

29) A Reynolds et al, Lancet. 2019 Feb 2;393(10170):434-445.

30) Yoonsuk Jekal et al, KOREAN DIABETES J 2008;32:60~67.

KI신서 9947

닥터딩요의 백년 건강

1판 1쇄 발행 2021년 10월 25일
1판 2쇄 발행 2021년 11월 24일

지은이 김태균(닥터딩요)
펴낸이 김영곤
펴낸곳 ㈜북이십일 21세기북스

출판사업부문 이사 정지은
뉴미디어사업팀장 이지혜 **뉴미디어사업팀** 이지연 강문형
디자인 박숙희 **표지 디자인** 엘리펀트스위밍
교정교열 김경수 **내지 일러스트** 민효인
출판영업팀 김수현 이광호 최명열
마케팅1팀 배상현 김신우 한경화 이보라
제작팀 이영민 권경민

출판등록 2000년 5월 6일 제406-2003-061호
주소 (10881) 경기도 파주시 회동길 201 (문발동)
대표전화 031-955-2100 **팩스** 031-955-2151 **이메일** book21@book21.co.kr

㈜북이십일 경계를 허무는 콘텐츠 리더

21세기북스 채널에서 도서 정보와 다양한 영상자료, 이벤트를 만나세요!

페이스북 facebook.com/jiinpill21 **포스트** post.naver.com/21c_editors
인스타그램 instagram.com/jiinpill21 **홈페이지** www.book21.com
유튜브 youtube.com/book21pub

서울대 가지 않아도 들을 수 있는 명강의! 〈서가명강〉
유튜브, 네이버, 팟캐스트에서 '서가명강'을 검색해보세요!